rororo

rororo

Dr. Lisa Mosconi, Neurowissenschaftlerin und Nuklearmedizinerin, hat in Florenz promoviert, leitet die Women's Brain Initiative und ist Direktorin der Alzheimer's Prevention Clinic am Weill Cornell Medical College, wo sie als Professorin für Neurologie und Radiologie lehrt. Zudem ist sie Mitglied der psychiatrischen Fakultät an der New York University.

Monika Niehaus, Diplom in Biologie, Promotion in Neuro- und Sinnesphysiologie, ist freiberuflich als Autorin, Journalistin und naturwissenschaftliche Übersetzerin tätig.

Jorunn Wissmann übersetzt wissenschaftliche Sachbücher sowie Kinder- und Jugendsachbücher; außerdem ist sie als Lektorin und Autorin tätig.

Dr. Lisa Mosconi

Das weibliche Gehirn

Länger leben, besser schlafen, Demenz vorbeugen – wie Frauen gesund bleiben

Aus dem Englischen von
Jorunn Wissmann und Monika Niehaus

ROWOHLT TASCHENBUCH VERLAG

2. Auflage März 2025
Veröffentlicht im Rowohlt Taschenbuch Verlag
Rowohlt Verlag GmbH, Kirchenallee 19, 20099 Hamburg

Die amerikanische Originalausgabe erschien 2020 unter dem Titel «The XX Brain» bei Avery, New York.

Zuerst veröffentlicht im Rowohlt Taschenbuch Verlag, Hamburg, Februar 2024

Redaktion Martin Kulik

Covergestaltung zero-media.net, München, nach einem Entwurf von Anzinger und Rasp, München
Satz Swift bei CPI books GmbH, Leck
Druck und Bindung CPI books GmbH, Leck
ISBN 978-3-499-00452-0

Kontaktadresse nach EU-Produktsicherheitsverordnung:
produktsicherheit@rowohlt.de

FSC www.fsc.org MIX Papier | Fördert gute Waldnutzung FSC® C083411

Für die Frauen der Welt und ihr Gehirn,
das sie zu dem macht, was sie sind.

Inhalt

Vorwort

von Maria Shriver

Ich bin eine Alzheimer-Tochter.

Bei meinem Vater, Sargent Shriver, wurde 2003 Alzheimer diagnostiziert – 2011 starb er an der Krankheit. Er war mit einem besonders scharfen Verstand gesegnet gewesen, einem wunderbar gestimmten Instrument, das uns oft mit Ehrfurcht erfüllte und inspirierte. Es war außerordentlich schmerzlich mitzuerleben, wie dieser Mann, der ein wandelndes Lexikon gewesen war und so viel über so viele Dinge gewusst hatte, schließlich nicht mehr in der Lage war, einen Löffel oder eine Gabel zu erkennen oder sich an meinen Namen zu erinnern – geschweige denn an seinen eigenen.

Der Kampf meines Vaters mit der Alzheimer-Krankheit und später der Schlaganfall meiner Mutter (ein starker Risikofaktor für Demenz) motivierten mich, mit all meiner Kraft dazu beizutragen, eine Therapie gegen diese verheerende Krankheit zu finden.

Seit mehr als 15 Jahren stehe ich beim Kampf gegen Alzheimer an vorderster Front. Als Aktivistin und Journalistin arbeite ich daran, diese Krankheit ins öffentliche Bewusstsein zu rücken und Wege zu finden, künftige Generationen vor dieser Geißel zu schützen. Ich habe vor dem Kongress gesprochen, die Organisation *The Women's Alzheimer's Movement* gegründet, die preisgekrönte Dokumentation *Alzheimer's Project* bei dem Fernsehsender HBO produziert, einen Kinderbuch-Bestseller über Alzheimer geschrieben, um ein Gespräch über Generationen hinweg in Gang zu bringen, und ich war Executive Producer bei dem mit einem Oscar ausgezeichneten Film *Still Alice,* der die Geschichte einer Frau erzählt, die an Demenz erkrankt.

Im Jahr 2010 habe ich in Zusammenarbeit mit der Alzheimer's Association den Bericht *The Shriver Report: A Woman's Nation Takes on Alzheimer's* veröffentlicht, in dem wir zum ersten Mal öffentlich darlegten, dass zwei Drittel aller Alzheimer-Patienten Frauen sind. Diese alarmierende Tatsache veranlasste mich, Frauen bei meinem Kampf gegen Alzheimer an die erste Stelle zu setzen.

Denken Sie einmal darüber nach. Alle 65 Sekunden entwickelt eine weitere Person Alzheimer, und von diesen Neuerkrankten sind rund zwei Drittel Frauen – und wir wissen noch immer nicht, warum. Für eine Frau über sechzig ist das Risiko, an Alzheimer zu erkranken, doppelt so hoch wie das Risiko, an Brustkrebs zu erkranken. Warum wird bei einem derart hohen Risiko nicht breit und öffentlich über diese Krise diskutiert?

Und es sind auch Frauen, die zwei Drittel der 40 Millionen unbezahlten Pflegekräfte in den USA ausmachen – 17 Millionen von ihnen kümmern sich ganz allein um Demenzpatienten. Es überrascht kaum, dass sich vergleichbare Zahlen überall auf der Welt finden. Diese Pflegerinnen sind Frauen, die neben ihrer Pflegetätigkeit gleichzeitig im Haus oder außerhalb des Hauses arbeiten (oder beides). Sie versuchen, ein Leben zu bewältigen, zu dem oft auch die Versorgung kleiner Kinder gehört, und übernehmen dabei zugleich die anstrengende Aufgabe, sich um Angehörige mit Demenz zu kümmern. Letzteres ist schon für sich allein ein außerordentlich belastender Job. Wie sollen sich diese Frauen, deren eigene Gesundheit bereits auf dem Spiel steht, genügend um sich selbst kümmern, während sie mit der täglichen körperlichen Belastung, mit Stress und Kummer fertigwerden müssen, denen sie tagein, tagaus, Jahr für Jahr ausgesetzt sind?

Diese Fragen standen im Zentrum meiner Arbeit für The Women's Alzheimer's Movement oder WAM. Eine der wichtigsten Aufgaben dieser Bewegung besteht darin, Frauen über ihr Risiko aufzuklären, diese verheerende Krankheit zu entwickeln. Vielleicht noch wichtiger ist es, sie mit den nötigen Informationen auszurüsten, um ihr Leben, ihre Gesundheit und ihr Familienleben in die Hand zu nehmen, indem sie lernen, sich ihr ganzes Leben lang um ihr Gehirn zu kümmern. Zudem finanzieren wir auf Frauen ausgerichtete Alzheimer-Forschung und entwickeln Wege, diese Forschung in die Praxis umzusetzen. Unser Ziel ist es, die Einrichtung exzellenter medizinischer Zentren zu unterstützen, die Menschen – vor allem aber Frauen – helfen, Ärztinnen und Ärzte sowie die nötige Expertise zu finden, die sie brauchen, um Alzheimer hinauszuzögern oder der Krankheit vorzubeugen. Wir wissen, dass es bei Frauen spezifische Arten und Weisen gibt, diese Krankheit zu entwickeln, die sich von denjenigen bei Männern unterscheiden. Und wir wissen auch, dass es, medizinisch gesehen, spezielle kritische Momente und Ereignisse im Leben einer Frau gibt, die unter Umständen ihr Risiko erhöhen, an Alzheimer zu erkranken. Warum sollten wir daher nicht so viel wie möglich über das Gehirn einer Frau und dessen Verbindung mit ihrem allgemeinen Gesundheitszustand lernen, um Interventionen anbieten zu können und damit den Ausbruch der Alzheimer-Krankheit zu verzögern, wenn ihm nicht gar vorzubeugen?

Das Buch, das Sie gerade in Händen halten, *Das weibliche Gehirn*, weist Ihnen den richtigen Weg.

Dr. Lisa Mosconi hat ihre gesamte berufliche Laufbahn der Erforschung dieses Problems gewidmet. Auch ihr Leben wurde von Alzheimer beeinflusst. Ihre Großmutter war eines von vier Kindern; sie hatte zwei jüngere Schwestern und einen Bruder. Alle drei Schwestern starben an Alzheimer, während ihr Bruder verschont blieb. Als Lisas Großmutter so krank wurde, dass sie ständige Pflege benötigte, übernahm Lisas Mutter die äußerst strapaziöse Rolle der Hauptpflegerin und setzte sich damit auch dem Stress und der zehrenden emotionalen Belastung aus, die mit der Übernahme einer solchen Aufgabe einhergeht. Lisa erlebte aus erster Hand, wie Alzheimer offenbar selektiv die Frauen um sie herum ins Visier nahm, und sah gleichzeitig, dass die Hauptlast der Pflege ebenfalls auf den Schultern der Frauen des Haushalts ruhte. Der tiefgreifende Einfluss, den diese Erfahrungen auf ihr Leben ausübten, brachte sie dazu, nach den Antworten zu suchen, die Sie in diesem Buch finden.

Dr. Lisa Mosconi, die sich dies zur Lebensaufgabe gemacht hat, zeigt nun einen Weg auf, wie sich Frauen vor Demenz schützen können, die für sie die Pflege anderer oder die eigene Erkrankung bedeuten kann.

Wie Sie auf den kommenden Seiten lesen werden, hat die Medizin lange Zeit eine Geschlechterungleichheit in Bezug auf Gehirngesundheit einfach hingenommen – eine Disparität, die durch die Tatsache «wegerklärt» wurde, dass Frauen in der Regel länger leben als Männer. Aber inzwischen wissen wir, dass dabei auch andere Faktoren eine Rolle spielen.

Während sich die meisten auf diesem Gebiet tätigen Wissenschaftlerinnen und Wissenschaftler auf die für Alzheimer so typischen Knäuel und Plaques konzentrierten, vermutete Lisa Mosconi eine Verbindung zwischen Stoffwechselgesundheit und der erhöhten Alzheimer-Prävalenz von Frauen. Sie folgte ihrem Bauchgefühl, als sie vermutete, unsere Hormone könnten eine Schlüsselrolle dabei spielen, dass Frauen besonders anfällig für diese Krankheit sind. Gemeinsam mit einem Team von Wissenschaftlerinnen und Wissenschaftlern, die ebenso dachten und mit dem Status quo unzufrieden waren, wollte sie sich genauer anschauen, auf welche Weise Geschlechtshormone und die beiden XX-Chromosomen einen ganz speziellen Einfluss auf die weibliche Gesundheit ausüben. Wie sich herausgestellt hat, treffen neben Alzheimer auch andere Krankheiten wie Depressionen, stressbedingte Leiden, Autoimmunerkrankungen und Entzündungen Frauen anders und oft schwerer, als es bei Männern der Fall ist.

Ich lernte Lisa Mosconi kennen, als ich mich bei einem der führenden Vertreter auf dem Gebiet der Alzheimer-Prävention, Dr. Richard Isaacson, einem kognitiven Basistest unterzog. Richard startete am Weill Cornell und am New York-Presbyterian Hospital ein Alzheimer-Präventionsprogramm, womit er seiner Zeit weit voraus war. Die WAM unterstützt seine Bemühungen seit 2016; er sucht nach wissenschaftlichen Fakten, die eine Verbindung zwischen Änderungen des Lebensstils und einer Verbesserung der geistigen Leistungsfähigkeit belegen, darunter auch einer Reduzierung des Risikos, an Alzheimer zu erkranken. Im Jahr 2017 machte mich Richard mit der neuen Wissenschaftlerin bekannt, die er gerade von einem anderen Krankenhaus abgeworben hatte, um mit ihr als stellvertretende Direktorin der Klinik zu arbeiten. Er wusste, dass ich mich für ihre Arbeit interessieren würde, da ihr Fokus auf Frauen lag. Lisa Mosconi hatte gerade die erste Studie publiziert, die zeigt, dass das weibliche Gehirn in den Jahren vor und nach der Menopause anfälliger für Alzheimer werden kann, und seitdem beschäftigt sie sich vorwiegend mit der Verbindung zwischen den Hormonen jüngerer Frauen und deren Auswirkungen auf das Gehirn. Auch dank ihrer Arbeit wissen wir inzwischen, dass Frauen nicht erst nach den Wechseljahren anfangen dürfen, über Gehirngesundheit nachzudenken, sondern bereits Jahrzehnte zuvor. Dr. Mosconis innovative Arbeit veranlasste uns, sie einzuladen, dem WAM Scientific Advisory Council beizutreten, und 2018 begannen wir, eines ihrer Forschungsprojekte zu unterstützen.

Als ich Lisa Mosconi für die *Today*-Show interviewte, sagte sie etwas, das mich zutiefst erschütterte: «850 Millionen Frauen in aller Welt sind gerade in die Wechseljahre gekommen oder stehen kurz davor.» Ich wiederhole: *850 Millionen Frauen.* Sie fuhr fort: «Als ob Hitzewallungen, Schlaflosigkeit und Gewichtszunahme noch nicht genug wären, können die Wechseljahre für manchen Frauen auch der Beginn eines lebenslangen Kampfes mit Demenz sein.»

Ganz offensichtlich brauchen wir eine Lösung.

Als Gesellschaft ist uns nicht genügend bewusst, wie hormonelle und gesundheitliche Sachverhalte, die besonders für Frauen von Bedeutung sind – gewisse Medikationen, Schwangerschaft, Perimenopause, ja sogar Schlafmangel –, unser *Gehirn* beeinflussen. Die meisten verschreibungspflichtigen Medikamente, die Frauen einnehmen, sind nur an Männern getestet worden. Die meisten medizinischen

Fachleute, die Frauen meines Alters normalerweise aufsuchen, sind männlich. Wenn es sich nicht gerade um Ihren Gynäkologen handelt, spricht er mit Ihnen nicht über Hormone. Und er spricht mit Ihnen auch nicht über Wechseljahre. Und niemand spricht mit Ihnen über die Perimenopause.

Die einzigartige weibliche Physiologie verdient und fordert Staunen, Respekt und Forschung, und dies in einer Weise, mit der wir uns gerade erst angemessen zu befassen beginnen. Vielleicht kann diese Krise, ausgelöst durch eine Alzheimer-Epidemie, die Frauen so mitleidlos von allen Seiten bedrängt, gleichzeitig eine Revolution in der Gesundheitsfürsorge für Frauen auslösen – eine Revolution mit sehr langer Vorlaufzeit.

In dieser Situation kommt uns Dr. Mosconi als Retterin in der Not zu Hilfe.

Lisa Mosconis Arbeit war entscheidend für die Entdeckung, dass das weibliche Gehirn empfindlicher auf hormonelle Einflüsse wie auch auf spezifische medizinische und lebensstilbedingte Risikofaktoren reagiert als das männliche. Im vorliegenden Buch zeigt sie uns Schritt für Schritt, auf welche Weise wir uns geistig und körperlich pflegen und schützen können, um sicherzustellen, dass unser Gehirn unser ganzes Leben lang flexibel und widerstandsfähig bleibt – vor, während und nach den Wechseljahren. Sie lehrt uns, selbst aktiv zu werden, wenn es darum geht, unsere individuellen Risiken zu verstehen und zu testen, bereitet uns darauf vor, einen Gesundheitsplan zu entwerfen, und stattet uns dann mit den entscheidenden Kenntnissen aus, die uns ermöglichen, unter den therapeutischen Optionen die besten auszuwählen. Ihre Ergebnisse sind personalisiert und zielorientiert und bieten ein robustes, maßgeschneidertes Programm, das modernste wissenschaftliche Erkenntnisse berücksichtigt. Als Wissenschaftlerin liegt es ihr fern, uns ein Wundermittel zu versprechen, das alles im Handumdrehen ins Lot bringt. Stattdessen fordert sie uns auf, uns aktiv um unser gesundheitliches Wohl zu kümmern.

Das Sich-Kümmern um das eigene Gehirn muss früh beginnen.

Es erfordert Ausdauer. Es erfordert Disziplin. Aber es zahlt sich aus – *lebenslang.*

Zu den aufregendsten Entwicklungen auf dem Gebiet der Gehirngesundheit gehört die Nachricht, dass Veränderungen des Lebensstils so auf eine Person zurechtgeschnitten werden können, dass sie die Reparatur, Verjüngung und Langlebigkeit des Gehirns fördern. Wo Medikamente nach wie vor versagen, reagieren insbesondere Frauen bemerkenswert positiv auf geschlechtsspezifische medizinische und Lebensziel-Anpassungen. Lisa war von Beginn dieser Entwicklung an ganz vorne dabei.

Diese Erkenntnis ist entscheidend, denn Alzheimer ist eine Gehirnerkrankung, die schon 20 bis 30 Jahre vor Auftreten der ersten Symptome ihren Anfang nimmt. Auch wenn gangbare Verbesserungen in jedem Alter machbar sind, bleiben möglichst frühzeitige Interventionen der Schlüssel zum Erfolg. Wie wir heute leben, beeinflusst unsere spätere Lebensqualität. Selbst wenn Ihre Gesundhit für Sie bislang nicht im Vordergrund stand, können Sie heute mit Veränderungen beginnen, die im wahrsten Sinne des Wortes «die Lage retten» können.

Ich persönlich habe viele der Empfehlungen zur Gehirngesundheit in diesem Buch aufgegriffen. Ich habe meine Ernährung umgestellt, wenn auch nicht so sehr, wie ich es wahrscheinlich sollte. Ich schlafe mehr. Ich versuche, mein Stressniveau zu reduzieren. Ich habe immer schon Sport getrieben, doch ich versuche nun, ihn anders zu betreiben. Ich versuche, möglichst wenig mit toxischen Inhaltsstoffen konfrontiert zu werden. Ich versuche, in der Natur spazieren zu gehen und die Technik außen vor zu lassen. Ich habe ein spirituelles Leben, das einen großen Teil meines Seins ausmacht. Ich versuche, sozial aktiv zu bleiben. Ich versuche, neue Dinge zu lernen. Tatsächlich lerne ich gerade, Poker zu spielen.

Wie es dem Buch bei mir gelungen ist, hoffe ich, dass *Das weibliche Gehirn* Sie inspirieren kann, sich mit dem Wissen, das Dr. Lisa Mosconi Ihnen an die Hand gibt, einen Weg zu bahnen. Als Frauen haben wir jedes Recht, evidenzbasierte, wissenschaftlich belastbare Informationen zu fordern, die uns sagen, was wir als Mütter, Ehefrauen, Schwestern, Töchter und Enkelinnen *jetzt* tun können, um unsere gesundheitlichen Risiken zu mindern, während wir unsere kognitive Gesundheit optimieren. Es ist höchste Zeit, dass wir uns informieren, wie wir Hilfe für Familienmitglieder in Not erhalten können. Gleichzeitig müssen wir uns selbst mit dem Bewusstsein und den nötigen Instrumenten bewaffnen, um unser eigenes körperliches und geistiges Wohlergehen sicherzustellen.

Lisa Mosconi und ich teilen dieselbe Passion. Uns ist es sehr wichtig, Frauen dazu zu bringen, ihrer Gehirngesundheit in dieser Weise Priorität einzuräumen. Ebenso wollen wir Frauen ermutigen, besser auf sich selbst zu achten und ihren Körper insgesamt wertzuschätzen. Wir möchten Sie inspirieren, sich für die Gesundheit von Frauen einzusetzen, neugierig zu bleiben und sich weiterzubilden, Ihre Stimme zu erheben und nach den Antworten zu verlangen, die Sie brauchen, um bei guter Gesundheit zu bleiben.

Ich wünschte, ich hätte dieses Buch in meinen Zwanzigern lesen können. Ich wünschte, jemand hätte mit mir nach der Geburt jedes meiner vier Kinder über die Veränderungen gesprochen, die Schwangerschaft und Geburt sowie die Zeit danach für meine kognitive Gesundheit mit sich bringen können. Ich wünschte, jemand hätte mich in meinen Vierzigern über die Veränderungen aufgeklärt, die im nächsten Jahrzehnt nicht nur in meinem Körper eintreten würden, sondern auch in meinem Gehirn. Ich habe solche Informationen damals nicht erhalten, aber ich bin dankbar, dass es dieses Buch nun gibt, für meine Töchter und die Generationen von Frauen, die, so hoffe ich, lernen werden, sich um ihr Gehirn zu kümmern – und so ihr Risiko verringern, Alzheimer und andere Demenzerkrankungen zu entwickeln.

Ich sage oft, dass unser Verstand unser größter Trumpf ist. Er begleitet uns unser ganzes Leben lang; daher ist der Zeitpunkt, sich darum zu kümmern, *jetzt* gekommen. Und wenn wir alle auch bereits in jungen Jahren beginnen sollten, uns um unser Gehirn zu kümmern, so ist es doch – ganz gleich, wie alt wir sind – niemals zu spät, und das gilt auch für heute. Ich hoffe, Dr. Lisa Mosconi wird Sie mit diesem Buch dazu inspirieren, dies zu tun, und die Reise in Ihr Gehirn wird Ihnen Spaß machen!

Maria Shriver

EINLEITUNG

Frauengesundheit einfordern

Die Gleichberechtigung von Frauen, die seit den Tagen der amerikanischen Suffragetten und der Women's-Lib-Bewegung auf der ganzen Welt so weit gekommen ist, wird gerade in Echtzeit neu bewertet. Zwischen #MeToo auf der einen Seite und *Lean in* (Autobiographie der Facebook-Erfolgsfrau Sheryl Sandberg) auf der anderen Seite, zwischen der ständig wachsenden Forderung an Frauen, trotz der nach wie vor bestehenden Gehaltslücke in gleicher Weise zum Arbeitsmarkt und zum Haushalt beizutragen, stellt sich tagtäglich die Frage, wie gleich oder wie anders Frauen sind. Gleichzeitig tobt in der Öffentlichkeit eine Diskussion darüber, was es überhaupt bedeutet, eine Frau zu sein.

Ich begann mit dem Schreiben dieses Buches unter dem Eindruck von #MeToo, eine Bewegung, die aus einem neuen Erkennen heraus entstand, auf welch unterschiedliche Arten Frauen unverblümt missbraucht und attackiert werden. Es gibt jedoch tiefgründigere Strömungen in dieser Bewegung, die stattdessen davon sprechen, wie Frauen in subtilerer Form unterdrückt werden – nicht attackiert, sondern vernachlässigt, abgewiesen und manchmal auch sabotiert.

Global gesehen, werden Frauen finanziell benachteiligt, indem sie durchgängig und überall weniger verdienen als Männer. In großen Teilen der Welt sind sie in vielerlei Hinsicht juristisch schlechtergestellt, werden manchmal sogar als eine Art Besitz angesehen. Sie werden in ihrer intellektuellen Entfaltung behindert, denn Frauen machen zwei Drittel der 774 Millionen Analphabeten im Erwachsenenalter auf der

Erde aus, eine Zahl, die sich in den letzten zwanzig Jahren nicht wirklich verändert hat. Solche Ungleichheiten kommen überall ans Licht – es bleibt jedoch abzuwarten, ob mehr oder lautere Stimmen tatsächlich zu Veränderungen führen.

Doch bei all den Diskussionen über die mannigfaltigen Weisen, in denen Frauen anders als Männer behandelt werden, wird ein Thema völlig vernachlässigt, das mir besonders am Herzen liegt: die ausgeprägte Geschlechterungleichheit, wenn es um Gesundheit und Wohlbefinden geht.

Frauen sind nicht nur in Hinsicht auf ihre soziale, finanzielle und physische Sicherheit benachteiligt, auch ihre Gesundheit ist in großer Gefahr. Uns Frauen wurde versprochen, wir könnten «alles haben», doch wir mussten feststellen, dass dies gleichbedeutend mit «alles tun» ist. Und wir müssen heutzutage nicht nur alles tun, sondern das auch noch für ein geringeres Gehalt und weniger Anerkennung – all dies auf Kosten unserer Gesundheit. Wir werden darauf trainiert zu schauen, wie viele Bälle wir gleichzeitig in der Luft halten können, und man ermutigt uns, uns mit aller Kraft darauf zu konzentrieren, sie dort zu halten, *einfach so*.

Während wir diesen schwierigen Hindernislauf absolvieren, tendieren wir dazu, dabei sehr hohe Standards anzusetzen, wodurch viele von uns Körper und Geist ständig stark überfordern. Und während wir wie verrückt jonglieren, drängt uns die Gesellschaft dazu, dabei bloß nicht ins Schwitzen zu geraten, stets zu lächeln und überdies sicherzustellen, dass wir «gut aussehen». Auf der langen Liste von gesellschaftlichen, kulturellen und familiären Forderungen an Frauen hat unsere Gesundheit leider keinen Platz. Man braucht keine Wissenschaftlerin zu sein, um darauf hinzuweisen, dass hier etwas schiefläuft.

Es bedarf jedoch tatsächlich einer Wissenschaftlerin, um anzuprangern, dass Frauen auch *medizinisch* links liegengelassen werden, denn selbst in der Medizin werden unsere Belange zu oft übersehen, missverstanden oder nicht berücksichtigt. Das liegt hauptsächlich daran, dass die Medizin historisch von Männern dominiert wurde, was dazu führte, dass das grundlegende Modell für einen Großteil der medizinischen Forschung nicht der Mensch, sondern der *Mann* war. Aus einer ganzen Reihe von Gründen, die wir im Verlauf dieses Buches diskutieren wollen, sind medizinische Maßnahmen weitgehend an Männern getestet und nach ihren Bedürfnissen dosiert worden und basieren auf dem männlichen Modell.

Das ist keine Verschwörungstheorie, sondern die Folge tief verwurzelter Annahmen, die Ärzte Jahrhunderte hindurch dazu verleitet haben, eine «Bikini-Medizin» zu lehren und zu praktizieren. Für diejenigen von Ihnen, denen dieser Begriff nichts sagt: Einen Großteil der Geschichte hindurch gingen Ärzte davon aus, dass sich Männer und Frauen nur durch diejenigen Körperteile unterscheiden, die bei Frauen von den kleinen Stoffdreiecken eines Bikinis bedeckt sind – nämlich unsere Fortpflanzungsorgane. Abgesehen von diesen «Partien» – als wenn man davon absehen könnte –, diagnostizierten und behandelten die meisten Ärzte beide Geschlechter auf genau die gleiche Weise. Dieser verzerrte Ansatz ist in den «harten» Wissenschaften genauso vorherrschend und höchst destruktiv wie in vielen anderen Aspekten unserer gesamten Kultur.

Angesichts der Weltsicht, die sich von diesem Modell ableitet, ist schon die Idee der weiblichen Gesundheit an sich problematisch. Wenn man Ärzte auffordert, sich eine Patientin unter dem Gesichtspunkt der «Frauengesundheit» anzuschauen, werden sie wahrscheinlich eine Mammographie durchführen oder einen Cervixabstrich machen, um nach Krebs zu suchen. Das Blut auf Östrogen und andere Hormone zu testen, gehört ebenfalls zur üblichen Praxis. Frauengesundheit beschränkt sich auf die Gesundheit unserer Fortpflanzungsorgane. Damit soll nicht bestritten werden, dass all diese Verfahren die Leben von Millionen Frauen in aller Welt verändert und verbessert haben. Dennoch sind genau diese Forschungs- und Interventionsschwerpunkte direkte Konsequenzen einer reduktiven Auffassung für das, *was eine Frau ist*.

Gehirngesundheit ist Frauengesundheit

An meinem Arbeitsplatz als Direktorin der Women's Brain Initiative am Weill Cornell Medical College und stellvertretende Direktorin der ersten Alzheimer's Prevention Clinic (Klinik zur Vorbeugung gegen Alzheimer) in den USA durchsuche ich die Pressemitteilungen jeden Tag nach einer Schlagzeile, die bislang noch nicht aufgetaucht ist. Es geht um die ungeschriebene Geschichte der Gesundheit eines Teils des weiblichen Körpers, den kein Bikini jemals bedecken wird: des Gehirns.

Die Gesundheit des weiblichen Gehirns ist einer der am stärksten vernachlässigten Problembereiche, ein Gebiet, das aufgrund des auf Männern basierenden medizinischen Paradigmas ständig unter den Teppich gekehrt wird. Unter all den Dingen, mit denen eine Frau sich angeblich beschäftigen soll, spielt unser Gehirn seltsamerweise kaum eine Rolle. Und nur wenige Ärzte sind imstande, die weibliche Gehirngesundheit (die sich in vielfacher Weise von der männlichen unterscheidet) wirklich zu beurteilen.

Im Rahmen meiner Arbeit stütze ich mich natürlich auch auf die bereits erwähnten Tests zur Frauengesundheit, um unsere Patientinnen besser zu verstehen und ihnen besser helfen zu können. Aber wenn ich an Frauengesundheit denke, greife ich zu Techniken zur Gehirndarstellung (Brain-Imaging-Techniken) wie Magnetresonanztomographie (MRT) und Positronenemissionstomographie (PET), um zu sehen, was in den Köpfen unserer Patientinnen vor sich geht. Denn dort laufen einige der wirklich wichtigen dynamischen Vorgänge der Frauengesundheit ab. Weit mehr als unsere Brüste und Eierstöcke sind unsere Gehirne bedroht.

Wenn sich das übertrieben anhört, hier sind die Statistiken, die den meisten Menschen nicht vertraut sind:

- Frauen entwickeln doppelt so oft Angststörungen und Depressionen wie Männer.
- Frauen haben im Vergleich zu Männern ein mehr als dreifach höheres Risiko, an einer Autoimmunstörung zu erkranken, einschließlich solcher, die das Gehirn angreifen, wie etwa Multiple Sklerose.
- Frauen haben im Vergleich zu Männern ein vierfach erhöhtes Risiko, an Migräne und Kopfschmerzen zu leiden.
- Frauen bilden häufiger als Männer Meningeome aus, die häufigsten Hirntumore.
- Mehr Frauen als Männer sterben an Schlaganfällen.

Aus Sicht der Neurowissenschaften zeichnet sich aber eine weitere, noch folgenreichere Gefahr für unsere kollektive und individuelle Zukunft am Horizont ab – eine stille Epidemie, die vor allem Frauen bedroht und derer sich die meisten Menschen gar nicht bewusst sind.

Alzheimer nimmt uns ins Visier

Die Alzheimer-Krankheit sucht das 21. Jahrhundert heim. In den meisten Regionen der Welt gibt es kaum jemanden, der nicht eine persönliche Geschichte darüber erzählen kann, wie diese Krankheit einen nahestehenden Menschen ergriffen hat, sei es einen Eltern- oder Großelternteil, einen geliebten Verwandten oder einen engen Freund. Jenseits dieser schmerzlichen persönlichen Geschichten zeichnet sich inzwischen ein breiteres kollektives Narrativ ab.

Von allen Herausforderungen, mit denen sich das alternde Gehirn konfrontiert sieht, ist nichts mit dem beispiellosen Ausmaß der Alzheimer-Krankheit vergleichbar, die inzwischen zur häufigsten Form der Demenz geworden ist und gegenwärtig allein in den Vereinigten Staaten 5,7 Millionen Menschen betrifft.[1] Wenn die Erkrankungsraten weiter in ihrer gegenwärtigen Geschwindigkeit zunehmen, wird sich die Anzahl der Betroffenen bis 2050 fast verdreifachen. Das heißt, dass dann rund 15 Millionen Amerikaner an Alzheimer leiden werden. Um das in Relation zu setzen: Das entspricht den Einwohnerzahlen von New York, Chicago und Los Angeles zusammengenommen. Weltweit wird die Zahl der Alzheimer-Kranken dann zwischen der Bevölkerungsgröße von Russland und Mexiko liegen!

Kurz gesagt: Uns steht nichts weniger als eine Alzheimer-Epidemie bevor.

Gleichzeitig müssen wir uns der Tatsache bewusst werden, dass Alzheimer Männer und Frauen nicht in gleichem Umfang betrifft. Die meisten Menschen wissen nicht, dass Alzheimer seine eigene Epidemiologie hat und bei einem selektiven Teil der Bevölkerung stark überrepräsentiert ist. Tatsächlich nimmt Alzheimer vor allem Frauen ins Visier. Um es klar zu sagen: Nach aktuellen Statistiken sind heute *zwei von drei Alzheimer-Patienten Frauen.*

Alzheimer ist inzwischen eine ebenso reale Bedrohung für die weibliche Gesundheit wie Brustkrebs. Das Risiko für Frauen in ihren Sechzigern, im weiteren Verlauf ihres Lebens an Alzheimer zu erkranken, ist rund doppelt so hoch wie ihr Risiko, Brustkrebs zu entwickeln. Und dennoch gilt Brustkrebs eindeutig als Frauengesundheitsthema, Alzheimer hingegen nicht. Eine der verblüffendsten Tatsachen dieser Krankheit ist, dass das Risiko einer 45-jährigen Frau, im weiteren Verlauf ihres Lebens Alzheimer zu entwickeln, 20 Prozent beträgt, bei einem Mann gleichen Alters hingegen nur 10 Prozent.[2] Damit soll das Leiden von Männern mit Alzheimer nicht heruntergespielt werden. Aber wir müssen der Tatsache ins Auge sehen, dass letzten Endes deutlich mehr Frauen am Ende ihres Lebens unter Alzheimer leiden werden.

Und als wäre das noch nicht genug, sind es wieder einmal Frauen, die die Hauptlast der Betreuung in dieser anhaltenden Krise tragen. Denn es sind überwiegend Frauen, die sich – freiwillig oder nicht – in der Rolle der Vollzeit-Pflegekraft wiederfinden. Gegenwärtig leisten 10 Millionen Amerikanerinnen unbezahlte Pflegearbeit und unterstützen demenzkranke Verwandte, und sie alle zahlen den hohen emotionalen und finanziellen Tribut, der mit dieser zermürbenden Arbeit einhergeht.

Es ist an der Zeit, diese Zahlen anzuerkennen – nicht nur, um dieser flächendeckenden Epidemie entgegenzutreten, sondern auch, um diese spezifische Krise für die Frauengesundheit endlich als solche zu sehen, sie wissenschaftlich zu erforschen und darauf zu reagieren. In den letzten Jahren haben Wissenschaftlerinnen wie ich wachsende Anstrengungen unternommen, um herauszufinden, was genau am weiblichen Gehirn uns eigentlich so anfällig dafür macht, Alzheimer und ein breites Spektrum anderer Hirnerkrankungen auszubilden. Warum passiert das? Können wir es verhindern? Unsere Studien haben eine ganze Palette provokanter existenzieller und wissenschaftlicher Fragen aufgeworfen, darunter nicht zuletzt diese: Warum haben wir all dies nicht schon längst herausgefunden?

Um die Zukunft zu ändern, muss man die Fehler der Vergangenheit korrigieren

Schon immer haben bestimmte Krankheiten die Geschlechter unterschiedlich betroffen. Dass wir diese Krankheiten in Bezug auf die Gesundheit von Frauen verstehen (oder missverstehen), ist noch nicht lange der Fall. Dabei sei nochmals darauf hingewiesen, dass es nicht um den absichtlichen Versuch ging, die Gesundheit von Frauen zu unterminieren, aber auch niemand wirklich darüber nachdachte, wie sich gewisse Entscheidungen auf uns auswirken würden.

In den 1950er Jahren und Anfang der 1960er wurde schwangeren Frauen gegen Schwangerschaftsübelkeit häufig der Wirkstoff Thalidomid verschrieben. Ein paar Jahre später stellte sich heraus, dass das vermeintlich harmlose Mittel bei vielen tausend Kindern zu schweren angeborenen Schäden geführt hatte. Das veranlasste die amerikanische Lebensmittelüberwachungs- und Arzneimittelbehörde (FDA), den Einsatz dieses Medikaments zu verbieten. Um Risiken für den

Fötus zu vermeiden, empfahl die FDA zudem, alle Frauen im gebärfähigen Alter so lange von sämtlichen explorativen klinischen Studien auszuschließen, bis die Sicherheit und Wirksamkeit des getesteten Medikaments feststand.[3] Diese vorsichtige Haltung wurde jedoch missinterpretiert und auf sämtliche Studientypen ausgeweitet, was im Endeffekt dazu führte, dass alle Frauen von der Pubertät bis zum Abschluss der Wechseljahre von der Teilnahme an der medizinischen Forschung ausgeschlossen wurden. Infolgedessen gab es in der medizinischen Forschung auch keine Informationen über Frauengesundheit mehr.

Überdies konzentrierten sich auch Tierversuche auf Männchen, da ihre Ovulationszyklen Weibchen angeblich zu «unzuverlässig» für wissenschaftliche Studien machten. Somit wurde Forschung jahrzehntelang ganz überwiegend an männlichen Zellen, männlichen Mäusen und männlichen Patienten betrieben, die die medizinische Praxis ihrerseits mit Daten versorgten, die auf die Hälfte der Bevölkerung nicht (oder nur teilweise) zutrafen. «Normal» bedeutete «männlich».

Schließlich brachte die Aids-Epidemie in den 1980er Jahren die erste wirkliche Herausforderung für jene «protektionistische» Politik mit sich, die die Teilnahme von Frauen an der medizinischen Forschung verhinderte. Aktivisten kämpften unermüdlich darum, die FDA zu überzeugen, Patienten Zugang zu experimentellen Medikamenten zu ermöglichen, mit denen sich Aids vielleicht behandeln ließ. Dieser mühsame und schwer erkämpfte Sieg mobilisierte Tausende von Frauen, die ihren gerechten Anteil daran einforderten. Zur gleichen Zeit führte ein dramatischer Anstieg an Frauen, die in den 1970er Jahren ein Medizinstudium aufgenommen hatten, zu einer wachsenden Gruppe von im Gesundheitswesen tätigen Frauen, die willens und in der Lage waren, den Status quo, der die Frauengesundheit behinderte, in Frage zu stellen. Frauen nahmen nun auch wichtige Positionen im Kongress ein, Frauen engagierten sich beruflich in der Gesundheitspflege und wurden dabei von Frauengruppen, die ihre Interessen im Auge hatten, unterstützt – so begann sich eine Front zu bilden, die gemeinsam und energisch auf diese Versäumnisse hinwies.

Warum wurde Frauengesundheit auf Gynäkologie und Geburtshilfe beschränkt? Wie konnte man die gesundheitlichen Bedürfnisse von Frauen auf wenig mehr als einen oft ignorierten Anspruch auf Mutterschaftsurlaub und Kinderbetreuungsdienste reduzieren?

Der darauffolgende Eklat führte dazu, dass das Government Accountability Office (ein vom Kongress eingesetztes Kontrollorgan, das ein Auge auf die bundesstaatlichen Ausgaben hat) in den 1990er Jahren einen provokanten Bericht veröffentlichte, der bemängelte, dass Frauen in klinischen Studien nicht ausreichend berücksichtigt wurden. Schließlich waren einige der größten Studien, wie die Physicians' Health Study und das Multiple Risk Factor Intervention Trial (bekannt unter dem ironischen Akronym MR. FIT) ausschließlich mit männlichen Probanden durchgeführt worden. Der Bericht war so überzeugend, dass sich die National Institutes of Health (Nationale Gesundheitsinstitute) veranlasst sahen, das Office of Research on Women's Health zur Förderung der Frauengesundheitsforschung zu gründen. Wenige Jahre später wurde der Revitalization Act verabschiedet, der fordert, dass Frauen bei humanmedizinischen Forschungsvorhaben als Teilnehmerinnen berücksichtigt werden.

Heute sind wir Wissenschaftler nicht nur in Europa gesetzlich verpflichtet, Männer und Frauen für die Forschung zu rekrutieren. Aber anstatt die Auswirkungen auf jedes Geschlecht separat zu betrachten, werfen die meisten Studien alle Daten am Ende in einen Topf. Durch sorgfältige statistische Manipulationen der gesammelten Daten werden anschließend oft alle wichtigen Indikatoren für Unterschiede zwischen den Geschlechtern entfernt. Wir sollten solchen Befunden nicht ohne weiteres trauen. Diese Praxis, die keineswegs in intellektueller Trägheit oder Kurzsichtigkeit ihren Ursprung hat, geht häufig auf eine zu knappe Finanzierung zurück. Um Männer und Frauen unabhängig voneinander zu betrachten, benötigt eine Studie die doppelte Anzahl von Versuchspersonen, die doppelte Zeit und doppelt so viel Geld. Viele Forscher haben keine andere Wahl, als das Geschlecht aus der Gleichung herauszurechnen und dessen nicht zu leugnenden Einfluss auf das Studienergebnis zu unterschlagen. Infolgedessen stammen die Informationen, die Ärztinnen und Ärzten über Vorbeugung, Diagnose und Behandlung von Krankheiten bekannt sind, bis heute aus zugunsten von Männern verzerrten oder «geschlechtslosen» Studien.

Die Konsequenzen für Frauen

Diese Hartnäckigkeit, mit der Männer und Frauen als biologisch gleich betrachtet werden, ist besonders frustrierend, wenn man bedenkt, dass geschlechtsspezifische genetische und hormonelle Faktoren einen enormen Einfluss darauf haben, wie wir auf ein Medikament reagieren und wie wirksam dieses Medikament ist.

So wissen wir beispielsweise seit langem, dass Frauen Medikamente anders verstoffwechseln als Männer und oft andere Dosierungen benötigen. Dennoch werden Dosierungen nur selten entsprechend dem Geschlecht angepasst,[4] was dazu führt, dass Frauen im Vergleich zu Männern ein doppelt so hohes Risiko für eine unerwünschte Arzneimittelwirkung haben. Dieser Effekt zeigt sich auch darin, dass acht der zehn verschreibungspflichtigen Medikamente, die zwischen 1997 und 2000 vom US-amerikanischen Markt genommen wurden, für Frauen ein größeres Gesundheitsrisiko darstellten als für Männer. Ein weiteres schockierendes Beispiel für diesen Trend zeigt sich in der allzu häufig verschwiegenen Geschichte, die hinter der Substanz Flibanserin steckt, dem «weiblichen Viagra».[5] Als es um die Nebenwirkungen des Arzneistoffs ging, bestand die Gruppe der Testpersonen aus 23 Männern und nur 2 Frauen!

Amerikas beliebtestes Schlafmittel mit dem Wirkstoff Zolpidem (besser bekannt als Ambien) ist ein weiterer Fall, der belegt, wie diese Einseitigkeit oft zu gefährlichen Schlussfolgerungen führt, bevor Geschlechtsunterschiede medizinisch berücksichtigt werden. Im Jahr 2012 wurde deutlich, dass Männer und Frauen, die exakt die gleiche Dosis Zolpidem einnahmen, drastisch unterschiedliche Reaktionen zeigten. Die betroffenen Frauen «auf Ambien» hatten ein erhöhtes Risiko, am nächsten Morgen zu schlafwandeln, im Schlaf zu essen und sogar Auto zu fahren, was zu medikamentenspezifischen Autounfällen führte. Warum? Wie sich herausstellte, erreichen Frauen bereits bei viel geringeren Dosierungen als Männer eine maximale Zolpidem-Konzentration im Blut. Schließlich forderte die medizinische Gemeinschaft eine Neubewertung des Medikaments, was dazu führte, dass die FDA die zuvor empfohlene Dosis für Frauen halbierte! Zwei Jahrzehnte lang hatten Millionen Frauen jedoch eine viel zu hohe Dosis des Medikaments eingenommen und waren in Gefahr gebracht worden, nur weil sie Anweisungen folgten, die frauenspezifische Kriterien ignorierten. Und als ob das alles noch nicht genug wäre, sind hohe kumulative Dosen von Zolpidem in jüngerer Zeit mit einem erhöhten Demenzrisiko in Verbindung gebracht worden.[6]

Das wirft die Frage auf, wie viele andere Beispiele es in der Medizin für geschlechtsspezifische Versehen gibt, die zulasten von Frauen gehen. Je mehr wir uns damit beschäftigen, desto häufiger finden wir Beispiele, etwa spektakuläre Diskrepanzen hinsichtlich unserer Fähigkeit, Frauen einfach nur korrekt zu diagnostizieren. Frauen werden nicht nur Medikamente bis zur Überdosierung verschrieben, sondern sie erhalten auch eher eine Fehldiagnose, oder ihre Symptome werden nicht richtig erkannt, weil Ärztinnen und Ärzte sich auf mangelhafte Daten stützen.

Aus der Kardiologie stammen einige der bekanntesten Beispiele dafür, was in der Medizin bei Patientinnen falschläuft. Tragischerweise haben Frauen im Vergleich zu Männern ein um das Siebenfache erhöhtes Risiko, fehldiagnostiziert und bei einem Herzinfarkt nach Hause geschickt zu werden.[7] Das Problem ist, dass Ärzte die Symptome bei Frauen nicht erkennen, da sie sich unter Umständen stark von denjenigen bei Männern unterscheiden und zudem ganz allgemein schwächer ausgeprägt sind. Offenbar berichtet nur eine von acht Patientinnen über Beschwerden wie beim sogenannten Hollywood-Herzanfall (mit Engegefühl im Brustkorb und starken Schmerzen, die in den linken

Arm ausstrahlen); wie sich herausgestellt hat, ist dies eine typisch männliche Symptomatik. Stattdessen zeigen mehr als 70 Prozent der Frauen grippeähnliche Symptome, wie Kurzatmigkeit, kalten Schweiß oder Übelkeit und Schmerzen im Rücken, Kiefer oder Magenbereich – und all das kann ganz ohne Brustschmerzen auftreten.

Welche anderen Symptome entgehen uns, wenn wir eine Frau so diagnostizieren, als sei sie ein Mann? Wie viele von uns sind bereits fehldiagnostiziert worden und werden auch weiterhin fehldiagnostiziert? All dies führt leider sehr häufig dazu, dass Gesundheitsprobleme von Frauen heruntergespielt oder nicht ernst genommen werden. Um alles noch schlimmer zu machen, bekommen Frauen eher als Männer zu hören, ihre Schmerzen seien psychosomatisch, hypochondrisch oder eine Folge emotionaler Belastung.[8] In den meisten Fällen verlässt eine Frau, die Schmerzen hat, die Arztpraxis mit einem Rezept für ein Antidepressivum statt für ein Schmerzmittel.

Die Ausgangsbasis und wohin sie uns führt

In der Medizin ist es eine schlichte Tatsache, dass wir uns um Frauen nicht so gut kümmern wie um Männer. Eine Frau muss letztendlich oft beweisen, dass sie so krank ist wie ein Mann, oder sie muss männliche Symptome widerspiegeln, um dasselbe Maß an medizinischer Betreuung zu erhalten. Dieses Manko ist in der medizinischen Praxis inzwischen so offensichtlich, dass dafür der Begriff «Yentl-Syndrom» geprägt wurde. Der Name bezieht sich auf den Film *Yentl*, der 1983 mit Barbra Streisand in der Hauptrolle ins Kino kam. Die jüdische Frau, die sie spielt, gibt vor, ein Mann zu sein, um eine Religionsschule besuchen und Rabbi werden zu können. Das Yentl-Syndrom macht uns auf einen uralten und noch immer andauernden Kampf aufmerksam: Männer haben lange Zeit qua Geburt einen Großteil aller Vorteile, Privilegien und Zugangsberechtigungen genossen, während Frauen dafür kämpfen mussten.

All dies gilt für sämtliche Aspekte unserer Gesundheitspflege, daher kann es nicht überraschen, dass es auch für die Gesundheit unseres Gehirns zutrifft. Frauen fallen Alzheimer zum Opfer, sind aber auch von Migräne, Kopfschmerzen und einer Reihe anderer Hirnleiden betroffen. Die moderne Medizin ist jedoch zu großen Teilen ungenügend darauf vorbereitet, sie zu unterstützen.

Zum Glück kommt ihnen heute die Wissenschaft zu Hilfe. In den letzten Jahren ist unglaublich viel getan worden, um diese Geschlechterungleichheit anzuprangern und die weibliche Gehirngesundheit genauer zu erforschen. Mit meinem Buch möchte ich diese Arbeit über die fachwissenschaftliche Forschung hinaus bekannt machen und dem «vergessenen Geschlecht» mehr Gehör verschaffen.

Seit Studienzeiten habe ich mich darauf konzentriert, Werkzeuge und Strategien zu entwickeln, um die kognitive Gesundheit zu optimieren und gleichzeitig die Alzheimer-Krankheit zu bekämpfen, vor allem bei Frauen. Diese Passion, die meine ganze berufliche Laufbahn geprägt hat, geht zum großen Teil darauf zurück, dass ich die verheerenden Auswirkungen von Alzheimer in meiner eigenen Familie erlebt habe. Mitzuerleben, wie meine Großmutter langsam in eine immer tiefere Demenz abglitt, hat mich darin bestärkt, meine ganze Arbeit der Erforschung sämtlicher Möglichkeiten zu widmen, die Krankheit möglichst früh zu entdecken. Als die beiden jüngeren Schwestern meiner Großmutter ebenfalls Alzheimer entwickelten, ihr Bruder hingegen nicht, wuchs meine Entschlossenheit weiter. Nun stelle ich fest, dass ich meine Mutter ständig beobachte und nach Warnzeichen Ausschau halte, wenn mich auch beruhigt, dass sie sich gesund ernährt und noch mit 76 Jahren ihren Yoga-Kopfstand macht. Als Frau in mittleren Jahren sorge ich mich um mein eigenes Risiko. Und als Mutter möchte ich sicherstellen, dass meine Tochter Antworten, Optionen und Lösungen hat.

Als Wissenschaftlerin habe ich meine ganze Arbeit dem Ziel gewidmet, präventive medizinische Betreuung zum Erhalt kognitiver Funktionen zu einem integralen Bestandteil der medizinischen Ansprüche einer jeden Frau zu machen, genauso alltäglich wie regelmäßige Mammographien, Pap-Tests und Darmspiegelungen. Lassen Sie uns im wahrsten Sinne des Wortes gemeinsam ein neues Blatt aufschlagen und in ein Morgen aufbrechen, in dem es im Gesundheitswesen eine Gleichheit der diagnostischen und therapeutischen Möglichkeiten gibt, auch für unser Gehirn, sodass wir alle echte Hoffnung schöpfen können.

Sich um das weibliche Gehirn kümmern

Das weibliche Gehirn prangert die totgeschwiegene Krise in der Frauengesundheit an: Das Buch zeigt, dass sich die wirkmächtigen X-Chromosomen, die in ihrer Dopplung Frauen von Männern unterscheiden, nicht nur auf unsere Fortpflanzungsorgane auswirken, sondern aufgrund ihrer Wechselwirkungen mit unserem übrigen Genom, unserer Umwelt und unserem Lebensstil darüber hinaus auch auf jeden Aspekt unserer Gesundheit – und vor allem unser Gehirn.

Als Frauen sind wir nicht nur benachteiligt, was Einkommen, Macht und Repräsentation angeht, sondern auch im Hinblick auf Wissen über unsere Gesundheit, und das sowohl kollektiv als auch individuell. Es ist an der Zeit, dies zu korrigieren und unsere speziellen Symptome und Befindlichkeiten anzusprechen, sei es in Bezug auf unser Gehirn oder unseren Körper als Ganzes. Wir alle wünschen uns, dass unsere kognitive Lebensspanne so lang ist wie unser ganzes Leben – wir können nicht warten, bis Anzeichen eines kognitiven Verfalls auftreten. Wir müssen schon jetzt proaktiv werden.

Ziel dieses Buches ist, jeder Leserin Strategien an die Hand zu geben, die dem weiblichen Gehirn genau das bieten, was es braucht, nicht nur, um alle Fallgruben zu überwinden, sondern um zu gedeihen. Diese Empfehlungen basieren auf den Erkenntnissen aus meinen vielen Jahren klinischer Forschung und der Beschäftigung mit Frauen und Männern in verschiedenen Stadien kognitiver Fitness. Manche hatten ein perfektes Gedächtnis und eine eindrucksvolle Aufmerksamkeitsspanne. Andere vergaßen manchmal Namen und Details und sorgten sich, weil ihr Gedächtnis nicht mehr so gut war wie früher. Wieder andere litten bereits an kognitivem Verfall oder Demenz. Aufgrund dessen, was ich über die potenziellen Schwachstellen (Vulnerabilitäten) von Frauen und die Unterschiede zwischen weiblichem und männlichem Gehirn weiß, habe ich ein spezielles Programm entwickelt, um die kognitiven Fähigkeiten von Frauen zu optimieren und die notwendigen Strategien zu liefern, die nötig sind, um diese Selbstfürsorge das ganze Leben hindurch aufrechtzuerhalten.

Die Strategien, die ich skizzieren werde, sind darauf ausgelegt, Verstand, Gedächtnis und kognitive Fähigkeiten zu stärken und das Alzheimer-Risiko vor allem bei Frauen zu verringern. Ich werde zudem viele häufige Krankheiten und Beschwerden ansprechen, die Frauen jeden Alters betreffen, von Depressionen und Angststörungen bis zu Stress und Schlaflosigkeit, darüber hinaus auch Hormonungleichgewichte, Diabetes, Fettleibigkeit und Herzkrankheiten, weil sie alle auch auf die Gesundheit unseres Gehirns starken Einfluss haben. Diese Strategien sind für jede Frau wesentlich, die ihre geistige Gesundheit bewahren möchte, ganz gleich, wie alt sie ist.

Zum Glück ist es niemals zu spät, sich um sich selbst zu kümmern. Ganz gleich, wann Sie damit beginnen, die Vorteile sind wissenschaftlich unbestreitbar. Wenn wir uns über unsere persönlichen Wahlmöglichkeiten Klarheit verschaffen, können wir uns von den Kosten und Nebenwirkungen «magischer Pillen», vom kleinlauten Akzeptieren unseres genetischen «Losglücks» befreien und uns möglicherweise invasive Behandlungen oder chirurgische Eingriffe ersparen.

Dieses spezialisierte Vorbeugungsprogramm erfordert drei Grundschritte:

1. Verstehen, wann und warum das weibliche Gehirn Schaden riskiert, wenn wir älter werden.
2. Sorgfältiges Überprüfen unserer Risikofaktoren.

3. Anwendung dieses Wissens auf unser Alltagsleben, indem wir uns entschließen, unser Gehirn, unseren Körper und unsere so kostbare Vitalität vor einer solchen Schädigung zu schützen.

Zu diesem Zweck ist das Buch in drei Teile unterteilt:

Teil I. Verstehen: Die Forschung hinter der Praxis liefert das grundlegende Wissen, das nötig ist, um zu verstehen, wie das weibliche Gehirn funktioniert, welchen Herausforderungen und Bedrohungen es gegenübersteht und welche Gelegenheiten zur Optimierung wir haben. Hier teile ich mit Ihnen Erkenntnisse aus erster Hand aus meiner eigenen Forschung, ergänzt durch meine persönlichen Erfahrungen als Wissenschaftlerin und als Frau.

Teil II. Prüfen: Lassen Sie sich testen beschreibt die diagnostischen Schlüsselverfahren, die nötig sind, um die Gehirngesundheit zu optimieren und Krankheiten bei Frauen vorzubeugen, wobei ein besonderer Schwerpunkt auf dem Screening-Prozess liegt. Dabei werden wir berücksichtigen, dass keine zwei Frauen gleich sind; deshalb ist die Identifizierung der grundlegenden Ursachen Ihrer persönlichen Risiken und Symptome der Schlüssel zum Entwurf des besten Behandlungsplans für *Sie*. Was müssen Sie wissen, um sich effizienter um sich selbst zu kümmern? Welche Tests lohnen sich wirklich, und was genau messen sie? Wie definieren Sie Ihre Ausgangsbasis? Was sind Ihre persönlichen Risikofaktoren, und wie können Sie mit Ihrer Ärztin oder Ihrem Arzt zusammenarbeiten, um diese Risiken zu reduzieren?

Teil III: Handeln: Optimale Hirngesundheit, minimale Risiken liefert Ihnen evidenzbasierte Empfehlungen, die darauf abzielen, Risiken zu handhaben, während Ihre kognitive Leistungsfähigkeit verbessert und geschützt wird. Wir beschäftigen uns mit der breiten Palette von Symptomen, über die Frauen jenseits der 30 gewöhnlich berichten, darunter Erschöpfung, Schlaflosigkeit, Stimmungsschwankungen und

Stress. Zu diesen Symptomen gehört auch Vergesslichkeit, ein Thema, mit dem wir uns ausführlich beschäftigen werden. Wir besprechen zudem körperliche Veränderungen, die zu Gewichtszunahme, Insulinresistenz und einem erhöhten Risiko für Herz-Kreislauf-Erkrankungen führen können; ein besonderer Schwerpunkt liegt dabei auf dem sinkenden Hormonspiegel und dem Beginn der Wechseljahre. Dadurch machen wir einen Bogen um die allzu oft verwirrenden und widersprüchlichen Online-Gesundheitsnachrichten. Stattdessen beschäftigen wir uns mit den neuesten belegten Studien über Lifestyle-Medizin, einschließlich medizinischer Versorgung, Ernährung und Nahrungsergänzungsmitteln, die wissenschaftlich geprüft sind, sowie mit den Empfehlungen zu körperlicher Bewegung, Schlafhygiene und Stressreduktion, die tatsächlich funktionieren.

Wenn wir wissen, wann eine Frau zum ersten Mal durch diese Entwicklungsprozesse anfällig wird, erlaubt uns das zu entscheiden, wann wir beginnen sollten, Veränderungen einzuleiten, und welche dieser Veränderungen besonders effektiv sind, um Risiken zu verringern und unsere kognitiven Funktionen zu erhalten. Dies ist ein Fahrplan, dem Sie folgen können, ein Plan, der Ihren Kompass auf eine optimale und lebenslange Gehirngesundheit ausrichtet, fort von Hirnerkrankungen wie Alzheimer. Ob Ihr Ziel ist, Ihre geistige Leistungsfähigkeit auf lange Sicht zu fördern, sich ruhiger und glücklicher zu fühlen, mehr Energie zu verspüren oder besser zu schlafen, Gedächtnisaussetzer zu minimieren oder Ihr Demenzrisiko ganz allgemein zu senken – ich bin zuversichtlich, dass diese einfachen Schritte Ihrem Gehirn helfen werden, in den kommenden Jahren Ihres Lebens optimal zu funktionieren.

Als Leser sind Sie vielleicht ein Mann, der sich um Frauen sorgt – vielleicht um Ihre Mutter, Ihre Partnerin, Ihre Tochter –, oder vielleicht sind Sie auch nur einfach aufrichtig interessiert an der anderen Hälfte der Bevölkerung. Herzlichen Dank für Ihr Interesse! Auch wenn dieses Buch, ohne sich dafür zu entschuldigen, für Frauen geschrieben ist und von Frauen handelt, werden unsere Ziele, die Frauengesundheit voranzutreiben, ohne Hilfe von Männern niemals Realität werden können. Es geht nicht um «Frauen gegen Männer», «ohne Männer» oder «anstatt von Männern». Ganz im Gegenteil geht es darum, Frauen in einem breiteren Kontext zu verstehen. Das Gehirn jeder Frau benötigt die richtige Ernährung, Schlaf und körperliche Bewegung, aber es ist keine neue Erkenntnis, dass es auch Empathie, Liebe und die Unterstützung der Männer (und anderer Frauen) in seinem Umfeld braucht.

TEIL I

Verstehen: Die Forschung hinter der Praxis

KAPITEL 1

Wie funktioniert das weibliche Gehirn? Eine Innenansicht

John Grays Bestseller *Men Are from Mars, Women Are from Venus* (deutsch: *Männer sind anders, Frauen auch*), in der er die heute berühmte Metapher «Männer sind vom Mars, Frauen von der Venus» prägte, spielt mit der alten populärwissenschaftlichen Faszination hinsichtlich der psychologischen Unterschiede zwischen Männern und Frauen. Zahlreiche Komödien drehen sich um den berühmt-berüchtigten Kampf der Geschlechter. Wenn uns daran läge, könnten wir in den Chor einstimmen und uns ein weibliches Gehirn vorstellen, das aus Zonen besteht wie dem Ich-muss-augenblicklich-Schokolode-haben-Knoten, der Klatsch-und-Tratsch-Drüse oder dem höchst aktiven Kinder-und-Ehe-Zentrum. Natürlich besäßen unsere männlichen Gegenstücke ihr eigenes Repertoire an ähnlich satirisch verzerrten Arealen, darunter ein paar Elektrowerkzeug-Drüsen, einen rasch feuernden Lahme-Ausreden-Lappen und eine stets trotzige «Sich verirren und es nicht zugeben»-Region.

Warum sich Männer und Frauen unterschiedlich verhalten, darüber wird bereits seit alters her diskutiert. Die Idee, das Gehirn könne die wichtigste Ursache für die Verhaltensunterschiede zwischen Männern und Frauen sein, ist jedoch überraschend modern und wurde als echter Schlüsselfaktor erst in den 1960er Jahren wirklich akzeptiert. Zuvor war man überzeugt, unsere Genitalien würden die entscheidende Rolle spielen. Im Jahr 1992 machten Wissenschaftlerinnen und Wissenschaftler jedoch eine entscheidende Entdeckung: Unsere sogenannten Geschlechtshormone, wie Östrogen und Testosteron, beeinflussen nicht nur unser Sexualverhalten, sondern auch unsere Gehirnfunktion.[1] Mit anderen Worten hat sich herausgestellt, dass die Hormone, die untrennbar mit unserer Sexualität verbunden sind, ebenso entscheidend für das allgemeine Funktionieren unseres Geistes sind.

Zwar bieten unser biologisches Geschlecht und die damit einhergehenden Hormone keine universelle Erklärung für unsere Gesundheit oder unser Verhalten, dennoch manifestieren sich Geschlechtsunterschiede im Gehirn in vielerlei faszinierender und oft übersehener Weise. Das liegt zum Teil daran, dass Hormone Produkt unserer DNA sind, und wie wir wissen, unterscheidet sich unsere DNA in Abhängigkeit vom biologischen Geschlecht. Viele Menschen wissen jedoch nicht, dass das X-Chromosom deutlich größer ist als das vergleichsweise winzige Y-Chromosom. Ein internationales Forscherteam hat 1098 Gene auf dem X-Chromosom identifiziert[2] – wohingegen das Y-Chromosom nur 78 Gene trägt. Das heißt, dass eine Frau aufgrund ihrer zwei X-Chromosomen über 1000 Gene mehr besitzt als ein Mann, und viele davon spielen für die Hormonproduktion wie auch für die Gehirnaktivität eine entscheidende Rolle.

X kennzeichnet den Ort: Das östrogenbetriebene Gehirn

Alle Frauen sind sich intuitiv bewusst, dass ihr Gehirn und ihre Hormone in ständigem Austausch stehen, und viele von uns führen ihre Stimmungen darauf zurück. Tatsächlich haben unsere weiblichen Hormone starke, tiefgreifende Effekte auf das Gehirn, und diese Effekte gehen weit über die typischen Merkmale des prämenstruellen Syndroms (PMS) und die Vielfalt anderer Hochs und Tiefs hinaus, die mit unserem Menstruationszyklus einhergehen.

Hormone sind potente biochemische Verbindungen, die an so gut wie jedem Vorgang in Körper und Gehirn beteiligt sind, einschließlich Zellstoffwechsel, Gewebewachstum und Erholung von Verletzungen. Dadurch halten Hormone unser Gehirn lebendig, voller Energie und jung. Gleichzeitig halten sie unsere Knochen stark, unseren Darm aktiv und unser Sexleben in Schwung. Darüber hinaus beeinflussen sie unser Gewicht, die Immunfunktion und auch die Umwandlung von Nahrung in nutzbare Energie. Dank ihrer alles umfassenden Rollen beeinflussen unsere Hormone jeden Aspekt unserer Physiologie und damit auch unserer körperlichen wie geistigen Gesundheit. Wenn Ihre Hormone ins Stolpern geraten, spüren Sie dies überall, von Ihren Gelenken bis zu Ihren Gedanken. Je nachdem, ob unsere Hormone ausbalanciert sind oder aus dem Gleichgewicht geraten, erleben wir nicht nur Veränderungen bei einer ganzen Reihe körperlicher Funktionen, sondern auch bei unserer kognitiven Leistung, unserer Stimmung und unserer geistigen Frische; das reicht bis hin zu der Art und Weise, wie wir denken, reden, fühlen und uns erinnern.

Zwar sind alle Hormone in dieser Hinsicht wichtig, doch ein Großteil der Forschung konzentriert sich auf 17-Beta-Östradiol, besser bekannt als «Östrogen» (auch «Estrogen») als einem wichtigen, wenn nicht gar dem wichtigsten Faktor für die weiblich Gehirngesundheit.[3] Östrogen ist ein «Masterregulator» im weiblichen Gehirn und dient vielen Zwecken, die nichts mit Fortpflanzung, sondern vielmehr mit dem Energiestoffwechsel zu tun haben. Östrogen spielt eine Schlüsselrolle bei der Regulierung der Energieproduktion und dem allgemeinen Gleichgewicht verschiedener Gehirnfunktionen (Homöostase). Das ist besonders wichtig, um Hirnzellen gesund wie auch aktiv zu halten und um die Gehirnaktivität in Regionen zu unterstützen, die für Gedächtnis, Aufmerksamkeit und Planung zuständig sind.

Zudem ist Östrogen ein neuroprotektives («nervenzellschützendes») Hormon und spielt eine entscheidende Rolle für den Schutz des

Gehirns, indem es das Immunsystem auf Trab bringt und so die Nervenzellen (Neurone) vor Schäden schützt.

Und Östrogen schützt nicht nur unsere Nervenzellen, sondern fördert zudem die Ausbildung neuer Verbindungen zwischen diesen Zellen. Ein wohlverknüpftes Gehirn ist seinerseits widerstands- und anpassungsfähiger. Darüber hinaus ist Östrogen auch so etwas wie ein «natürliches Antidepressivum». Der Östrogenspiegel beeinflusst die hirneigene Produktion von Gamma-Aminobuttersäure (GABA), einer Verbindung, die das Nervensystem beruhigt, während sie zugleich die Freisetzung von Endorphinen fördert, den natürlichen Schmerzkillern des Körpers. Und schließlich tragen all unsere Hormone zur Hirndurchblutung bei, was entscheidend ist, um das Gehirn mit genügend Sauerstoff und Nährstoffen zu versorgen.

All diese Effekte setzen in unserem Gehirn schon während der Entwicklung des Embryos in der Gebärmutter ein. Im Lauf der Zeit spielen zirkulierende Hormone eine wichtige Rolle bei der sexuellen Differenzierung des Gehirns.[4] Androgene (männliche Hormone wie Testosteron) erzeugen ein «männliches» Gehirn, während ein Mangel an solchen Androgenen in Verbindung mit einem nachfolgenden Anstieg an Östrogenen (weiblichen Hormonen) zu einem «weiblichen» Gehirn führt.

Auch wenn diese Unterschiede subtil sind, kann man sie, wenn man sich die Gehirne von Männern und Frauen so genau anschaut, wie ich es tue, manchmal entdecken. Je nachdem, welcher Hormontyp im Gehirn vorherrscht (Östrogen bei Frauen, Testosteron bei Männern), produziert es unter Umständen mehr oder weniger an bestimmten Neurotransmittern, den chemischen Botenstoffen, die das Gehirn für Signalgebung, Kommunikation und Informationsverarbeitung einsetzt. Im Allgemeinen erzeugt das Gehirn von Männern mehr Serotonin, den «Wohlfühl»-Neurotransmitter, der für Stimmung, Schlaf und auch Appetit eine Rolle spielt.[5] Frauen produzieren hingegen mehr Dopamin im Gehirn, eine Verbindung, die für den eigenen Antrieb und belohnungsmotiviertes Verhalten verantwortlich ist.

Noch spannender ist, dass manche Teile unseres Gehirns «sexuell dimorph» sind, das heißt, dass sie sich je nach biologischem Geschlecht in ihrem Bau ein wenig unterscheiden.[6] Wie sich beispielsweise herausgestellt hat, kann man die Tatsache, dass Männer und Frauen Dinge nicht in derselben Weise sehen, sowohl im übertragenen als auch im realen Sinne verstehen. Denn tief im visuellen Cortex, dem Teil des Gehirns, der für die Verarbeitung visueller Information zuständig ist, finden wir *ein* gutes Beispiel dafür, warum Männer und Frauen im Hinblick auf das, was sie sehen, nicht immer einer Meinung sind. Während Männer mehr M-Zellen besitzen, die für die Wahrnehmung von Bewegung zuständig sind, haben Frauen mehr P-Zellen, die besonders zur Wahrnehmung von Objekten und Formen geeignet sind. (Könnte das erklären, warum es Frauen leichter fällt, Dinge im Kühlschrank zu finden?)

Was unsere Ohren betrifft, so haben Frauen im Allgemeinen ein besseres Gehör als Männer, teilweise deshalb, weil wir 11 Prozent mehr Neurone im primären auditorischen Cortex (Hörrinde) haben, dem Teil des Gehirns, in dem Schallinformation entschlüsselt wird. Und obwohl Männer generell ein größeres Gehirn haben, weil sie generell größer sind, haben Frauen eine dickere Großhirnrinde, die offenbar auch besser vernetzt ist.[7] Insbesondere sind der Hippocampus (das Gedächtniszentrum des Gehirns) und die Amygdala (das emotionale Zentrum des Gehirns) im weiblichen Gehirn enger mit dem frontalen Cortex verbunden, der für abstraktes Denken, Planen und Logik zuständig ist.

Infolgedessen sind Geschlechtsunterschiede in der Gehirnkonnektivität im limbischen System, dem Teil des Gehirns, der den oben bereits erwähnten Hippocampus und die Amygdala umfasst, besonders stark ausgeprägt. Das limbische System strahlt auch auf das Erleben von Liebe und Zuneigung aus und damit auf die unzähligen Faktoren, die daran beteiligt sind, eine Familie zu haben.[8] Dieser Teil des Gehirns ist für die Motivationen und Emotionen zuständig, die elterliche Instinkte steuern; das reicht vom Stillen bis zum Beschützen von Kindern, ganz zu schweigen von dem Impuls, sich mit ihnen zu beschäftigen und zu spielen. Wenn Sie Kinder haben, sind Sie vielleicht manchmal nachts auf Zehenspitzen ins Kinderzimmer geschlichen, um sie atmen zu hören oder um ihnen einen Kuss auf die Stirn zu drücken, bevor Sie selbst schlafen konnten. Oder Sie haben vielleicht im Gedanken daran gelächelt, Ihren Kindern ihre Lieblings-Gutenachtgeschichte vorzulesen, obwohl Sie diese Geschichte doch wahrscheinlich schon mehr als hundertmal vorgelesen haben. All dies sind Zeichen für das limbische System in Aktion. Männer haben diese Qualitäten ebenfalls, doch Frauen besitzen sie im höchsten Maße. Plötzlich erscheinen einige vertraute kulturelle Klischees nicht mehr ganz so seltsam, nicht wahr?

Es ist wichtig, darauf hinzuweisen, dass männliche und weibliche Gehirne zwar bis zu einem gewissen Maß unterschiedlich verschaltet sind und einige biochemische Unterschiede aufweisen, dies aber keine großen Auswirkungen auf das Verhalten hat. Um es ganz deutlich zu sagen: Es gibt nichts in unserer Biologie, was die Ungleichbehandlung von Männern und Frauen im Hinblick auf Gleichberechtigung, Entlohnung oder Chancen rechtfertigen könnte. Es gibt auch keine wissenschaftliche Basis für ein «geschlechtsbezogenes Gehirn». Blau versus Rosa, Barbie versus Lego, Geschäftsmann versus Sekretärin – all das sind soziale Konstrukte, die nichts damit zu tun haben, wie unsere Gehirne aufgebaut sind oder operieren. Leider sind die Ergebnisse wissenschaftlicher Studien allzu oft manipuliert worden, um zu implizieren, *ein* Geschlecht, nämlich das männliche Geschlecht, sei besser oder intellektuell höher entwickelt als das andere. Vielleicht haben Sie schon einmal gehört, dass «mathematische Brillanz ein männliches Phänomen» ist, ein Vorurteil, das übersieht, dass Männer schon viel länger Zugang zu höherer Bildung haben – ganz zu schweigen davon, dass es trotz aller Hindernisse viele brillante Mathematikerinnen gibt: Ada Lovelace, Emmy Noether und Katherine Johnson, um nur einige wenige zu nennen. In Wahrheit sind Männer und Frauen einander intellektuell ebenbürtig, wenn wir vielleicht auch auf etwas anderen neuronalen Routen zu unseren Ergebnissen kommen.

Gleichwohl sind Männer und Frauen, rein biologisch gesehen,

in gewissem Maße unterschiedlich. Eine solche Diversität erzeugt geschlechtsspezifische Gesundheitsrisiken und Anfälligkeiten (Vulnerabilitäten). Insbesondere häufen sich die Hinweise – und hier kommen wir wieder auf meine Forschung und einen besonders wichtigen Punkt zurück –, dass das männliche und das weibliche Gehirn unterschiedlich altern, was zum Teil an Veränderungen von Quantität und Qualität unserer Hormone liegt.

Unser Gehirn macht im Lauf unseres Lebens eine Reihe von hormonellen Übergängen durch, etwa wenn wir von der Kindheit in die Pubertät kommen, unsere Fruchtbarkeit schließlich zurückgeht und die Wechseljahre beginnen. Während sich in der Pubertät geradezu eine hormonellen Explosion ereignet, kann der Verlust der Fruchtbarkeit für eine Frau ein härterer Schlag sein als erwartet. Wenn man Östrogen als Treibstoff fürs Gehirn statt für Babys ansieht, wird die Größe der Veränderung sehr viel deutlicher.

Alles Kopfsache!

Wie zu Beginn des Buches erwähnt, haben mein Forschungsteam und ich uns auf die Gehirngesundheit konzentriert, wobei uns speziell interessiert hat, was passiert, wenn eine Frau altert. Mit «altern» meine ich nicht das Erreichen eines «Seniorinnen»-Status, sondern ich meine jede Frau jenseits der Adoleszenz. Im Lauf der Jahre haben wir mehrere Brain-Imaging-Studien mit gesunden Frauen in Alter von 21 bis 60 Jahren durchgeführt und sie mit gesunden Männern desselben Alters verglichen. Wir untersuchten mehrere Faktoren, darunter als Erstes, wie das Gehirn Glukose (Traubenzucker) verarbeitet, seinen wichtigsten Energielieferanten. Wir suchten nach Alzheimer-Plaques (Eiweißablagerungen in der grauen Hirnsubstanz) und hielten nach Gehirnatrophie, Hinweise auf einen Schlaganfall oder Gefäßprobleme Ausschau. Dann folgten wir vielen dieser Probandinnen und Probanden längere Zeit, manchen über ein paar Jahre, anderen über 15 bis 20 Jahre.

Wenn wir eine Bestandsaufnahme der Unterschiede zwischen Männern und Frauen machen, finden wir *einen* auffälligen Unterschied im entscheidenden mittleren Lebensabschnitt: Frauen kommen allmählich in die Wechseljahre, Männer nicht. Als wir unsere Untersuchungen fortsetzten, stießen wir auf eine ganze Reihe interessanter Resultate, doch das bei weitem erstaunlichste Ergebnis war sicherlich, dass der langsame Rückgang der weiblichen Fruchtbarkeit, der mit den Wechseljahren einhergeht, einen immensen Einfluss auf unser Gehirn hat. Wie sich herausgestellt hat, beeinflussen die Wechseljahre viel mehr als nur die Fruchtbarkeit einer Frau. Bei den meisten Frauen lösen die hormonellen Veränderungen eine breite Palette wohlbekannter Wechseljahre-Symptome aus, wie Hitzewallungen, nächtliche Schweißausbrüche, Schlafstörungen. Depressionen und Gedächtnislücken. Obgleich diese Symptome typischerweise mit unseren Eierstöcken (Ovarien) in Zusammenhang gebracht werden, entstehen sie tatsächlich an einem ganz anderen Ort: in unserem Gehirn. Der Rückgang des Hormonspiegels, das charakteristische Kennzeichen der Wechseljahre, führt dazu, dass ein wichtiges schützendes Element im weiblichen Gehirn verlorengeht.[9] Tatsächlich ist bekannt, dass ein Schwinden der Hormone den Alterungsprozess beschleunigt.[10] Wenn wir älter werden, geht die Konzentration von Hormonen, die Muskeln und Knochen aufbauen, im ganzen Körper zurück, während der Spiegel von Hormonen, die Gewebe abbauen, ansteigt. Infolgedessen nutzen sich unsere Zellen stärker ab und werden seltener repariert. Die Haut wird faltiger, das Haar trockener, und die Knochen brechen leichter. Leider können dieselben Vorgänge auch innerhalb unseres Gehirns ablaufen, unsere Neurone schwächen und damit unser Gehirn anfälliger für Alterungsprozesse und Krankheiten machen.

Bei den meisten Frauen äußern sich solche Veränderungen in Form von lästigen Hitzewallungen und Stimmungsschwankungen. Bei manchen Frauen schwächen hormonelle Veränderungen jedoch zudem die Fähigkeit des Gehirns, Krankheiten wie Alzheimer zu widerstehen.

Das ist offensichtlich, wenn wir uns die Gehirnscans in der Abbildung unten ansehen. Der Scan links zeigt den Hirnstoffwechsel oder die Gehirnaktivität einer Frau in der Anfangsphase der Wechseljahre, ein Stadium noch ohne Symptome, das als Prämenopause bezeichnet wird. Der Scan rechts zeigt stattdessen die Gehirnaktivität einer Frau nach Abschluss der Wechseljahre (Postmenopause). Die Grauskala spiegelt die Gehirnaktivität wider; je heller der Grauton, desto höher die Aktivität, je dunkler, desto weniger Aktivität. Der Scans der postmenopausalen Frau sieht insgesamt dunkler aus, was heißt, dass ihr Gehirn einen substanziell geringeren Gehirnstoffwechsel aufweist als das Gehirn der prämenopausalen Frau links. Das ist kein Einzelfall, sondern so sieht das «durchschnittliche» Gehirn nach der Menopause aus. Bei einigen Frauen war dieser Rückgang sehr deutlich und die Gehirnaktivität um mehr als 30 Prozent reduziert. Alarmierenderweise gab es ähnliche Befunde auch bei perimenopausalen Frauen (Frauen zwischen Prä- und Postmenopause), die ebenfalls einen deutlichen Rückgang der Stoffwechselaktivität aufwiesen. Männer des gleichen Alters zeigten hingegen kaum oder in vielen Fällen auch gar keine Veränderungen.

Wechseljahre: Gehirnaktivität davor und danach

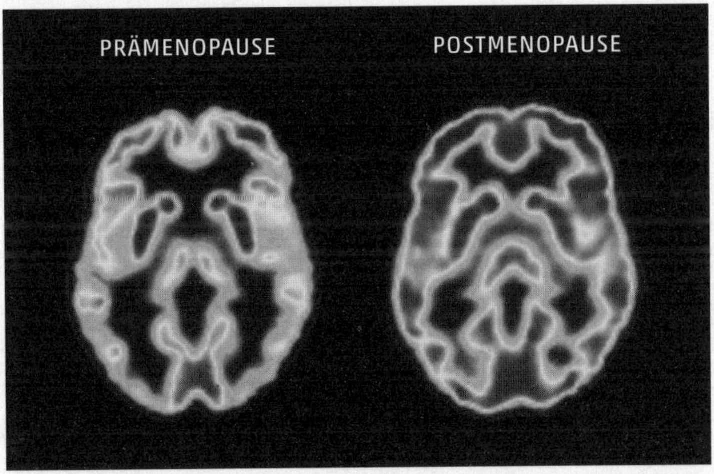

Noch beunruhigender war, dass einige Frauen, die auf dem Weg in die Wechseljahre waren, eine vermehrte Ansammlung von amyloiden Plaques aufwiesen, den typischen Kennzeichen der Alzheimer-Krankheit.[11] Darüber hinaus zeigten diese Frauen eine progressive Abnahme der Stoffwechselaktivität und eine Schrumpfung (Atrophie) der Gedächtniszentren des Gehirns. Diese Befunde stellen deutliche Warnsignale dar, denn ein ähnliches Muster von Hirnveränderungen findet man oft bei Patienten im Frühstadium von Alzheimer.

Der Zeitpunkt deutet auch auf ein erhöhtes Risiko für eine zukünftige Alzheimer-Erkrankung hin. Einer der schockierendsten Befunde, auf den die Wissenschaftlerinnen und Wissenschaftler stießen, ist, dass Alzheimer bereits Jahrzehnte vor Auftreten der ersten Symptome im Gehirn beginnt. So starten die negativen, von Alzheimer hervorgerufenen Veränderungen im Gehirn schon im mittleren Lebensalter, in unseren Vierzigern und Fünfzigern … nicht erst in hohem Alter.[12] Für einige mag dies eine große Überraschung sein, daher lassen Sie mich diesen Befund näher erklären. Wir haben Alzheimer stets mit älteren Menschen assoziiert, denn im Alter hat die Krankheit schließlich so viel Schaden angerichtet, dass der kognitive Verfall nicht mehr zu übersehen ist. In Wirklichkeit setzt die Krankheit sehr viel früher ein.

In mancher Hinsicht ist Alzheimer so etwas wie ein Börsencrash. Ein solcher Crash kommt nicht aus dem Nichts, sondern ist das Endergebnis einer langen Reihe miteinander verflochtener wirtschaftlicher Entwicklungen, die schließlich zum Zusammenbruch führen. Genauso ist Alzheimer nicht so etwas wie eine Erkältung, die man sich plötzlich einfängt, sondern eher wie ein Herzleiden oder sogar Krebs, Krankheiten, die man sich ebenfalls nicht über Nacht zuzieht. Vielmehr ist Alzheimer das Resultat einer ganzen Reihe von genetischen, medizinischen und durch die Lebensführung bedingten Ereignissen, die «unterwegs» eingetreten sind.[13] Ihre Effekte beginnen sich meist in der Lebensmitte auf das Gehirn auszuwirken, wobei die Symptome erst in höherem Lebensalter auftreten – ein Prozess, der im Gehirn mancher Frauen offenbar früher beginnt, während des Übergangs zu den Wechseljahren.

Wenn Ihnen ein wohlmeinender Arzt also schon einmal gesagt hat, die Symptome, die Sie haben, existierten «alle nur in Ihrem Kopf», dann haben Sie den Beweis dafür, dass alles, das Sie erlebt haben, wissenschaftlich belegt ist. Am wichtigsten ist, dass uns diese Erkenntnis erlaubt, endlich etwas dagegen zu tun! Um es klar zu sagen: Die Wechseljahre sind nicht die «Ursache» von Alzheimer. Sie sind eher ein Schalter, durch den die Superpower von Östrogen und seinen Begleithormonen ausgeknipst wird und das Gehirn neue Wege finden muss, um effizient zu funktionieren. Wenn das Gehirn dann gerade damit beschäftigt ist, sich an die neue Situation anzupassen, steigt das Risiko, dass andere Dinge zu realen medizinischen Problemen werden. Bei vielen Frauen führen Gehirnveränderungen im Zusammenhang mit den Wechseljahren zu Vergesslichkeit, Gedächtnislücken, sogar kognitiven Aussetzern. Andere leiden vielleicht unter zuvor unbekannten Stimmungsschwankungen, Angstgefühlen und depressiven Symptomen. Und bei noch anderen können diese Veränderungen potenziell dazu führen, dass Alzheimer einsetzt. So beunruhigend das auch klingt – vielleicht ist es einer der Schlüsselhinweise, die uns erlauben herauszufinden, warum Alzheimer Frauen härter trifft als Männer.

Jenseits von Alzheimer: Die Östrogenhypothese

Der Einfluss der hormonellen Veränderungen auf das weibliche Gehirn beschränkt sich nicht auf ein erhöhtes Alzheimer-Risiko. Die Rolle von Hormonen, allen voran Östrogen, auf die Gesundheit des weiblichen Gehirns kristallisiert sich in verschiedenen medizinischen Fachgebieten immer stärker heraus und hat zu wichtigen und manchmal auch besorgniserregenden Entdeckungen geführt.

In der Psychiatrie ist man vielleicht auf eines der eindrucksvollsten Beispiele gestoßen: Es liefert Indizien dafür, dass Fluktuationen der

Hormonspiegel während der Wechseljahre eine zuvor nicht erkannte Form der Schizophrenie auslösen könnten. Historisch galt Schizophrenie als Krankheit junger Menschen und traf vorwiegend Männer. In jüngerer Zeit findet man einen auffälligen «zweiten Höhepunkt» einer Schizophrenieform, die erstmals nach dem 45. Lebensjahr (also in den Jahren, die zu den Wechseljahren hinführen) auftritt und vor allem Frauen betrifft.[14]

Die Bestätigung dieser neuen Form der Schizophrenie zeigt deutlich, mit welchen tief verwurzelten Vorurteilen Ärzte diese Krankheit jahrhundertelang betrachteten und dabei die vielen hilfesuchenden Frauen mittleren Alters einfach übersahen. In Berichten aus dem späten 19. Jahrhundert finden sich unzählige Fälle von Amerikanerinnen, die unter spät einsetzender Schizophrenie litten und stattdessen die Diagnose «geistesgestört aufgrund unterdrückter Monatsblutungen» erhielten und in eine Nervenheilanstalt eingewiesen wurden. Heutzutage werden antipsychotische Medikationen bei Männern wie Frauen routinemäßig eingesetzt, doch kaum Untersuchungen beschäftigen sich damit, die hormonellen Schwankungen zu lindern, die diese Form der Krankheit bei weiblichen Patienten offenbar herbeiführen können.

Weitere Beispiele dafür, wie Hormone unser Gehirn dramatisch beeinflussen können, liefern die vielen Frauen, die erstmals während der Wechseljahre Depressionen entwickeln – oder Frauen mit zuvor unter Kontrolle stehenden psychischen Erkrankungen, wie einer bipolaren Störung oder einer schweren Depression, die während der Wechseljahre ein Wiederaufflammen oder eine Verschlechterung ihrer Krankheit erleben. Ganz zu schweigen von den Frauen, die an Selbstmord denken, wenn andere PMS haben. Das sind seltene Fälle, aber so etwas kommt tatsächlich vor.

All diese Daten werfen ein Schlaglicht auf etwas, das allzu lange unentdeckt geblieben ist. Offenbar gibt es eine Epidemie innerhalb einer Epidemie, wenn es um die Gehirngesundheit von Frauen geht. Aktuelle Forschungsergebnisse sprechen dafür, dass der hormonelle

Veränderungsprozess, den Frauen in ihrer Lebensmitte durchmachen, ein möglicher Auslöser für viele der medizinischen Probleme ist, die bekanntermaßen das weibliche Gehirn stärker treffen als das männliche.[15] Gleichzeitig erhöhen die Wechseljahre auch das Risiko für Herzkrankheiten, Fettleibigkeit und Diabetes – alles ihrerseits Risikofaktoren für einen kognitiven Abbau. Auch hier gilt: Das heißt nicht, dass die Menopause die Ursache all dieser Übel ist. Doch während wir recht gut mit Krankheiten umzugehen wissen, die andere Teile unseres Körpers betreffen, wissen wir kaum etwas über die Rolle, die hormonelle Veränderungen für das weibliche Gehirn spielen und wie wir damit umgehen sollten – das ist ein vernachlässigtes Gebiet, dem wir uns genauso dringlich widmen müssen.

Es sollte darauf hingewiesen werden, dass auch bei Männern der Testosteronspiegel im Alter zurückgeht, was zum männlichen Äquivalent der Menopause führt, der Andropause. Zu ihrem Glück geht der Verlust der Fertilität bei Männern viel gradueller vor sich – ein Beispiel ist Mick Jagger, der in seinen Siebzigern zum achten Mal Vater wurde. Die Andropause ist zudem relativ symptomfrei. Die beiden wichtigsten Symptome, über die Männer berichten, sind ein geringerer Sexualtrieb und Reizbarkeit.[16] Und während der Östrogenspiegel auch bei Männern sinkt, kann ihr Körper nach Bedarf Testosteron in Östrogen umwandeln, was bedeutet, dass Männer niemals einen derartig schweren Östrogenmangel erleiden wie Frauen.

Bleibt festzuhalten, dass der Rückgang von Hormonen das Gehirn von Frauen stärker und anders belastet, als dies bei Männern der Fall ist. Angesichts der Tatsache, dass Frauen heutzutage rund ein Drittel ihres Lebens postmenopausal sind, ist es wichtig zu überlegen, wie sich ihre Gehirngesundheit in dieser Phase am besten schützen lässt.

Rund *850 Millionen Frauen* in aller Welt sind gegenwärtig in den Wechseljahren oder sind dabei, in die Wechseljahre zu kommen. Was wäre, wenn wir uns frühzeitig die notwendige medizinische Aufmerksamkeit und Versorgung sicherten, deutlich bevor diese hormonellen Veränderungen eintreten, die uns anfälliger für kognitive und emotionale Symptome werden lassen? Was wäre, wenn es uns gelänge, uns präventiv zu schützen?

Eine Chance, der Zeit ein Schnippchen zu schlagen

Historisch wurde die Verbindung zwischen Hormonen und Gehirngesundheit hauptsächlich deswegen übersehen, weil Forscherinnen und Forscher erst einmal erkennen mussten, wie hormonelle Veränderungen das Gehirn beeinflussen. Inzwischen wissen wir, dass viele Symptome der Wechseljahre tatsächlich ihren Ursprung im Gehirn haben und daher an erster Stelle *neurologische* Symptome sind. Sie müssen sehr ernst genommen werden, denn sie signalisieren, dass im Gehirn etwas geschieht, das in späteren Jahren unvorhergesehene und tragische Konsequenzen haben kann, wenn es unbeachtet bleibt.

Es ist wichtig, daran zu erinnern, dass nicht alle Frauen, die durch die Wechseljahre gehen, Alzheimer, Depressionen oder andere Hirnprobleme entwickeln – und auch nicht alle zeigen dramatische Hirnveränderungen und bilden kognitive Probleme aus. Schätzungen zufolge entwickeln rund 20 Prozent aller Frauen keinerlei Hirnsymptome im Zusammenhang mit den Wechseljahren.[17] Bei den verbleibenden 80 Prozent der Frauen zeigen sich jedoch zumindest einige dieser unerwünschten Warnsignale, darunter ein potenziell erhöhtes Alzheimer-Risiko. Wenn sich Frauen der Mitte ihres Lebens nähern, eröffnet sich daher offenbar ein entscheidendes Zeitfenster, nicht nur Anzeichen eines erhöhten Risikos für unser Gehirn zu entdecken, sondern auch mit Strategien zu intervenieren, die dieses Risiko reduzieren oder ihm vorbeugen. Uns in der Zeit, die der Menopause vorausgeht, um unser Gehirn zu kümmern, kann die Symptome der Wechseljahre effektiv lindern und das Alzheimer-Risiko in den darauffolgenden Jahren drastisch verringern. Als Gesellschaft und als Individuen müssen wir dies dringend thematisieren, denn uns um die langfristige Gesundheit einer jeden Frau zu kümmern, heißt, die Auswirkungen der Wechseljahre auf unser Gehirn zu verstehen und zu adressieren.

Was ist mit postmenopausalen und älteren Frauen? Sollten sie die weiße Flagge hissen? Keinesfalls. Das Alter ist nicht mehr als eine Zahl. Es geht darum, was in Ihrem Kopf steckt und wie Sie sich um Ihren Körper und Ihr Gehirn kümmern. Dies im Hinterkopf, gilt: Je früher wir alle beginnen, uns um beides zu bemühen, desto besser. Und es ist niemals zu spät. In Teil III dieses Buches werden wir mehrere Strategien besprechen, die darauf abzielen, die kognitive Gesundheit von Frauen jeden Alters zu optimieren. Die Sorge um sich selbst hat kein Verfallsdatum. Ziel ist es, die richtige Strategie für das «hormonelle Alter» jeder Frau wie auch für eine ganze Reihe anderer wichtiger genetischer, medizinischer und Lifestyle-Faktoren zu finden. Ob Sie sechzig sind, siebzig oder achtzig (oder älter) – sich auf vorbeugende Maßnahmen einzulassen, ist ein effizienter Weg, Ihren Kopf freizubekommen, Ihren Geist zu stärken und Ihr Gedächtnis zu unterstützen. Wenn Sie oder jemand aus dem Kreis Ihrer Angehörigen an Gedächtnisverlust leidet oder einen kognitiven Abbau erlebt, hoffe ich, dass die Befolgung der Empfehlungen dieses Buches dabei helfen wird, die Symptome zu lindern, das emotionale Gleichgewicht zu verbessern und die Widerstandsfähigkeit zu stärken.

Dies ist vielleicht ein guter Zeitpunkt anzuerkennen, dass viele Menschen, die mit XX-Genen oder XY-Genen geboren wurden, sich entschließen, eine Hormontherapie durchführen zu lassen, um ihren biologischen Übergang in ein anderes Geschlecht zu unterstützen. Im Jahr 2020 ist die Gesellschaft so weit zu erkennen, dass Geschlecht mehr ist als die simple binäre chromosomale Unterscheidung, die bei der Geburt festliegt, wie früher einmal angenommen. Es gibt tatsächlich eine Fluidität und Komplexität der Geschlechtlichkeit, die viele Jahre lang unausgesprochen blieb. Die hormonellen Veränderungen, die Menschen erleben, denen bei der Geburt das weibliche Geschlecht zugewiesen wurde und die sich einer Hormonbehandlung unterziehen, um den Übergang zum männlichen Geschlecht zu vollziehen, unterscheiden sich offenbar deutlich von denjenigen, die Frauen erleben, die biologisch weiblich geboren wurden und weiblich bleiben. Leider sind die hormonellen Veränderungen, die für die Transgender-Reise typisch sind, bislang nicht gut untersucht, jedenfalls nicht, was ihren Einfluss auf das Gehirn angeht; das stellt eine wichtige Chance für zukünftige Studien dar. Was diejenigen betrifft, die eine solche Transition vollziehen, hoffe ich, dass dieses Buch sie überzeugen kann, sich mit ihrer Ärztin oder ihrem Arzt nicht nur intensiv über die Auswirkungen von Hormonen auf den Körper, sondern auch auf ihr Gehirn zu unterhalten.

Für alle Frauen, ob Transgender oder mit dem Geschlecht, mit dem sie biologisch geboren wurden, ist meine Empfehlung zur Verwendung dieses Buches genau dieselbe. Es soll ihnen als loyaler Leitfaden dienen und eine Grundlage für offenen Diskussionen mit ihrer Ärztin oder ihrem Arzt und wohldurchdachte Entscheidungen legen. Wenn wir in dieser Weise zusammenarbeiten, können wir die besten verfügbaren Handlungsoptionen finden, die auf jede Einzelne von uns zugeschnitten sind und entscheidend für unser zukünftiges Wohlergehen sind.

KAPITEL 2

Mythen über die Gehirngesundheit von Frauen

In zwanzig Jahren Forschung thematisieren einige der überraschendsten, wichtigsten und besonders stark vernachlässigten Befunde, auf die ich gestoßen bin, die Art und Weise, wie das weibliche Gehirn wirklich funktioniert. Solange das weibliche Gehirn weit oberhalb und jenseits der «Bikini-Linie» liegt, werden die bedeutenden Unterschiede im Vergleich zum männlichen Gehirn leider auch weiterhin oft übersehen. Ein Beispiel: Alzheimer ist eine große Bedrohung für die Gesundheit von Frauen, und niemand redet darüber. Wenn ein Meteor auf die Erde zurasen würde, der innerhalb von dreißig Jahren mehrere Millionen Menschen träfe, würden wir wahrscheinlich Himmel und Hölle in Bewegung setzen, um ihn zu stoppen. Stattdessen sind sich die meisten Frauen des Problems nicht einmal bewusst. Für die Medien ist es kein Thema. Und Ärztinnen und Ärzte sind nicht darauf vorbereitet, es anzusprechen.

Bevor wir daher über die Realität dessen sprechen, was vor jeder Frau und vor Frauen im Allgemeinen liegt, wollen wir uns mit einigen hartnäckigen Mythen beschäftigen, die uns als Gesellschaft bislang davon abgehalten haben, die spezifischen Risiken für die Gehirngesundheit von Frauen zu erkennen, sie anzugehen und ihnen vorzubeugen.

Unsere Kultur ist momentan von Voreingenommenheiten geprägt, die in vielen Fällen gesellschaftliche Realität sind und gegen die wir angehen müssen. Was die Gesundheitsfürsorge angeht, gibt es einige Vorurteile, die umfassende und sofortige Aufmerksamkeit verlangen, weil sie wie alle vorgefassten Meinungen weitverbreitet sind und schlimme Folgen haben können. Damit meine ich insbesondere die allgemeine Tendenz, die Sorgen von Frauen aufgrund ihres Geschlechts («Sie fühlen sich seltsam, weil Sie eine Frau sind») oder ihres Alters («Sie fühlen sich seltsam, weil Sie älter werden») abzutun.

Das doppelte Vorurteil, unter dem Frauen leiden, ist keineswegs die einzige Fehlinformation rund ums Altern. Die Alzheimer-Forschung, beispielsweise, leidet unter einem sehr ähnlichen Problem. Diese Krankheit wird im Allgemeinen als unausweichliches Resultat von Pech in der genetischen Lotterie und Alter oder beidem angesehen. Vielleicht können Sie sich vorstellen, wie schwierig es war, eine ausgewogene Vorstellung davon zu gewinnen, wie real das Alzheimer-Risiko für Frauen ist – und wie wichtig es ist, dies zu tun.

Wie Sie sehen werden, beschäftigt sich ein großer Teil der Diskussion mit den neuesten Ergebnissen auf dem Gebiet der Alzheimer-Forschung. Das ist vor allem deshalb so, weil Alzheimer eine extreme Manifestation eines leidenden Gehirns ist, und wenn wir irgendwann verstehen, was zu Alzheimer hinführt, werden wir auch verstehen, was davon wegführt. Wenn wir bei dem Vergleich von Alzheimer mit einem Börsencrash bleiben: So wie Wirtschaftswissenschaftlerinnen und Wirtschaftswissenschaftler, die sich mit Börsencrashs beschäftigen, auch untersuchen, was eine gesunde Wirtschaft ausmacht, lernen Forschende in den Neurowissenschaften und der Medizin, die sich mit Alzheimer beschäftigen, was ein gesundes, widerstandsfähiges, langlebiges Gehirn ausmacht.

Einige dieser Erkenntnisse sind in der Tat spezifisch für Alzheimer, doch viele der wichtigsten Befunde haben eine weitaus umfassendere Bedeutung. Sie liefern Belege für eine unbequeme, aber unausweichliche Wahrheit: Es gibt spezielle Faktoren, die Frauen besonders anfällig für eine Reihe von Beschwerden macht, die sich ganz allgemein negativ auf die Gehirngesundheit auswirken. Zudem verstehen wir inzwischen, dass sowohl Männer als auch Frauen unter Umständen kognitive Veränderungen erleben, doch in der Regel aus unterschiedlichen Gründen. Wir stehen erst am Anfang, was die Erforschung von geschlechterspezifischen Unterschieden bei der Alterung des Gehirns und bei Demenz angeht, doch die Konsequenzen dieser Befunde verändern bereits heute die Art unserer Krankheitsbekämpfung.

Der erste Mythos: Gene sind Schicksal

Allgemein herrschte stets das Gefühl, dass Krankheiten, die das Gehirn betreffen, genetisch bedingt sind, und wenn Ihre Mutter oder Ihr Vater an einer bestimmten Krankheit leidet, das Risiko besteht, dass Sie ebenfalls daran erkranken. Zahlreiche neue Studien, in denen bildgebende Verfahren und Genomsequenzierungen der nächsten Generation eingesetzt wurden, haben unser Verständnis der Rolle, die Altern und Genetik bei der Entwicklung von Krankheiten, allen voran Alzheimer, spielen, vollständig umgekrempelt. Heute wissen wir, dass Gene kein Schicksal sind und Altern kein gerader Pfad ist, der unausweichlich zu Krankheit und Siechtum führt.

Die Wahrheit ist: Auch wenn einige Menschen tatsächlich Krankheiten wie Alzheimer aufgrund von genetischen Mutationen auf ihrer DNA entwickeln, ist das in der Regel nur bei 1–2 Prozent der Bevölkerung der Fall.[1] Dieser Prozentsatz ist weitaus geringer, als zuvor angenommen, und widerspricht eindeutig der Überzeugung, dass Gene in dieser Hinsicht Schicksal sind. Wir werden diese genetischen Mutationen und wie man feststellt, ob jemand eine solche Mutation trägt, in Teil II besprechen. Im Augenblick genügt es festzuhalten, dass die überwiegende Mehrheit der Patienten nicht mit solchen Mutationen geboren wird. Bei den meisten Menschen hat das Alzheimer-Risiko weniger mit «schlechten Genen» als mit einer Kombination unserer individuellen genetischen Ausstattung, unserer Gesundheit, der Umwelt, in der wir leben, und all unseren tagtäglichen Entscheidungen zu tun.

Das soll nicht heißen, dass unsere Gene keine wichtige Rolle spielen. Unsere DNA hat bei jedem Aspekt unseres Lebens «ihre Finger im Spiel», und sie ist es auch, die uns biologisch zu Frauen macht. Medizinisch gesehen, hat sich jedoch herausgestellt, dass unsere Gene nicht so deterministisch sind, wie früher angenommen. Fortschritte bei der DNA-Sequenzierung und das Aufkommen von genomweiten Assoziationsstudien (GWAS) haben neues Licht auf die sogenannte «multigenetische» Natur von Gesundheit und Krankheit geworfen. Das bezieht sich auf die Effekte interaktiver Netzwerke multipler Gene, die unsere Langlebigkeit und unser Wohlbefinden beeinflussen, im Gegensatz zu einem einzelnen «schlechten Gen», das eine Krankheit auslöst. Bestimmte Gruppen von Genen arbeiten zusammen, um uns stärker und widerstandsfähiger zu machen, während andere tendenziell unser Krankheitsrisiko erhöhen. Diese Gene selbst machen uns nicht krank. Sie zeigen ein erhöhtes Risiko an – aber ein Risiko, das sich beeinflussen lässt.

Prägen Sie sich diese Tatsache ein, denn sie erlaubt Ihnen, das Spiel zu Ihren Gunsten zu wenden. Ihre Genetik – Ihr Alter, Ihr Geschlecht und Ihre Familie – bilden das Blatt, das Sie erhalten haben. Aber Gewinnen oder Verlieren hat weniger mit diesen Karten zu tun als mit der Art und Weise, wie Sie das Spiel spielen: Ihre Umwelt, Ihr Lebensstil, Ihre medizinische Geschichte und, besonders bei Frauen, Ihre hormonelle Gesundheit. Wie zahlreiche Studien zeigen, arbeiten diese Faktoren synergistisch als mächtige *epigenetische* Kräfte, die die Art und Weise modifizieren, wie unsere DNA-Netzwerke agieren, indem sie ausgewählte Gene an- und abschalten.[2] Das verändert die Struktur unserer DNA zwar nicht, wohl aber die Expression unserer Gene im Lauf unseres Lebens und beeinflusst daher unser Risiko, eine x-beliebige Krankheit zu entwickeln oder nicht zu entwickeln. Infolgedessen verstehen wir inzwischen, dass die Ursachen, die den meisten

Formen kognitiven Abbaus zugrunde liegen, zwar manchmal genetisch bedingt sind, aber ebenso oft mit anderen Faktoren verknüpft sind, die wir kontrollieren können.

Aus wissenschaftlicher Sicht ist es wichtig, daran zu erinnern, dass wir einmal annahmen, Leiden wie Depression, Schlaganfall oder sogar Krebs seien im Wesentlichen genetisch bedingt und damit unvermeidlich. Stattdessen hat sich in allen Fällen herausgestellt, dass sie zum großen Teil aus den Wechselbeziehungen zwischen genetischer Empfindlichkeit und einer großen Zahl von medizinischen und umweltbedingten Faktoren resultieren.[3] Medizinische Probleme, die bekanntermaßen die Gehirngesundheit beeinflussen, wie Herzerkrankungen, Fettleibigkeit und Diabetes, erwachsen ebenfalls viel eher aus Lifestyle-Faktoren als aus genetischen Mutationen.[4] Um Ihnen die Größenordnung anschaulicher zu machen: Schätzungen zufolge wurden 80 Prozent aller Herz-Kreislauf-Erkrankungen und 90 Prozent aller Fälle von Diabetes Typ 2 in den letzten Jahren von einem ungesunden Lebensstil hervorgerufen.[5] Deshalb hätten sie durch mehr Aufmerksamkeit für Ernährung, Gewichtskontrolle und körperliche Aktivität vermieden werden können.

Wie sich herausgestellt hat, gilt das auch für Alzheimer. Neuere populationsbasierte Studien schätzen, dass mindestens ein Drittel aller Alzheimer-Fälle durch Schlüsselveränderungen in der medizinischen Versorgung und in der Lebensweise vermieden werden könnte.[6] Zu diesen Veränderungen gehört ein anderer Ansatz zur Ernährung und körperlicher Bewegung, bewusstes intellektuelles und soziales Engagement, Stressreduktion, besserer Schlaf, ein ausbalancierter Hormonspiegel, Vermeiden von Rauchen und Belastung durch Giftstoffe sowie Management der kardiovaskulären Gesundheit wie auch der Faktoren, die zu Fettleibigkeit und Diabetes führen, um nur einige zu nennen. Diese Maßnahmen arbeiten kraftvoll und harmonisch zusammen, um Demenz fernzuhalten.

Studienergebnisse sprechen dafür, dass eine Reduktion eines jeden dieser Risikofaktoren um nur 10 Prozent bis 2050 fast neun Millionen

Alzheimer-Fälle verhindern könnte. Je nachdem, welche Literatur man konsultiert, könnten wir sogar noch mehr Fälle verhindern und gleichzeitig die weniger schweren kognitiven Probleme minimieren, die natürlicherweise mit dem Alterungsprozess einhergehen. Das ist die Entdeckung, für die wir so schwer gearbeitet haben. Das sind die Zahlen, von denen wir geträumt haben. Unabhängig von sozioökonomischem Status oder Genetik stehen diese Schlüsselerkenntnisse allen Menschen zu Verfügung, die sie nutzen möchten. Die Bedeutung dieser Entdeckungen wird noch deutlicher, wenn wir uns dem nächsten Mythos über Frauengesundheit zuwenden.

Der zweite Mythos: Es ist nur das Alter – und Frauen leben länger

Lange Jahre ging man allgemein davon aus, dass Frauen, da sie durchschnittlich länger als Männer leben, aufgrund dieser längeren Lebensspanne einfach «mehr Zeit» hätten, in höherer Zahl Alzheimer zu entwickeln. Mit anderen Worten war dies eine Frage, die sich nicht näher zu untersuchen lohnte. Als Wissenschaftlerin und ganz allgemein als Verfechterin des gesunden Menschenverstands näherte ich mich diesem Thema mit einer ganz einfachen Frage: Leben Frauen tatsächlich so viel länger als Männer?

Wie sich herausgestellt hat, ist diese sagenumwobene Lücke in der Langlebigkeit der Geschlechter dabei, sich zu schließen. Die Männer holen auf. So beträgt die Lebenserwartung in den Vereinigten Staaten gegenwärtig 82 Jahre für Frauen und etwas mehr als 77 Jahre für Männer, ein Unterschied von weniger als 5 Jahren.[7] In England wird erwartet, dass der Unterschied 2030 weniger als 2 Jahre beträgt.[8] In vielen anderen Ländern ist der «große» Unterschied in der Lebensspanne gar nicht so groß, und der Trend geht allgemein in Richtung gleiche Lebenserwartung.

Interessanterweise zeigt die Forschung, dass nicht Genetik, sondern Verhalten und Technologie die Hauptgründe dafür sind, dass sich die Kluft zwischen den Geschlechtern rasch verringert.[9] Zu Beginn des 20. Jahrhunderts führte der medizinische und technische Fortschritt tatsächlich zu einer Geschlechterdisparität, was die Sterberaten anging. Dank Vorbeugungsmaßnahmen gegen Infektionskrankheiten, einer verbesserten Medizintechnik, besserer Ernährung und anderem gesundheitsförderndem Verhalten sank die Sterblichkeit von Menschen, die Anfang des 20. Jahrhunderts geboren wurden, und zwar bei Männern *und* Frauen. Aber während Frauen diese Vorteile intensiv nutzten, fielen Männer dem parallel laufenden Anstieg von sogenannten «menschengemachten Krankheiten» zu Opfer. Diese umfassten hauptsächlich Alkoholismus, Rauchen, Schusswaffengewalt und Verkehrsunfälle, bei denen es sich in der Regel um eher männertypische Gesundheitsrisiken handelt.[10] Selbst die höhere Inzidenz von Herzkrankheiten bei Männern ließ sich weitgehend auf Rauchen wie auch eine ungesunde Ernährung zurückführen.[11] Mit anderen Worten führten die Konsequenzen männlichen Verhaltens zu dem Glauben, dass Frauen hinsichtlich ihrer Lebenserwartung biologisch bevorzugt seien.

Leider ist es so, dass die Frauen von heute Gefahr laufen, die Fehler der Männer von gestern zu wiederholen, indem sie Verhaltensweisen und Stressbelastungen auf sich nehmen, die früher als männliches Vorrecht galten: rauchen, trinken und die Karriereleiter emporklimmen. Der Antrieb, sich als Unternehmerinnen mit einer Wochenarbeitszeit von 100 Stunden «hineinzuknien»? Alltäglich. Frauen, die kleine Kinder großziehen, während sie Vollzeit arbeiten? Durchaus üblich. Frauen, die nicht nur einen, sondern zwei Jobs haben, um die Familie durchzubringen? Gibt es inzwischen seit Jahrzehnten. Möglicherweise verbunden mit diesen gewachsenen Anforderungen, tragen Frauen über 50 inzwischen dasselbe Risiko für Herzprobleme wie Männer. In den letzten beiden Jahrzehnten hat sich die Mortalität aufgrund von Lungenkrebs bei Frauen fast verdreifacht. Auch die Prävalenz von Fettleibigkeit, Angststörungen und Depressionen ist bei Frauen signifikant stärker gestiegen als bei Männern. Gleiches gilt für das Risiko von Infektionen und eine Reihe hormoneller Probleme, von Schilddrüsenerkrankungen bis Unfruchtbarkeit.

Und während dieser ganze «Fortschritt» seinen Lauf nahm, haben Männer gelernt, besser auf sich zu achten, was zu einer Verringerung der männlichen Sterblichkeit und zu einer Verkleinerung der Lücke zwischen männlicher und weiblicher Lebenserwartung geführt hat. Was die Selbstfürsorge von Frauen angeht, so ist genau das Gegenteil der Fall. Da wir Frauen immer noch diejenigen sind, die primär den Spagat zwischen Arbeit im Haus und außer Haus leisten müssen, steht unsere Selbstfürsorge hinter unserer Fürsorge für andere zu Hause und unserem Beitrag am Arbeitsplatz zurück. Ganz allgemein gesagt, gehen Männer inzwischen pfleglicher mit ihrer Gesundheit um, Frauen hingegen weniger pfleglich.

Jahrhundertelang haben Frauen dieselbe Wahlfreiheit gesucht, die Männern dank ihres Geschlechts automatisch zusteht. Auch wenn wir tatsächlich Türen aufgestoßen haben, die uns lange verschlossen waren, sieht es so aus, als hätten wir dabei einige belastende Konditionen in Kauf genommen. Während Männer im Allgemeinen selbst bestimmten, was von ihnen zu erwarten war, wenn sie nach einem langen Arbeitstag nach Hause kamen, mussten Frauen, als sie außer Haus zu arbeiten begannen, feststellen, dass zusätzlich zu ihrer neuen Rolle trotzdem ihre alte Rolle auf sie wartete. Selbst heute noch leisten wir all dies ohne breite angemessene Unterstützung oder Kompensation, geschweige denn Anerkennung.

All das läuft darauf hinaus, dass die veränderte Stellung der Frau in der Gesellschaft und all das ungesunde Verhalten, der Stress und die damit einhergehenden Kämpfe sich still und leise nicht nur auf unser Herz, unsere Hormone und unsere Taille ausgewirkt haben, sondern auch auf unser Gehirn. Unser Gehirn hat so stark gelitten, dass unser Risiko für neurologische Krankheiten wie Alzheimer gestiegen ist. Man kann sich vorstellen, wie sich diese Veränderungen auf unsere kognitive Gesundheit insgesamt ausgewirkt haben – das betont nochmals die Bedeutung unseres Lebensstils und unserer Gesundheit im Vergleich zu unserem Alter oder unseren Genen.

Was uns dahin zurückführt, wo wir begonnen haben: Können ein paar Jahre Unterschied die Tatsache, dass zwei von drei Alzheimer-Patienten Frauen sind, wirklich vollständig erklären?[12] Bei näherer Betrachtung halte ich das für unwahrscheinlich. Auch wenn das Alter sicherlich eine Rolle spielt, zeigen statistische Modelle, die geschlechtsspezifische Mortalitätsraten berücksichtigen, in jeder Altersgruppe grob dasselbe 2:1-Verhältnis.[13] Kurz gesagt: Auf einen Mann mit Alzheimer entfallen zwei Frauen, unabhängig von Lebensalter, Sterbealter und Unterschieden in der Lebensspanne. Die in Kapitel 1 diskutierten Brain-Imaging-Studien unterstützen diese Befunde, denn wie sie zeigen, liegt das Problem nicht einfach darin, dass Frauen länger leben – offenbar setzt die Krankheit bei ihnen früher ein, speziell rund um die Wechseljahre. Wenn Sie sich an die Einleitung erinnern, liegt das Risiko einer erst 45-jährigen Frau, Alzheimer zu entwickeln, bereits bei 20 Prozent.

Zudem gilt: Wenn das Problem allein die höhere Lebenserwartung von Frauen wäre, dann sollten sie auch häufiger als Männer an anderen altersabhängigen Gehirnstörungen wie Schlaganfall oder Parkinson leiden. Das ist aber eindeutig nicht der Fall. Das Schlaganfallrisiko ist für Männer und Frauen gleich, während die Parkinson-Krankheit bei Männern häufiger auftritt als bei Frauen. Und wenn wir uns die 15 Haupttodesursachen im heutigen Amerika anschauen, liegen Männer bei 14 dieser 15 Todesursachen vorn. Die Alzheimer-Krankheit (die Rang 6 belegt) ist die einzige Krankheit, die in allen Altersgruppen mehr Frauen als Männer tötet.[14] In England und Australien sind Alzheimer und Demenz zu den führenden Todesursachen bei Frauen geworden und haben Herzerkrankungen vom Spitzenplatz verdrängt.

Ich möchte betonen, dass es nicht darum geht, das Leiden männlicher Patienten zu ignorieren oder zu negieren – wir haben viele männliche Alzheimer-Patienten und kümmern uns genauso intensiv um sie wie um unsere weiblichen Patienten. Der Punkt ist, dass die verfügbare Behandlung von Alzheimer-Patienten geschlechtsspezifische Unterschiede bei der Entwicklung der Krankheit nicht berücksichtigt und frauenspezifische Risiken leider übersieht. Nur wenn die Medizin den Geschlechtern gleichermaßen spezielle Aufmerksamkeit schenkt, kann sie das erreichen, was sie erreichen soll: menschliches Leid lindern und menschliches Wohlergehen fördern.

Was sollten wir also tun?

Der dritte Mythos: Schon bald wird Heilung möglich sein

Der gesundheitliche Ansatz der westlichen Medizin weist einen unseligen Fehler auf: Er basiert auf der Prämisse, man können nichts tun, um zu verhindern, dass sich eine Krankheit einnistet. Infolgedessen warten wir als Gesellschaft in der Regel, bis sich ein massives Problem entwickelt hat, und nehmen dann Zuflucht zu einer Operation oder den neuesten Pillen, um es wieder loszuwerden. Dieser Ansatz funktioniert gut, solange es um das Schienen eines gebrochenen Beins oder um die Bekämpfung einer plötzlich aufgetretenen Bakterieninfektion geht. In vielen anderen Fällen versagt dieser Ansatz jedoch, und er funktioniert sicherlich nicht bei unserem Gehirn. Ein chirurgischer Eingriff ist in diesem Fall sicherlich impraktikabel, denn wir können nicht einfach einen Teil unserer grauen Substanz entfernen. Auch Medikamente haben sich als weitgehend wirkungslos erwiesen; einige der besten Beispiele für ein pharmazeutisches Versagen stammen aus der Alzheimer-Forschung, dort liegt die Versagerquote von Medikamenten bei 99,6 Prozent.[15]

Bislang können wir kognitive Störungen und Demenz nicht heilen. Es gibt einige von der FDA zugelassene Medikamente, wie Acetylcholinesterasehemmer (etwa die Wirkstoffe Donepezil, Rivastigmin und Galantamin), die Symptome einige Jahre lang lindern können. Diese Medikamente können das Fortschreiten der Krankheit jedoch weder verhindern, noch versprechen sie in irgendeiner Weise die Chance auf Heilung. In diesem Zusammenhang sei erwähnt, dass das gebräuchlichste Alzheimer-Medikament, Aricept (Wirkstoff Donepezil), bei Männern offenbar besser wirkt als bei Frauen.[16]

Seit einiger Zeit wird eine neue Generation krankheitsmodifizierender Medikamente entwickelt, die wie Impfstoffe wirken sollen. Diese Medikamente zielen darauf ab, Alzheimer-Plaques (das heißt, Amyloid) aus dem Gehirn zu entfernen oder zu verhindern, dass sie sich überhaupt ablagern. Bis heute sind sechs Phase-3-Studien – ein Level, das als Goldstandard für klinische Studien gilt – durchgeführt worden. Sie alle sind fehlgeschlagen.[17] Dieses Scheitern lag aber nicht daran, dass die Medikamente nicht taten, was sie tun sollten. Die Amyloid-Vakzinen funktionierten tatsächlich; nach einigen Jahren der Behandlung waren die Plaques im Gehirn verschwunden.[18] Aber dennoch verbesserte sich der Zustand der Patienten nicht. Die Behandlung linderte die kognitiven Defizite nicht etwa, sondern verschlimmerte sie in einigen Fällen offenbar sogar.

Einige Expertinnen und Experten argumentieren, das Entfernen der Plaques sei tatsächlich der richtige Weg, doch es sei der falsche Zeitpunkt gewesen. Möglicherweise brächte eine Behandlung in der Frühphase der Alzheimer-Erkrankung, wenn die Krankheit noch nicht ausgebrochen ist, bessere Ergebnisse. Inzwischen testen mehrere neue klinische Studien Impfstoffe zur Vorbeugung vor Alzheimer. Wenn die Ergebnisse dieser Studien positiv sind, werden sie uns in unserem Kampf gegen die Krankheit enorm weiterhelfen. Wenn nicht, müssen wir wieder ganz von vorn beginnen.

Die Realität: Klinische Versorgung und Vorbeugung sind möglich! Und beide sind geschlechtsspezifisch

Dank aktueller Forschungsergebnisse können wir die neu entdeckten günstigen Gelegenheiten nutzen, um unsere Risikofaktoren zu identifizieren, zu adressieren und darauf einzuwirken, bevor sich Symptome entwickeln können.

Dank vieler neuer Daten, die zeigen, dass eine Vorbeugung vor Alzheimer tatsächlich möglich ist, wird es für medizinisches Personal üblicher, direkt klinisch zu intervenieren, um die Gehirngesundheit zu verbessern und damit das Alzheimer-Risiko zu verringern. Aktuelle klinische Studien haben überdies überzeugende Belege dafür erbracht, dass gezielte Interventionen zur Risikoreduktion dazu beitragen können, unsere kognitiven Funktionen bis ins hohe Alter zu erhalten.[19] Da Alzheimer-Medikamente gegenwärtig als brauchbare Option ausfallen, bieten uns diese Befunde eine dringend benötigte Alternative. Sie erfüllt selbst die Skeptischsten unter uns mit neuer Hoffnung und motiviert uns, das Nötige zu tun, um uns zu schützen und in jedem Alter gut und gesund zu leben.

Das ist besonders für Frauen eine gute Nachricht, denn es gibt überzeugende Hinweise dafür, dass das Gehirn von Frauen tatsächlich von speziellen medizinischen Maßnahmen und einem gesünderen Lebensstil profitieren kann; das versetzt uns in die Lage, die Situation zu unseren Gunsten zu verändern. Diese Interventionen sind sicherer und besser verträglich als Medikationen und erbringen ebenso effiziente und manchmal sogar bessere Resultate. Der Schlüssel liegt in einer maßgeschneiderten Behandlung, die sich nach den speziellen Risikofaktoren und Bedürfnissen einer jeden Patientin und eines jeden Patienten richtet. Im nächsten Kapitel werden wir uns mit verschiedenen Risikofaktoren beschäftigen, die das weibliche Gehirn besonders stark in Mitleidenschaft ziehen – und damit, wie man sie reduzieren kann.

KAPITEL 3

Besondere Risiken für die Gehirngesundheit von Frauen

Eine der aufregendsten Entwicklungen auf dem Gebiet von Gesundheit und Wohlbefinden in den letzten zehn Jahren war die Erkenntnis, dass weit effizientere Strategien zur Krankheitsvorbeugung und -behandlung möglich sind, wenn man sich auf die Besonderheit einer Person konzentriert. Auf dieser Idee basiert die «Präzisionsmedizin», ein neuartiger Ansatz, der das gesamte Spektrum von Gesundheitsdeterminanten in den Blick nimmt: Er geht über genetische Veranlagungen (Prädispositionen) hinaus und berücksichtigt zum Beispiel, wie Menschen leben, wo sie arbeiten, welchen Giften (Toxinen) sie ausgesetzt sind und wie hoch ihre Stressbelastung ist; dazu kommen verschiedene Aspekte ihrer früheren und gegenwärtigen klinischen Geschichte. Mit diesem Bewusstsein kann man sich diesen spezifischen Risiken und ihren Wechselbeziehungen frühzeitig zuwenden.

Die kognitive Gesundheit gehört in dieses Bezugssystem. Unsere Fähigkeit, logisch zu denken und einen klaren Kopf zu behalten, resultiert aus komplexen Wechselbeziehungen zwischen einer Vielzahl von Faktoren, darunter Alter und genetisches Profil, aber auch Umwelt und Lebensstil sowie begleitende medizinische Probleme, wie Fettsucht, Diabetes und Herzerkrankungen. Und wir Frauen müssen uns nicht nur überhaupt genügend Zeit für unsere Gesundheit nehmen, sondern überdies einen oft übersehenen Schlüsselfaktor im Auge behalten – unsere Hormone. Die Veränderungen im weiblichen Gehirn, die von hormonellen Veränderungen ausgelöst werden, können uns anfällig für Alterungsprozesse und kognitiven Abbau machen. Auch wenn das nicht für alle Frauen gilt, lässt sich dieses erhöhte Risiko mit Hilfe frauenspezifischer medizinischer Vorbeugung und Lebensstilanpassungen verringern.

Wir verfügen bereits über eine breite Palette notwendiger Werkzeuge, um genetische und nicht genetische Risikofaktoren für Gehirnalterung und Demenz einschätzen zu können. Wenn wir diese Informationen mit der schlummernden Macht unserer Lebensstilentscheidungen koppeln, haben wir den Schlüssel in der Hand, diesen Risiken entgegenzuwirken und Einfluss auf sie zu nehmen. Und wenn wir unsere biologische Einzigartigkeit berücksichtigen und aktiv spezielle, auf unsere Bedürfnisse zugeschnittene Entscheidungen treffen, dann stehen wir kurz davor, etwas zu überwinden, was bislang als unüberwindbar galt. Und wir erreichen das nicht durch chirurgische Eingriffe und Medikamente, sondern durch Vorbeugung.

Zu unserer biologischen Individualität gehört natürlich auch, dass wir Frauen sind. Die Forschung hat uns gezeigt, dass Frauen Herzerkrankungen anders erleben als Männer, was zu radikal verschiedenen Symptomen und Ergebnissen führt. Bei der Gehirngesundheit müssen wir ebenso genau hinschauen. Leben, Gehirn und Körper von Frauen unterscheiden sich von denjenigen ihrer männlichen Altersgenossen in vielfältiger Weise, die nicht nur unsere kognitive Gesundheit und Stimmung im Allgemeinen betrifft, sondern auch die Faktoren, die zu Gedächtnisverlust und Demenz führen.

Auf dem Gebiet der Alzheimer-Forschung wird wieder einmal besonders deutlich, dass das weibliche Gehirn eine andere Form der Fürsorge braucht als das Gehirn von Männern, und beleuchtet damit die einzigartigen Mechanismen, die der Geschlechterkluft zugrunde liegen. Es ist inzwischen klar, dass sich die Wege zur Demenz bei Männern und Frauen wahrscheinlich unterscheiden. Wir und andere

Forschungsgruppen haben mehr als dreißig genetische, medizinische, lebensstilbedingte, kulturelle und soziale Faktoren identifiziert, die das Risiko für einen kognitiven Abbau je nach Geschlecht unterschiedlich beeinflussen. Aufgrund der unverwechselbaren Aspekte des weiblichen Gehirns erhöhen einige dieser Faktoren das Risiko bei Frauen stärker als bei Männern, während andere das Risiko ausschließlich bei Frauen eskalieren lassen. Wichtig ist, dass sich hormonelle Veränderungen in den Wechseljahren und nach der Menopause als Schlüssel für die grundlegenden Mechanismen erwiesen haben, die diese Risiken wie auch existierende Prädispositionen aktivieren können. Für viele Frauen sind die Wechseljahre der Wendepunkt, an dem aus medizinischen Risiken medizinische Probleme werden können. In dieser Zeit ist unser Gehirn zudem besonders anfällig für Stressoren, die auf unseren Lebensstil und unsere Umwelt zurückgehen. Auch wenn vielleicht nicht all diese Risiken heute schon auf Sie zutreffen, ist es wirklich wichtig, dass alle Frauen verstehen, auf was sie achten müssen, nicht nur für ihr eigenes zukünftiges Wohlergehen, sondern auch, um anderen Frauen zu helfen, sich in dieser Zeit zu schützen.

In diesem Kapitel wollen wir uns mit den genetischen, medizinischen, hormonellen und lebensstilbedingten Risiken beschäftigen, die sich am stärksten auf Frauen auswirken. Die Hauptschuldigen werden unten beschrieben und im Verlauf des Buches eingehend diskutiert, zusammen mit wirksamen Empfehlungen, um ihre negativen Effekte auf unser Gehirn zu minimieren oder, besser noch, zu eliminieren. Denn in Wahrheit beginnt Gedächtnisverlust nicht an einem bestimmten Tag im Kalender – er wird zum großen Teil durch all die Lebensentscheidungen hervorgerufen, die wir treffen, und all die Erfahrungen, die wir unterwegs machen.

Genetische Risiken

Wie bereits erwähnt, ist das Wirken der DNA bei den meisten Menschen nicht annähernd so schicksalsbestimmend, wie früher einmal angenommen. Es gibt jedoch Faktoren, die in unserer DNA eingebettet sind, und auch wenn sie nicht die Ursache von Krankheiten sind, so können sie doch das Risiko für geistigen Abbau und Demenz erhöhen. Zu diesen Faktoren gehört, ob es Demenzfälle in Ihrer Familie gibt und ob Sie bestimmte genetische Risikovarianten aufweisen, und in gewisser Weise spielt auch Ihre ethnische Zugehörigkeit eine Rolle.

Familiäre Vorbelastung

Nachdem wir die Punkte (*a*) Altern im Allgemeinen und (*b*) biologisch, als Frau geboren zu sein, geprüft haben, ist eine familiäre Vorbelastung mit Alzheimer-Erkrankungen der nächstwichtigste Auslöser für Alzheimer und andere Formen der Demenz. Das gilt insbesondere für Familien mit krankheiterregenden genetischen Mutationen. In Teil II wird beschrieben, wie Sie feststellen können, ob Sie oder einer Ihrer Angehörigen möglicherweise eine dieser Mutationen trägt. Aktuelle wissenschaftliche Durchbrüche zeigen jedoch, dass eine Optimierung der medizinischen Betreuung und der eigenen Lebensweise Wunder für Ihre Gehirngesundheit wirken können, und das gilt auch für diejenigen, die krankheitserregende genetische Mutationen tragen.

Selbst wenn es in Ihrer Familie keine derartigen genetischen Mutationen gibt, gelten Sie als Risikofall, wenn einer oder beide Ihrer Eltern Alzheimer haben (oder hatten). Es ist wichtig zu betonen, dass eine Mutter oder ein Vater mit Alzheimer nicht zwangsläufig bedeutet, dass Sie ebenfalls erkranken werden – es zeigt jedoch, dass Sie eine Veranlagung (Prädisposition) aufweisen und daher Ihrer Gesundheit besonders große Aufmerksamkeit schenken sollten. Überdies sollte man im Hinterkopf behalten, dass eine an Alzheimer erkrankte

Mutter offenbar ein größeres Risiko zur Folge hat als ein erkrankter Vater[1] – eine weitere, oft übersehene Weise, in der Frauen im Zentrum des Problems stehen, selbst wenn keine genetischen Mutationen vorliegen. Auch wenn wir noch nicht genau wissen, wie eine familiäre Vorbelastung das Risiko erhöht, so wissen wir doch, dass ein gesunder Lebensstil das Demenzrisiko auch für Menschen mit einem größeren genetischen Risiko verringern kann.

Das ApoE-Gen

Gegenwärtig ist der einzige genetische Risikofaktor, von dem wir sicher wissen, dass er sich negativ auf die kognitive Gesundheit auswirkt, Apolipoprotein E, abgekürzt ApoE. Dieses Gen hat Ärzten eine Menge Mehrarbeit beschert, da sein Einfluss auf die Wahrscheinlichkeit, an Alzheimer zu erkranken, in den Medien allzu sehr vereinfacht dargestellt wurde. Lassen Sie uns die ganze Sache einmal genau auseinanderdröseln.

Jeder von uns besitzt ein ApoE-Gen; es ist ein normaler Teil unserer DNA. Es gibt drei unterschiedliche Varianten oder «Allele» dieses Gens: Epsilon 2, Epsilon 3 und Epsilon 4, abgekürzt ApoE2, ApoE3 und ApoE4. Jede dieser Varianten wirkt sich anders auf die Gesundheit aus.[2] Während die ApoE2-Variante gegen Alzheimer zu schützen scheint, ist die ApoE3-Variante mehr oder minder neutral. Die ApoE4-Variante ist mit einem erhöhten Alzheimer-Risiko in Verbindung gebracht worden. Allerdings ist ApoE4 nicht die Ursache von Alzheimer – es erhöht lediglich das Risiko. Trotzdem sind einige Medien so weit gegangen, diese Variante als «das böse Alzheimer-Gen» zu bezeichnen, obgleich zahllose Menschen mit ApoE4 ein langes, glückliches Leben führen, ohne dass es bei ihnen irgendwelche Anzeichen von Demenz gäbe. Gleichzeitig sind mehr als 60 Prozent aller Alzheimer-Patienten *nicht* Träger des ApoE4-Gens.

Dennoch gibt es zwei wichtige Gründe, den ApoE-Status einer Person in die Rechnung einzubeziehen. Obwohl ApoE4 Männer wie

Frauen beeinflusst, entwickeln Frauen mit ApoE4 mit höherer Wahrscheinlichkeit kognitive Störungen oder Alzheimer als Männer mit diesem Gen.[3] Frauen mit ApoE4 laufen eher als Männer Gefahr, bereits im mittleren Alter Gedächtnisprobleme, eine stärker ausgeprägte Gehirnatrophie und mehr Alzheimer-Plaques zu entwickeln.[4] Der wichtigste Grund dafür, diese Information ernst zu nehmen, ist jedoch, dass die Auswirkungen von ApoE4 mit Hilfe des Programms im Zaum gehalten werden können, das in diesem Buch beschrieben wird. Im nächsten Kapitel werde ich all die Tests und Empfehlungen vorstellen, die ganz besonders gut für Trägerinnen des ApoE4-Gens funktionieren; anschließend wollen wir uns damit beschäftigen, wie wir genetische Information einsetzen können, um unsere maßgeschneiderten Interventionsentscheidungen anzuleiten.

Andere Risiko-Gene

Bislang sind mehr als zwanzig zusätzliche «Risiko-Gene» oder Genvarianten mit einem erhöhten Alzheimer-Risiko in Verbindung gebracht worden.[5] Ihre Korrelation mit Alzheimer ist nicht annähernd so ausgeprägt wie die von ApoE4 und muss noch stärker wissenschaftlich abgesichert werden. Dennoch sollte man beachten, dass die meisten dieser Gene in unserem Körper und unserem Gehirn ähnliche Effekte auslösen: Sie beeinflussen unsere Reaktion auf Entzündungen. Wie wir in «Medizinische Risiken» (siehe unten) noch diskutieren werden, beeinflussen chronische Infektionen das weibliche Gehirn tendenziell stärker als das männliche, eine Tatsache, die man sehr ernst nehmen sollte.

Ethnische Zugehörigkeit

Es gibt bislang nur sehr wenige Studien, die sich mit der Geschlechterdisparität bei der Gehirngesundheit beschäftigt haben, und noch weniger Studien gibt es, die belegen, dass Women of Color (z. B. schwarze, hispanische oder indigene Frauen) noch stärker benachteiligt sind. Afroamerikanerinnen tragen im Vergleich zu weißen Amerikanerinnen ein doppelt so hohes Risiko, einen Schlaganfall zu erleiden und an Alzheimer oder anderen Formen der Demenz zu erkranken.[6] Ebenso haben Frauen hispanischer Herkunft im Vergleich zu weißen Amerikanerinnen ein um das Anderthalbfache erhöhtes Risiko, Demenz oder auch Herzerkrankungen und Diabetes zu entwickeln.[7]

Unglücklicherweise basiert unser Wissen über Diagnose, Management und Behandlung all dieser Erkrankungen fast ausschließlich auf Studien an weißen Probandinnen und Probanden, zum größten Teil an Männern. Afroamerikanische Menschen und Menschen hispanischer Herkunft machen nur rund 3–5 Prozent aller Teilnehmenden an klinischen Alzheimer-Studien aus, was unsere Möglichkeiten zur Entwicklung spezifischer Interventionen weiter einschränkt. Inzwischen laufen jedoch Bemühungen, qualitativ hochwertige Daten über ethnische Minderheiten zu gewinnen, um etwaige erhöhte Risiken zu verstehen und zu behandeln. Einen Überblick über die besten, inzwischen vorliegenden wissenschaftlichen Daten findet sich in den nächsten Kapiteln.

Medizinische Risiken

Mehrere medizinische Risikofaktoren gehen bei Frauen offenbar mit einem größeren Risiko für kognitiven Abbau und Alzheimer einher als bei Männern. Dazu gehören hauptsächlich spezifische Risikofaktoren für Herzkrankheiten, Fettleibigkeit und Diabetes. Zusätzlich können Depressionen im mittleren Lebensalter das Gedächtnis negativ beeinflussen, und man nimmt an, dass sie das Alzheimer-Risiko bei Frauen stärker erhöhen als bei Männern. Zudem kristallisiert sich heraus, dass Schädel-Hirn-Traumata oder wiederholte Gehirnerschütterungen auf das weibliche Gehirn mehr langanhaltende negative Auswirkungen haben als auf das männliche. Schilddrüsenerkrankungen sind ein weiterer wichtiger Faktor, ebenso Infektionen und chronische Entzündungen.

Positiv ist jedoch, dass sich all diese Probleme leicht identifizieren und durch geeignete medizinische Betreuung sowie Lebensstiländerungen (siehe Teil III) häufig lindern, wenn nicht gar vollständig revidieren lassen. Je früher Sie anfangen, sich darum zu kümmern, desto besser, denn oft können Sie im wahrsten Sinne des Wortes Ihre Zukunft verändern.

Herzerkrankungen

In vielen Ländern sind Herz-Kreislauf-Erkrankungen (ein Sammelbegriff für viele das Herz betreffende Probleme, wie Schlaganfall, Angina Pectoris und Herzinfarkt) die Haupttodesursache für Männer und Frauen. Sie bilden auch einen der wichtigsten Risikofaktoren für kognitiven Abbau und Demenz – 25 Prozent aller Demenzfälle gehen auf Schlaganfälle und transitorische ischämische Attacken (*TIA*) oder «Mini»-Schlaganfälle zurück.[8]

Auch wenn Männer tendenziell häufiger unter Herzkrankheiten leiden als Frauen, entspricht das Erkrankungsrisiko einer Frau, sobald sie die fünfzig oder etwa das Alter der natürlichen Wechseljahre erreicht hat, demjenigen eines Mannes ungefähr gleichen Alters. Überdies wirken sich Herzinfarkte bei Frauen in der Regel stärker aus als bei Männern. Im ersten Jahr nach einem Herzinfarkt liegt das Sterberisiko von Frauen mehr als 50 Prozent über dem von Männern. In den folgenden fünf Jahren sterben 47 Prozent der Frauen, erleiden eine Herzinsuffizienz oder einen Schlaganfall, aber nur 36 Prozent der Männer.

Warum ist das so? Einer Theorie zufolge hält Östrogen vor den Wechseljahren das schädliche LDL-Cholesterin niedrig, während es das gute HDL-Cholesterin anhebt, damit die Plaque-Bildung in den Arterien von Frauen verhindert und sie so vor Herzinfarkt und Schlaganfall schützt. Der menopausale Abfall des Östrogenspiegels und der Anstieg des LDL-Cholesterins spielen Schlüsselrollen beim erhöhten

Risiko von Frauen für Herzerkrankungen, wenn auch weitere Untersuchungen erforderlich sind, um die beteiligten Mechanismen zu klären. Da die Herzgesundheit sehr eng mit der Gehirngesundheit verknüpft ist und das, was gut für das Herz ist, auch dem Gehirn guttut, ist entscheidend wichtig, dass wir uns um unser Herz kümmern, um unser Gehirn zu schützen. Auch wenn Herzerkrankungen und Schlaganfälle oft medikamentös und in der Reha behandelt werden können, sind Präventivmaßnahmen und eine herzgesunde Lebensweise wohl sehr viel effizienter.

Stoffwechselstörungen

Diabetes mellitus Typ 2 (auch als Altersdiabetes bekannt) ist ein Risikofaktor für Alzheimer und ist für 6–8 Prozent aller Demenzpatienten verantwortlich.[9] Er wirkt sich besonders auf ältere und postmenopausale Frauen aus. Das metabolische Syndrom – ein Bündel von Stoffwechselerkrankungen einschließlich Insulinresistenz und abdominaler Fettleibigkeit, die das Risiko von Diabetes und Erkrankungen der Herzkranzgefäße erhöhen – wird ebenfalls zu einem wachsenden Problem für postmenopausale Frauen. Zusammen mit Insulinresistenz und Prädiabetes können all diese Gesundheitsprobleme Körper und Gehirn stark beeinflussen,[10] vor allem dadurch, dass sie Entzündungen schüren und die Produktion von freien Radikalen beschleunigen. Das ist nicht auf die leichte Schulter zu nehmen, da Diabetes und Fettleibigkeit (Adipositas) in vielen Ländern inzwischen epidemische Ausmaße angenommen haben. Heutzutage leidet fast die Hälfte der amerikanischen Bevölkerung unter undiagnostiziertem oder diagnostiziertem Prädiabetes oder Diabetes.[11]

Und wieder spielen unsere Hormone dabei eine wichtige Rolle. Allgemein gesagt, haben weibliche Hormone einen positiven Effekt auf den Blutzuckerspiegel, was wiederum die Insulinsensitivität fördert. Insulin ist ein Hormon, das den Blutzuckerspiegel senkt, indem es Muskelzellen und andere hungrige Zellen dazu anregt, Zucker (Glukose) aus dem Blut aufzunehmen, sodass wir uns bewegen und unser Gehirn mit Energie versorgen können. Zu einer Insulinresistenz kommt es, wenn Insulin seinen Job nicht mehr so effizient erledigen kann wie zuvor. Wenn Frauen älter werden, geht diese Insulinresistenz zum Teil darauf zurück, dass Östrogen unseren Insulinspiegel nicht länger so niedrig halten kann wie zuvor. Infolgedessen bleibt die Glukose länger im Blut, als sie sollte, und wird schließlich vom Bauchfett aufgenommen. Aus diesem Grund können Wechseljahre und Insulinresistenz zusammengenommen zu etwas führen, was keine Frau besonders schätzt: Gewichtszunahme. In Kombination mit einem langsameren Stoffwechsel entwickeln viele Frauen nach den Wechseljahren eine Anfälligkeit für Diabetes Typ 2 – ein Problem, mit dem wir uns ausführlich in Teil III beschäftigen werden.

Andere Risiken für das Herz

Neben Erkrankungen der Herzkranzgefäße, Diabetes und Fettleibigkeit umfassen andere vaskuläre Risikofaktoren, auf die man achten sollte, Bluthochdruck, einen hohen Cholesterin- und einen hohen Triglyceridspiegel. Allen diesen Risikofaktoren ist gemein, dass sie Ihr Gehirn ebenso beeinflussen wie Ihr Herz. Sie alle können das Risiko einer Frau für einen Schlaganfall erhöhen und auch eine Reihe von Problemen im Gehirn hervorrufen. Positiv ist jedoch, dass sich diese Risikofaktoren ebenfalls durch angemessene medizinische Betreuung und Veränderungen der Lebensweise reduzieren und die Schäden sich oft sogar vollständig revidieren lassen.

Schädel-Hirn-Trauma

Ein Schädel-Hirn-Trauma (SHT) wird von einer Gehirnerschütterung (einem Schlag oder Stoß auf den Kopf) hervorgerufen. Das kann die Durchblutung und damit die Sauerstoffversorgung des Gehirns beeinträchtigen und zu Entzündungen führen. SHT, besonders wenn es mit Bewusstlosigkeit einhergeht, wird mit einem erhöhten Risiko für Gedächtnisverlust und Demenz im späteren Leben in Verbindung gebracht.[12] Aber selbst ein «leichtes» SHT kann Kopfschmerzen, Migräne, Stimmungsschwankungen und Schlafstörungen hervorrufen, darüber hinaus einen verlangsamten Abruf von Gedanken und Wörtern, Probleme bei der Entscheidungsfindung sowie eine beeinträchtigte Fähigkeit, zu planen und effizient zu funktionieren. Auch wenn sich diese Probleme im Lauf einiger Monate geben können, halten sie in einigen Fällen jahrelang an.

Jahrzehntelang litt die SHT-Forschung unter demselben geschlechtsspezifischen Vorurteil, das auch auf anderen Gebieten festzustellen war. Ein Großteil der Forschung an Hirnverletzungen konzentrierte sich auf männerdominierte Sportarten wie Eishockey, Boxen, Kampfsport und Football. Ebenso waren fast alle Gehirne, die Gehirnbanken zu SHT-Forschungszwecken zur Verfügung gestellt wurden, männlich, was dazu führte, dass Ärzte Gehirnerschütterungen bei Männern und Frauen auf die gleiche Weise behandelten. Ein Schlag auf den Kopf war ein Schlag auf den Kopf, ganz gleich, ob die Person mit diesem Kopf ein oder zwei X-Chromosomen besaß.

Neue Forschungsergebnisse widersprechen dieser Sichtweise jedoch. Wie sich herausgestellt hat, reagieren Frauen empfindlicher und anders auf SHT als Männer. Nicht nur, dass Frauen tendenziell mehr Gehirnerschütterungen erleiden als Männer in ähnlichen Sportarten, sondern sie entwickeln auch mehr Symptome und brauchen länger, um sich wieder zu erholen.[13] Frauen haben nicht nur dünnere Schädelknochen und fragilere Halsmuskeln, sondern auch ihre Hormone könnten eine Rolle dabei spielen, dass sie Gehirnerschütterungen anders erleben. Beispielsweise schwankt das Risiko von Athletinnen, eine Gehirnerschütterung zu erleiden, tendenziell, je nachdem, in welcher Phase ihres Monatszyklus sie sich befinden.

Auch wenn sich ein Großteil der SHT-Forschung auf Sportlerinnen und Sportler beschränkt, sollte man nicht vergessen, dass eine andere Gruppe von Frauen ebenfalls unter Gehirnerschütterungen zu leiden hat, wenn auch weitgehend ungehört: die Opfer häuslicher Gewalt. Daten zu diesem Thema gibt es nur wenige, teilweise deshalb, weil häusliche Gewalt noch immer weitgehend stigmatisiert ist und nicht darüber gesprochen wird. Nichtsdestotrotz sind Schätzungen zufolge allein in den Vereinigten Staaten jedes Jahr mindestens 10 Millionen Menschen betroffen, wobei Kopf- und Halsverletzungen besonders häufig auftreten – und wir wissen inzwischen, dass sie sich bei Frauen schädlicher auswirken als bei Männern. Auch wenn das Leid männlicher Opfer nicht ignoriert werden soll, so sind doch Frauen häufiger die Opfer direkter häuslicher Gewalt.[14] Die Geschlechterungleichheit ist bei sexueller Gewalt am größten – Frauen haben im Vergleich zu Männern ein um das Fünffache erhöhtes Risiko, im Lauf ihres Lebens einen sexuell motivierten Angriff zu erleben.[15] Zudem leiden Frauen im Vergleich zu Männern in höherem Maße unter wiederholter und systematischer Gewalt, schwereren Angriffen und Verletzungen und müssen häufiger ins Krankenhaus eingeliefert werden. Ein Zustand, der sich ändern muss. Dieses Buch will keine Strategien oder Lösungen für häusliche Gewaltprobleme liefern, sondern es geht mir um einen Rat anderer Art. Ich möchte betonen, dass die Unterstützung für Opfer von häuslicher oder sexueller Gewalt über psychologische und juristische Beratung (was beides sehr wichtig ist) hinausgehen und auch medizinische Strategien umfassen muss, um mögliche neurologische Konsequenzen für das Gehirn zu erfassen – vor allem Entzündungen.

Entzündungen

Entzündungen können in verschiedenen Formen auftreten. Ob ein schädliches Bakterium oder Virus in Ihren Körper eindringt, Sie sich das Knie aufschlagen oder unter einem Zahnabszess leiden – jedes dieser Ereignisse signalisiert dem Verteidigungssystem des Körpers, einen Gang hochzuschalten. Unser Körper verfügt über Wächterzellen, die das Immunsystem auf die Präsenz von Eindringlingen aufmerksam machen. Daraufhin werden chemische Verbindungen freigesetzt, die den Körper in Kampfbereitschaft versetzen, «Eindringlinge» einkesseln und deren Ausbreitung verlangsamen. Ein weiteres Leibwächterteam, die sogenannten Makrophagen, setzen Zytokine, hochspezialisierte Keimbekämpfer, frei. Eine ähnliche erste Verteidigungslinie gibt es auch im Gehirn, wo neuronale Versionen der Makrophagen, die sogenannte Mikroglia, ständig auf Patrouille sind. Sie lösen Entzündungen aus, um Hirngewebe gegen alles zu verteidigen, was nicht da sein sollte, darunter Viren, Bakterien, Krebszellen und Alzheimer-Plaques. Sobald ihre Mission vollbracht ist, ruft das Immunsystem sie zurück, und alles beruhigt sich und kehrt zur Normalität zurück.

Aber in manchen Fällen auch nicht. Manchmal gelingt es dieser Reaktion auf Entzündungen aus verschiedenen Gründen nicht, sich selbst wieder abzustellen, und das Ergebnis ist eine chronische Entzündung. Anders als die akute Entzündung, die auf eine plötzliche Infektion oder Verletzung folgt, bewirkt die chronische Variante eine ständig geringfügig erhöhte Feuerrate der Nervenzellen, die, wenn sie unbehandelt bleibt, zur Entwicklung zahlreicher Krankheiten beitragen kann.

Inzwischen spricht vieles dafür, dass eine unterschwellige chronische Entzündung des Gehirns mit der Entwicklung von kognitivem Abbau und sogar Alzheimer in Verbindung steht. Auch wenn diese Gesundheitsprobleme nicht von der Entzündung hervorgerufen werden, suggerieren verschiedene Studien, dass sie den Prozess beschleunigen kann, möglicherweise, indem sie als Trigger dient.[16] Und wieder einmal scheint dieser Prozess Frauen schlimmer zu treffen als Männer.[17] Die Daten deuten darauf hin, dass die Mikrogliazellen teilweise aufgrund hormoneller Unterschiede bei Männern und Frauen unterschiedlich gebaut sind, was potenziell zu einer weniger effizienten Immunabwehr bei Frauen führt. Es überrascht nicht, dass niederschmetternde 75 Prozent aller Amerikaner, die mit Autoimmunkrankheiten wie Lupus oder rheumatoider Arthritis diagnostiziert werden, Frauen sind.

Gleichzeitig spielt eine unterschwellige Entzündung im Hintergrund eine gewisse Rolle bei vielen der medizinischen Risikofaktoren für Demenz, die wir bisher betrachtet haben, darunter Herzkrankheiten, Fettsucht, Diabetes und Gehirnerschütterung – die allesamt Hiobsbotschaften für das weibliche Gehirn sind. Zudem kann eine Entzündung die Hormonspiegel in unserem Körper und Gehirn stark erschöpfen.

Was kann man also tun? Eine chronische Entzündung zu behandeln, ist nicht so einfach, wie es vielleicht scheint. Es gibt eine Fülle von entzündungshemmenden Medikamenten, aber die Daten darüber, wie effizient sie sind, sind sehr gemischt, vor allem, wenn es um die Gehirngesundheit geht. Im Allgemeinen hat sich in klinischen Studien mit nicht steroidalen Antiphlogistika (englisch *non-steroidal anti-inflammatory drug* oder NSAID) wie Ibuprofen oder Naproxen bei Patienten mit Demenz überhaupt keine positive Wirkung gezeigt, manchmal sogar eine Verschlechterung eingestellt. Einige neue Forschungsdaten sprechen für gewisse schützende Effekte, wenn die NSAID-Therapie vor Einsetzen der ersten Symptome begonnen wird, aber die Diskussion darüber ist noch nicht abgeschlossen.[18]

Um Entzündungen im Zaum zu halten, bleibt den meisten Menschen nur der Einsatz des gesunden Menschenverstands: Dinge zu vermeiden, die Entzündungen fördern, und solche Dinge zu praktizieren, die sie stattdessen lindern. Wie wir in Schritt 3 in Kapitel 10 noch ausführlich diskutieren werden, gehört dazu, sich gut zu ernähren (mit einem Fokus auf entzündungshemmenden Lebensmitteln), regelmäßige Bewegung, mehr Ruhe, Gewichtsabnahme (falls nötig) und mit dem Rauchen aufzuhören. Zudem sollten Sie für alle entzündungsfördernden Schuldigen, wie Belastung durch Giftstoffe, einen hohen Cholesterinspiegel, schädliche Bakterien und selbst Zahnfleischentzündungen, Behandlung suchen. Diesen Empfehlungen strikt zu folgen, trägt dazu bei, chronische Entzündungen zu stoppen, bevor sie außer Kontrolle geraten, und sie zu lindern, wenn sie bereits präsent sind. Da wir gerade von Bakterien sprechen …

Infektionen

Seit langem ist bekannt, dass eine weitere Ursache für Entzündungen, eine systemische Infektion, zu kognitiven Problemen führen kann, die einer Demenz ähneln. Im Rahmen einer Demenzdiagnose prüfen wir routinemäßig, ob unsere Patientinnen unter bakteriellen oder viralen Infektionen wie Harnwegsinfekten und Herpes oder unter Geschlechtskrankheiten wie Syphilis und HIV leiden. Darüber hinaus halten wir nach dem Ebstein-Barr-Virus (EBV), Lyme-Borreliose und Babesienerkrankungen Ausschau. Jeder positive Befund führt zu einer sofortigen Behandlung, was in der Regel vorliegende kognitive Symptome lindert.

Solche Infektionen galten traditionell als etwas, das sich im Lauf der Diagnose ausschließen lässt. Dank des hirneigenen Verteidigungssystems, der Blut-Hirn-Schranke, schaffen es diese Pathogene schließlich gewöhnlich nicht bis ins Innere des Gehirns. Neueste Forschungsergebnisse zeigen jedoch, dass wir das Problem möglicherweise unterschätzt und vielleicht sogar einen Schlüsselfaktor übersehen haben. Mit zunehmendem Alter verliert die Blut-Hirn-Schranke nämlich offenbar an Dichtigkeit. Mehr Viren und Bakterien schaffen es, sie zu überwinden und ins Gehirn zu gelangen, und wie es aussieht, können sie die Progression von Alzheimer beschleunigen, wenn nicht gar das Auftreten der Krankheit auslösen.[19]

Diese aktuellen Erkenntnisse sind für Männer wie für Frauen gleichermaßen wichtig, doch mit einem Vorbehalt: Frauen sind von vornherein anfälliger für Infektionen. So leiden Frauen beispielsweise im Allgemeinen unter schwereren Grippesymptomen als Männer, obwohl sie in der Regel eine kleinere Virenlast beherbergen (und sich auch weniger beklagen!). Frauen entwickeln auch leichter einen Harnwegsinfekt als Männer. *Ein* Grund dafür ist, dass Infektionen unser Hormongleichgewicht stören und unseren Zyklus aus dem Takt bringen können.[20] Dieses Ungleichgewicht schwächt unser Immunsystem weiter und macht uns anfälliger für neue Keime – und mehr Entzündungen.

Ich habe stark das Gefühl, dass der Zusammenhang zwischen Entzündungen und Alzheimer zunehmend in den Mittelpunkt rücken wird, während wir die Beziehungen zwischen einer Belastung durch Giftstoffe und den Schäden, die sie in Körper und Gehirn auslösen, immer besser verstehen lernen. Gleich mehr darüber.

Depression

Depression ist ein wichtiges medizinisches Thema, das Frauen sehr direkt betrifft. In den meisten Kulturen ist es durchaus üblich, die schlechte Stimmung einer Frau auf ihre Hormone zu schieben. Selbst wenn Frauen einen schlechten Tag haben oder auf extreme oder aggressive äußere Stressoren reagieren, werden sie oft getadelt, oder man macht sich über sie lustig, schiebt ihre geistige Verfassung auf PMS oder irgendeine andere Form hormonell bedingter Stimmungsschwankungen. Diese Art der Konversation muss auf den neuesten Stand gebracht werden.

Anders als gemeinhin angenommen, ist eine klinische Depression weder ein «normaler Teil des Frauseins» noch eine «weibliche Schwäche». Depressionserkrankungen sind schwere medizinische Erkrankungen, die jedes Jahr mehr als 19 Millionen amerikanische Erwachsene im Alter von 18 Jahren und darüber betrifft – 12 Millionen von ihnen sind Frauen.[21] Depressionen können jede Frau jederzeit befallen, und dies aus Gründen, die mit entwicklungsphysiologischen, reproduktiven, hormonellen und sozialen Faktoren zusammenhängen, darunter Stress am Arbeitsplatz, familiäre Pflichten, finanzielle Probleme und natürlich die vielfältigen Rollen und Erwartungen, die Frauen erfüllen sollen. Das Ergebnis ist, dass Frauen ein etwa doppelt so hohes Risiko wie Männer tragen, eine Depression zu entwickeln, ein Unterschied, der in der Pubertät erstmals auftritt und sich während der Wechseljahre verstärkt.[22] Wenn die Wechseljahre auch nicht die Ursache von Depressionen sind, erleben viele Frauen, darunter auch solche, die nie zuvor in ihrem Leben unter Depressionen zu leiden hatten, während des Übergangs depressive Symptome und eine emotionale Fragilität. Das ist besorgniserregend, weil Depressionen in der Lebensmitte auch ein Risikofaktor für Alzheimer sind. Bei einer Untersuchung von mehr als 6000 Frauen, von denen viele in den Wechseljahren waren, stellte sich beispielsweise heraus, dass depressive Symptome mit einem doppelt so hohen Risiko für leichte kognitive Einschränkungen und Demenz im späteren Leben einhergingen.[23]

Zwar sind Depressionen auch bei Männern ein Risikofaktor für Alzheimer, doch offenbar ist das Risiko für Frauen größer.

Wichtig ist, dass Depressionen eine weitgehend behandelbare Krankheit darstellen. Von einer Therapie über eine Medikation bis zu gesunden Lebensstilveränderungen gibt es viele Optionen. Genauso wie nicht zwei Menschen von einer Depression in genau der gleichen Weise beeinflusst werden, gibt es keine Behandlung, die für alle Fälle gleichermaßen «passt». Indem Sie sich möglichst gründlich informieren, können Sie die Behandlungen finden, die Ihnen helfen, Ihre Depressionen zu überwinden und sich wieder glücklich und hoffnungsfroh zu fühlen. Mehr dazu in Teil III.

Hormonelle Risiken

Schilddrüsenerkrankungen

Die Schilddrüse ist eine kleine Drüse mit einer großen Aufgabe: Sie produziert zwei Hormone namens Triiodthyronin (T3) und Thyroxin (T4), die den Stoffwechsel (Metabolismus) des Körpers steuern. Manchmal erzeugt die Schilddrüse zu viel von diesen Hormonen (Schilddrüsenüberfunktion), was zu Symptomen wie Gewichtsverlust, Herzrasen und Händezittern führt; manchmal erzeugt sie auch zu wenig Hormon (Schilddrüsenunterfunktion), was die entgegengesetzten Symptome hervorruft, darunter Gewichtszunahme, Frieren und niedrige Herzschlagfrequenz.

Wie sich herausgestellt hat, leiden Frauen häufiger unter Schilddrüsenproblemen als Männer; im Lauf ihres Lebens ist durchschnittlich eine von acht Frauen davon betroffen.[24] Schilddrüsenprobleme können auch den Menstruationszyklus stören und zu Komplikationen in der Schwangerschaft oder den Wechseljahren führen. Überdies kann eine Schilddrüsenerkrankung kognitive Probleme auslösen, die leichten Demenzsymptomen ähneln; aus diesem Grund wird die Schilddrüsenfunktion im Rahmen der klinischen Diagnostik auf Demenz routinemäßig überprüft (siehe Teil II).

Schwangerschaft und Wechseljahre

Wie bereits erwähnt, beeinflussen unsere Hormone tagein, tagaus die Gesundheit unseres Gehirns und unser Wohlergehen. Diese Effekte sind in der Regel subtil und schwer festzunageln, abgesehen vielleicht vom Eisprung (Ovulation) oder direkt vor der Menstruation. Falls Sie es wie ich machen, dann haben Sie eine persönliche Strategie, wenn Ihre Regel einsetzt (in meinem Fall ist es ein Notvorrat an Schokolade). Dieses Buch soll Frauen jedoch helfen, langfristige Strategien für ein ganzes Leben zu entwickeln (und das schließt noch immer Schokolade ein).

Angesichts sich häufender Indizien dafür, dass eine lebenslange Östrogenexposition ein wichtiger Indikator für eine anhaltende kognitive Gesundheit bei Frauen ist, ist dies entscheidend wichtig. Mit anderen Worten: Je länger Östrogen durch den Körper einer Frau zirkuliert und je länger die Spanne ihrer reproduktiven Jahre ist, desto jünger und gesünder bleibt ihr Gehirn offenbar.[25]

Die meisten Frauen haben eine Fortpflanzungsspanne von rund 40 Jahren. Bei manchen ist diese Spanne länger, was meist bedeutet, dass ihre Menstruation früh, vor dem 13. Lebensjahr, und ihre Menopause später als üblich, Mitte oder Ende 50, einsetzte. Am anderen Ende des Spektrums stehen Frauen, die eine relativ kurze Reproduktionsspanne haben, in manchen Fällen nicht länger als 15 Jahre. Das kann an einem später als üblichen Einsetzen der ersten Regelblutung liegen oder an einem früheren Eintreten der Menopause (ob natürlicherweise oder aufgrund einer Operation). Wie sich herausgestellt hat, sinkt das Risiko für alterskorrelierte Krankheiten, je länger eine Frau fruchtbar ist – während eine kürzere Reproduktionsrate mit einem potenziell höheren Risiko von kognitivem Abbau und sogar Demenz einhergeht.[26]

In den nächsten Kapiteln werden wir die vielen Faktoren besprechen, die Ihre hormonelle Gesundheit stärken und damit die Wechseljahre und die Menopause verzögern können. Wir werden uns auch mit negativen Faktoren beschäftigen, vor denen frau sich hüten sollte – insbesondere vor solchen, die den Eintritt der Wechseljahre bekanntermaßen beschleunigen.

Und schließlich werden die beiden hervorstechenden Momente im reproduktiven Leben einer Frau, Schwangerschaft und Wechseljahre, von massiven hormonellen Veränderungen begleitet, die ebenso massive Auswirkungen auf das Gehirn haben können. Da Schwangerschaft und Wechseljahre derart entscheidend für die Gesundheit einer Frau sind und ihre Auswirkungen auf die Psyche einer Frau noch immer so stigmatisiert werden, widmet sich Kapitel 4 ausschließlich diesen beiden Zuständen.

Umwelt- und lebensstilbedingte Risiken

Unser Körper verfügt über erstaunliche Selbstheilungskräfte, solange wir seine Verteidigungsmechanismen nicht ständig dadurch schwächen, dass wir neuen Angreifern von außen Tür und Tor öffnen. Hier kommen unsere Umwelt und unsere Lebensweise ins Spiel. Eine vergiftete Umwelt und ein ungesunder Lebensstil stellen ständige Gefahrenquellen für den Körper dar und haben einen konkreten Einfluss auf die kognitive Gesundheit. Und wieder beeinflussen sie Männer und Frauen in unterschiedlicher Weise. Hier ist eine Vorschau.

Zuallererst ist eine gesunde Ernährung entscheidend, um unser Gehirn zu schützen, ganz gleich, mit welchem Geschlecht wir geboren wurden – doch wie sich herausgestellt hat, benötigen Frauen eine spezifischere Ernährung und in manchen Fällen auch besondere Nahrungsergänzungsmittel. Des Weiteren ist ein Mangel an körperlicher Bewegung in beiden Geschlechtern mit einem erhöhten Risiko für einen kognitiven Abbau in Verbindung gebracht worden – doch Frauen sind im Allgemeinen körperlich weniger aktiv als Männer, was dazu führen kann, dass sie stärker unter den Folgen einer sitzenden Lebensweise leiden.

Ein geringer Bildungsgrad und ein fehlender Berufsabschluss sind weitere, mit der Lebensweise zusammenhängende Risikofaktoren für ein erhöhtes Alzheimer-Risiko bei Männern und Frauen. Historisch gesehen, hatten Frauen jedoch weniger Zugang zu höherer Bildung und einer Berufstätigkeit, was durchaus zu der höheren Alzheimer-Prävalenz bei Frauen beigetragen haben könnte, die wir heute sehen. Natürlich ändert sich dies in den meisten Teilen der Welt gerade, was hoffentlich dazu beiträgt, kommende Frauengenerationen vor diesem schweren Nachteil zu schützen. Gleichzeitig ist geistige Stimulation genauso wichtig, um Ihr Gehirn aktiv zu halten, und ist ein mächtiges Vorbeugeinstrument von kognitivem Abbau. All diese Faktoren können optimiert und korrigiert werden, vor allem, weil Sie selbst in der Hand haben, sie zu kontrollieren (siehe Teil III).

Wir werden auch über Stress, Schlaf, soziale Beziehungen, Rauchen, Belastung durch Giftstoffe und Reaktionen auf Medikamente sprechen, ebenso über die vielen kulturellen und gesellschaftlichen Faktoren, die Frauen belasten. Ein bekanntes Beispiel dafür ist die «Pflegebelastung», eine Bürde, die mehr Frauen als Männer zu tragen haben, denn Frauen finden sich eher in der Rolle wieder, sich um Familienmitglieder, ob krank oder nicht, zu kümmern.

Wie sieht es mit den Männern aus? Gibt es bei ihnen irgendwelche Faktoren, die allein ihr Risiko erhöhen, während Frauen ungeschoren davonkommen? Es klingt fast wie Ironie, dass der wichtigste Faktor, von dem wir wissen, dass er das Alzheimer-Risiko bei Männern stärker erhöht als bei Frauen … das Fehlen einer Frau in ihrem Leben ist. Männer, die niemals mit einer Frau veheiratet waren oder verwitwet wurden, zeigten offenbar ein höheres Risiko, die Krankheit zu entwickeln, als verheiratete oder «verkuppelte» Männer und auch als unverheiratete oder verwitwete Frauen.[27] Das liegt möglicherweise daran, dass Frauen historisch stets dafür verantwortlich waren, sich um die Familie zu kümmern, und das bedeutete nicht nur, sicherzustellen, dass jeder eine gesunde Mahlzeit bekam und sich die Zähne putzte, sondern auch, ihren kranken Partner zu pflegen, wenn es nötig wurde. Natürlich ist es durchaus möglich (und logisch), dass eine liebevolle Beziehung den entscheidenden Unterschied macht und nicht das Geschlecht der Person, mit der man zusammenlebt. Dennoch sprechen die Daten bislang dafür, dass Frauen Profis darin sind, sich um andere zu kümmern. Ich hoffe, dass dieses Buch uns allen hilft, uns besser um *uns selbst* zu kümmern.

Okay, tief einatmen, alle miteinander – Sie haben sich durch einige schwierige Statistiken hindurchgearbeitet! Ich denke, wir könnten uns jetzt alle einen Riegel Schokolade (oder vielleicht etwas Stärkeres?) gönnen, aber bis dahin möchte ich noch einmal eine sehr gute Nachricht wiederholen. Alle erwähnten Risikofaktoren lassen sich handhaben und in vielen Fällen vollständig revidieren. In den nächsten Kapiteln werden wir eine breite Palette von Strategien diskutieren, die nachweislich unser Gedächtnis stärken, unsere Stimmungsschwankungen lindern, unser Stressniveau unter Kontrolle halten und unseren Stoffwechsel wieder anregen. Diese Praktiken, die speziell für Frauen entwickelt wurden, helfen uns, statt uns zu schaden, und halten das weibliche Gehirn auf diese Weise glücklich, wohlgenährt und vital.

KAPITEL 4

Die Reise des Gehirns von der Schwangerschaft bis in die Wechseljahre

Als ich begann, in der Alzheimer-Forschung zu arbeiten, wäre ich nie auf die Idee gekommen, dass sich mich eines Tages mit hormonellen Veränderungen beschäftigen, geschweige denn, ein Buch über dieses Thema schreiben würde. Auch wenn seit langem bekannt ist, dass Hormone die Gehirngesundheit beeinflussen, sind Belege für eine enge Beziehung zwischen hormoneller Gesundheit und kognitiver Fitness von Frauen eine relativ neue Entdeckung. Wie sich herausgestellt hat, wirken unsere Hormone noch stärker als Unterstützer, und ihr Rückgang ist ein noch größeres Problem, als früher angenommen.

Das soll nicht heißen, dass das Verhalten einer Frau von ihren Hormonen gesteuert wird. Es ist klar, dass unsere Hormone keine Unterschiede zwischen den Geschlechtern diktieren, und Geschlechterklischees sind ihrem Wesen nach ebenso begrenzt wie begrenzend. Unser biologisches Erbe ist nur *eine* Kraft, die mit vielen anderen Kräften interagiert und von emotionalen, kulturellen und gesellschaftlichen Faktoren beeinflusst wird, ganz zu schweigen von unserem Charakter und unserer Selbstentfaltung. Mit diesem Gedanken im Hinterkopf, ist die Erkenntnis, dass Hormone sich machtvoll auf Gehirn und Körper einer Frau auswirken können, nichts, was uns aufhalten könnte – vielmehr versetzt diese Erkenntnis uns in die Lage, informiertere, wissenschaftlich gestützte Entscheidungen zu treffen. Besser zu verstehen, wie unser Gehirn wirklich funktioniert, ist ein entscheidender Schritt, der den Blick erweitert und uns erlaubt, die eigene Gesundheit durch alle Lebensphasen hindurch im Fokus zu behalten.

Lassen Sie uns nun einen genaueren Blick auf diese wirkmächtigen Hormone und ihre Effekte in unserem Kopf werfen, von den Hochs und Tiefs der Schwangerschaft bis zu dem Crash, der auf die Wechseljahre folgt.

Hormone vom Hals aufwärts

Bislang haben wir meist über Östrogen gesprochen, aber auch drei weitere Hormone wirken sich stark auf das weibliche Gehirn und den weiblichen Körper aus, während sie im Lauf des Menstruationszyklus ansteigen und wieder abfallen. Dabei handelt es sich um Progesteron, Follikelstimulierendes Hormon (FSH) und Luteinisierendes Hormon (LH).

Wie in Abbildung 2 zu sehen, beginnt der weibliche Körper nach dem letzten Tag der Periode, sich auf den nächsten Eisprung (Ovulation) vorzubereiten. FSH stimuliert die Eierstöcke (Ovarien), eine reife Eizelle zu produzieren. Dieser Reifungsprozess setzt Östrogen (vorwiegend Östradiol, auch unter Estradiol bekannt) frei. Im Lauf des Menstruationszyklus ist der Östrogenspiegel hoch, wenn der Progesteronspiegel niedrig ist, und umgekehrt. Vor allem in der ersten Hälfte des Menstruationszyklus ist der Östrogenspiegel hoch und vermittelt uns das Gefühl, «sexy» zu sein, während das Hormon gleichzeitig dafür sorgt, dass die Gebärmutterschleimhaut wächst und sich auf die Einnistung einer Eizelle vorbereitet. Das Progesteron hält sich noch zurück und wartet auf die gute Neuigkeit.

Während des Eisprungs wird die reife Eizelle in einen der beiden Eileiter entlassen und in Richtung Gebärmutter (Uterus) bewegt.

Wenn die Eizelle unterwegs auf ein Spermium trifft und befruchtet wird, ist eine Frau tatsächlich schwanger. Wird die Eizelle hingegen nicht befruchtet, steigt der Spiegel eines anderen Hormons, LH, steil an und leitet damit die sogenannte Gelbkörper- oder Lutealphase ein. Der Östrogenspiegel fällt und geht zurück, woraufhin der Progesteronspiegel steigt und Progesteron sich daranmacht, die Aufbauarbeit von Östrogen zunichtezumachen und die Uterusschleimhaut abzubauen. Verdickte Schleimhaut und Blut, die in der Follikelphase aufgebaut wurden, können dann aus dem Körper ausgeschieden werden, und, voilà, wir menstruieren, und ein neuer Zyklus beginnt.

Aufgrund der energetisierenden, stimmungsaufhellenden Effekte von Östrogen im Gehirn fühlen sich die meisten Frauen während der ersten Zyklushälfte glücklicher und generell aktiver. Beim Eisprung (in der Mitte des Zyklus), wenn Östrogen für Progesteron Platz macht, fühlen sich viele Frauen zunächst angespannt und reizbar, anschließend aber viel ruhiger. Progesteron ist nämlich ein beruhigendes und schlafförderndes Hormon, das eine Vielzahl von Wirkungen auf den ganzen Körper ausübt. Viele dieser Effekte lassen sich darauf zurückführen, dass Progesteron dem Effekt von Östrogen entgegenwirkt, denn diese beiden Hormone wirken im Tandem; sie ergänzen und regulieren einander. Stellen Sie sich vor, Östrogen und Progesteron sitzen sich auf einer Wippe gegenüber und wippen im Lauf

Abbildung 2: Geschlechtshormone während des Menstruationszyklus

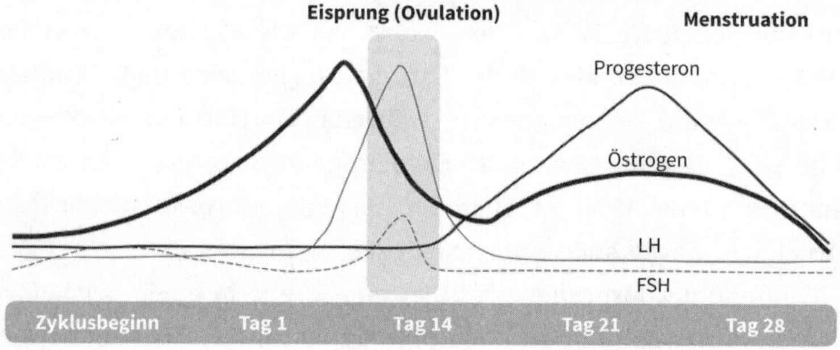

ihres Menstruationszyklus regelmäßig auf und nieder. Wenn eine Frau jedoch die 35 überschritten hat, beginnt die Menge an Progesteron, die sie produziert, von Monat zu Monat zu variieren. Wenn der Progesterongehalt abnimmt, geht die Wippe auf der anderen Seite hoch, und Östrogen nimmt zu. Ein Problem entsteht dann, wenn diese Veränderungen so ausgeprägt sind, dass Progesteron schließlich auf dem Boden aufschlägt. Wenn der Progesteronspiegel derart niedrig ist oder aus dem Gleichgewicht gerät – beispielsweise bei Frauen, die am PMS leiden, oder ganz generell während der Perimenopause –, kann es sein, dass wir unter Schlaflosigkeit, Angstgefühlen, Migräne, schmerzhaften Perioden, Reizbarkeit oder sogar Wutanfällen leiden. Und da Progesteron zudem ein natürliches Entwässerungsmittel (Diuretikum) ist, kommt es auch zu Wassereinlagerungen.

Obwohl Testosteron kein «weibliches» Hormon per se ist, spielt es ebenfalls eine Rolle. Männer haben annähernd zehnmal so viel Testosteron wie Frauen, auch wenn Frauen ebenfalls etwas Testosteron produzieren. Dieses Hormon hilft, den Sexualtrieb zu regulieren, während es Knochen- und Muskelmasse wie auch die Fettverteilung moduliert. Wenn der Testosteronspiegel besonders niedrig ist, erleben Frauen nicht nur einen Rückgang der Libido, sondern nehmen auch an Gewicht zu und haben wenig Energie. Frauen mit polyzystischem Ovar-Syndrom (PCOS), einer häufigen Ursache von Unfruchtbarkeit, haben einen hohen Testosteronspiegel, was zu wechseljahresähnlichen Beschwerden führend kann, darunter unregelmäßigen Perioden, Schlafproblemen und Insulinresistenz.

Das weibliche Gehirn steht dank eines hochkomplexen Netzwerks, das als Hypothalamus-Hypophysen-Gonaden-Achse (HHG-Achse) bezeichnet wird, mit all unseren Hormonen und mit unseren Eierstöcken in ständigem Kontakt (siehe Abbildung 3). Das Netzwerk verdankt seinen Namen zwei Hirnstrukturen, die direkt am Reproduktionszyklus beteiligt sind: dem Hypothalamus, der tief im Inneren des Gehirns liegt, und einer kleinen Drüse, der Hypophyse, die direkt unter dem Hypothalamus sitzt. Der Hypothalamus regt die Östrogen- und die Progesteronproduktion in den Eierstöcken an, während die Hypophyse sowohl FSH als auch LH absondert. Dieses Wechselspiel von Hormonen, die die HHG-Achse hinauf und hinunter zirkulieren, wird durch einen negativen Rückkopplungsmechanismus reguliert, der dem Gehirn über die Dauer unseres ganzen Lebens tagein, tagaus in Echtzeit Bericht erstattet.

Der Hypothalamus «kommuniziert» nicht nur mit den Eierstöcken, sondern auch mit vielen Teilen des Gehirns. Dazu gehören vor allem die Gedächtnis- und Gefühlszentren des Gehirns (Hippocampus und Amygdala) wie auch eine weitere Region, die als hinterer Cortex cinguli bezeichnet wird; dort werden Erinnerungen an all die Dinge gespeichert, die wir getan haben, und all die Orte, an denen wir gewesen sind. Der größte Teil des Gehirns, der frontale Cortex, der eine wichtige Rolle für Aufmerksamkeit, Sprache und logisches Denken spielt, ist ebenfalls eng mit anderen Hirnregionen verknüpft. Und wie Sie vielleicht aus Kapitel 1 erinnern, sind all diese Regionen bei Frauen stärker verknüpft als bei Männern.

Zudem steht die HHG-Achse mit zwei Strukturen in Verbindung, die im primitivsten Teil des Gehirns, dem Hirnstamm, liegen. Dabei

Abbildung 3: Das weibliche neuroendokrine System

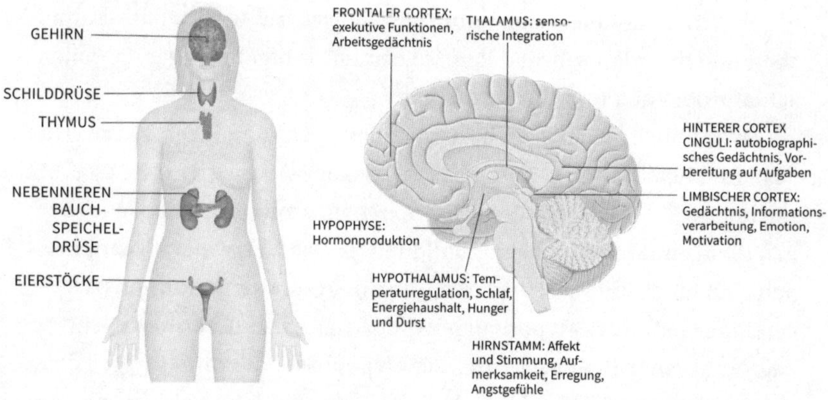

handelt es sich um den Raphe-Kern, unsere Hauptquelle für den Stimmungsregulator Serotonin, und den Locus coeruleus, der für die Kampf-oder-Flucht-Reaktion zuständig ist. All diese Strukturen gehören zum Östrogen-Netzwerk des Gehirns und reagieren rasch auf variierende Östrogenspiegel, was erneut belegt, in welchem Ausmaß unsere Hormone in die meisten Aspekte unseres kognitiven und emotionalen Lebens eingreifen.

Alles läuft gut in diesem komplexen System, solange unsere Hormone einander harmonisch unterstützen und regulieren. Zwei wichtige Ereignisse können diese fein abgestimmte Balance jedoch zerstören: eine Schwangerschaft, die mit der Geburt eines Babys endet, und ihre Nemesis, der Beginn der Wechseljahre und das Ende der Fruchtbarkeit (Menopause). Auch wenn beides völlig verschiedene Geschichten sind, können beide starken Einfluss auf unser Gehirn und damit auf unsere kognitiven Fähigkeiten ausüben.

Das schwangere Gehirn: Daumen hoch oder runter?

Wie viele von uns nur allzu gut aus eigener Erfahrung wissen, ist es keine geringe Leistung, ein menschliches Wesen ganz von Anfang an aufzubauen. Eine Schwangerschaft läutet eine Periode bemerkenswerter Veränderungen im Körper einer Frau ein, denn wir werden zum «ersten Eigenheim» einer anderen Person. Während wir voller Freude einen neuen Herzschlag hören und die ersten Tritte und Bewegungen in uns spüren, geschehen gleichzeitig andere Dinge, die uns weniger Freude bereiten.

Eines der typischen Kennzeichen einer Schwangerschaft ist ein enormer Anstieg unserer Geschlechtshormone, denn Östrogen und Progesteron steigen auf das Fünfzehn- bis Vierzigfache ihrer normalen Konzentration an, um den Körper darauf vorzubereiten, ein Kind auszutragen. Unser Bauch wächst, unsere Knöchel schwellen an, der Rücken schmerzt. Gleichzeitig bereitet ein Anstieg von Oxytocin (auch

«Liebeshormon» genannt) den Uterus auf seine späteren Kontraktionen und die Brustdrüsen auf ihre spätere Milchproduktion vor. Aber die Veränderungen hören damit nicht auf. Frauen berichten häufig, dass es ihr Gehirn tiefgreifend beeinflusst, ein neues Leben in die Welt zu bringen. An irgendeinem Punkt ihrer Schwangerschaft fragen sich viele Frauen: «Ist dieser kleine Wonneproppen dabei, meinen Körper zu stehlen? Mein Leben? Und, oh nein, sogar mein Gehirn?» Der Begriff «Schwangerschaftsgehirn» bezieht sich auf ein Gefühl der Vergesslichkeit, Unaufmerksamkeit und geistige Verwirrtheit, das manchmal mit einer Schwangerschaft einhergeht, genauso wie sich «mütterliche Vergesslichkeit» auf ähnliche Symptome bezieht, die nach der Geburt des Babys eintreten. Können unsere Hormone unser Gehirn auf irgendeine Weise in Beschlag nehmen?

Die einzige andere Zeitspanne, in der unser Körper eine vergleichbare Menge an Geschlechtshormonen produziert, ist die Pubertät. Wie Untersuchungen gezeigt haben, ruft dieser Lebensabschnitt nicht nur hormonelle Veränderungen im Körper hervor, sondern bewirkt auch dramatische strukturelle und organisatorische Veränderungen im Gehirn. Von der pränatalen Entwicklung bis zum Ende der Adoleszenz sind die Gehirne von Jungen und Mädchen eifrig damit beschäftigt, mit Lichtgeschwindigkeit neue neuronale Verbindungen zu knüpfen. Das Gehirn eines Babys enthält fast 100 Milliarden Neurone und birgt damit etwa so viele Nervenzellen, wie es Sterne in der Milchstraße gibt. In den ersten Jahren eines Kindes entwickeln sich zudem Synapsen (Kontaktstellen zwischen Nervenzellen) mit einer explosiven Rate von bis zu zwei Millionen pro Sekunde.[1] Während das Kind heranwächst, werden viele dieser Synapsen allerdings durch einen Eliminierungsprozess, das sogenannte Pruning, wieder «zurückgeschnitten». Zu Beginn der Adoleszenz ist rund die Hälfte der ursprünglichen Synapsen wieder verschwunden, während das Gehirn des heranwachsenden jungen Menschen seine stärker ausgereifte Form annimmt.

Dank neuer Forschungsergebnisse wissen wir inzwischen, dass eine vergleichbare «Umgestaltung» tief im Inneren des schwangeren

Gehirns stattfindet. Eine bahnbrechende Studie, in der das Gehirn von Frauen vor und nach der Schwangerschaft gescannt wurde, fand signifikante Veränderungen in den Bereichen des Gehirns, die für die Verarbeitung und die Reaktion auf soziale Signale zuständig sind.[2] Es ist, als schaffe unser Gehirn Platz für neue Informationen, die nach der Geburt des Babys anfallen. Interessanterweise treten diese erstaunlichen Veränderungen, die sich noch bis zu zwei Jahre nach der Geburt nachweisen lassen, in denselben Regionen auf, die auf unseren Bildschirmen aufleuchten, wenn sich frischgebackene Mütter Fotos ihrer Kinder anschauen, und sie korrespondieren direkt mit dem Ausmaß der mütterlichen Zuneigung. Diese Veränderungen waren so durchgängig, dass ein auf diesen Daten basierender Computeralgorithmus erfolgreich zwischen schwangeren Frauen und solchen ohne Kinder unterscheiden konnte.

Es wird vermutet, dass diese tiefgreifende Veränderung des Gehirns mit einem Reifungs- und Spezialisierungsprozess einhergeht, der Frauen ermöglicht, sich stärker auf die Bedürfnisse ihres Babys zu konzentrieren und einzustimmen. Vergesslichkeit oder ein «benebeltes» Gehirn während der Schwangerschaft bedeutet also keineswegs, dass Sie dabei sind, Ihren Verstand zu verlieren. Sie sind vielmehr dabei, einen völlig neuen Verstand auszubilden! Ihr Gehirn ist emsig damit beschäftigt, die neuen Räume und Bahnen aufzumöbeln, die Ihnen erlauben werden, die zahllosen Anforderungen der Mutterschaft noch besser zu bewältigen. Die Intensität dieser Umgestaltung kann zu Gedächtnis- und Aufmerksamkeitsproblemen führen, was ja eigentlich auch kein Wunder ist.

Gibt es mütterliche Vergesslichkeit wirklich?

Mütterliche Vergesslichkeit (im Englischen gibt es hierfür den cleveren Begriff «Momnesia») lässt sich grob als der mentale Zustand beschreiben, «in dem frau von all den Dingen, die sie zu tun hat, all den Geräuschen und den Bedürfnissen der Kinder so überwältigt ist, dass sie sich von einem Moment zum anderen nicht mehr erinnern kann, was sie eigentlich wollte». Diese Vergesslichkeit beschreibt das recht beunruhigende Gefühl, einen Raum zu betreten, um etwas zu holen, aber dann vergessen zu haben, was es war. Oder das Bügeleisen nicht abzustellen oder sich erst im letzten Moment an eine Verabredung oder eine Trainingsstunde der Kinder zu erinnern. Einmal habe ich einen leeren Kinderwagen den ganzen Weg zum Supermarkt geschoben, weil ich vergessen hatte, dass meine Tochter mit der Kinderfrau im Park war. Es gibt endlos viele Beispiele. Dieses neue «Ritual» kann einen richtig wütend machen, wenn es mehrmals am Tag passiert. Verlorene Schlüssel, vergessene Verabredungen und verlegte Handtaschen – all das sind übliche Beispiele.

Auch wenn nicht alle Studienergebnisse übereinstimmen, gibt es Hinweise darauf, dass Frauen bei einer ganzen Reihe von Fertigkeiten, vor allem, was das Gedächtnis angeht, während und nach der Schwangerschaft messbare Veränderungen erleben. So hat eine kumulative Analyse von 14 Studien erbracht, dass frischgebackene Mütter im Allgemeinen einen Leistungsabfall bei Gedächtnistests zeigen, die hohe Anforderungen an freien Abruf und das Arbeitsgedächtnis stellen.[3] Beim freien Abruf geht es darum, sich an Begriffe auf einer Liste zu erinnern, beim Arbeitsgedächtnis darum, möglichst viele Dinge gleichzeitig im Kopf zu behalten, ähnlich wie der RAM-Speicher eines Computers.

Es soll nicht unerwähnt bleiben, dass die Gedächtnisprobleme umso ausgeprägter waren, je mehr Kinder eine Frau hatte – ein Faktor, der bei Männern offenbar keine Auswirkungen zeigt … Ob diese Schwierigkeiten von dem erzwungenen Multitasking herrühren, zu dem wir uns als frischgebackene Mütter gezwungen sehen, oder am Umbau unserer Hirnchemie liegt, ist eine gute Frage – eine Frage, die wir mit einem enthusiastischen «beides» beantworten können!

Aber auch wenn die meisten Mütter das Gefühl haben, ihr Verstand sei nicht so klar wie zuvor, bleibt ihre Gehirnkapazität definitiv unbeeinflusst. Ihr IQ hat sich nicht verändert[4] – wohl aber Ihre Prioritäten.

So sammelt die durchschnittliche Mutter im ersten Jahr mit ihrem Baby bis zu 700 Stunden Schlafdefizit an, was das Gehirn sehr viel Kraft kostet, während es sich 24 Stunden lang sieben Tage die Woche um ein kleines Kind kümmert. Geben wir es zu: Wenn wir nur einen Bruchteil unseres üblichen Schlafpensums bekommen, während wir gleichzeitig mit den alten und neuen Anforderungen unsers Alltags kämpfen, ist selbst eine Superfrau überfordert. Zusammengenommen stellen Schlafmangel, sich verändernde Hormonspiegel und unsere neue Rolle eine große Herausforderung dar.

Angesichts der Herkulesaufgabe, die Mutterschaft in jedem Stadium darstellt, ist der beste Rat, den ich Ihnen geben kann, Respekt vor dieser Aufgabe zu haben, sie ernst zu nehmen und geduldig mit sich selbst zu sein. Wann immer möglich, bitten Sie auf allen anderen Gebieten Ihres Lebens, wo es möglich ist, um Hilfe. Gerade wenn Sie denken, Sie hätten alles schon erlebt, wird das Leben noch «interessanter», wenn auch in wunderbarer Weise. Während Sie diese sehr weibliche Version von *Mission Impossible* in Angriff nehmen, ist es eine gute Zeit, nach einem Spielplan zu greifen, der für Sie maßgeschneidert ist, ein Plan, der das alles vielleicht doch noch *möglich* machen könnte.

Eine Ankunft, die ans Herz geht

Die meisten mit der Schwangerschaft einhergehenden Veränderungen, wie Babybauch, Erschöpfung und seltsame Nahrungsgelüste, sind gesund, vorübergehend und harmlos. Zwei medizinische Probleme, die sich manchmal im Zusammenhang mit einer Schwangerschaft entwickeln, können jedoch langfristige Konsequenzen für Ihr Herz – und daher auch für Ihr Gehirn – haben und müssen daher sehr ernst genommen werden. Das sind

- Bluthochdruck während der Schwangerschaft (Präklampsie)
- Schwangerschaftsdiabetes

Beide Probleme unterscheiden sich vom «regulären» Bluthochdruck und Diabetes, denn beide schwangerschaftsbedingte Probleme verschwinden in der Regel wieder, sobald das Baby geboren ist. Studien sprechen jedoch dafür, dass sie die Veranlagung einer Frau signalisieren könnten, in Zukunft Herzprobleme zu entwickeln, vor allem rund um die Wechseljahre. So wurden in der Avon Longitudinal Study of Parents and Children beispielsweise die Daten von mehr als 3400 schwangeren Frauen ausgewertet, deren Gesundheitszustand fast zwanzig Jahre lang verfolgt wurde.[5] Im Alter von 50 Jahren hatten Frauen, die in ihrer Schwangerschaft eine Präklampsie entwickelt hatten, ein um 31 Prozent höheres Risiko für Herzkrankheiten als Frauen, bei denen das nicht der Fall war. Diejenigen, die eine Schwangerschaftsdiabetes (Gestationsdiabetes) entwickelten, hatten ein um 26 Prozent höheres Risiko für Herzprobleme nach den Wechseljahren. Zudem war bei Frauen mit Präklampsie die Wahrscheinlichkeit für eine Frühgeburt und untergewichtige Babys erhöht, bei Frauen mit Schwangerschaftsdiabetes hingegen diejenige für die Geburt übergewichtiger Babys.

Zum Glück können vorbeugende Maßnahmen sicherstellen, dass Mutter und Kind die gesamte Schwangerschaft hindurch und in den Folgejahren gesund bleiben. Diese Probleme lassen sich oft komplett vermeiden, wenn man die Gewichtszunahme in der Schwangerschaft im Blick behält, sich mit Augenmaß, aber regelmäßig körperlich betätigt und sich vor und während der Schwangerschaft gesund ernährt. Das im Hinterkopf, ist es möglich, dass auch Frauen, die peinlich genau auf diese Faktoren achten, eine Präklampsie oder Schwangerschaftsdiabetes entwickeln. Falls Sie eines dieser Probleme in der Schwangerschaft entwickeln (oder entwickelt haben), ist es eine gute Idee, mit Ihrer Ärztin oder Ihrem Arzt über eine regelmäßige Kontrolle Ihres Blutdrucks, Ihres Blutzucker- und Ihres Insulinspiegels zu sprechen, wenn Sie älter werden. Ebenso wichtig ist es, kardiale Risikofaktoren wie Gewicht und Cholesterinspiegel unter Kontrolle zu halten (siehe Teil II).

Wochenbettdepressionen: Traurigkeit, während der Storch heimfliegt

Die Geburt eines Babys kann ein Durcheinander starker Emotionen auslösen, die von Aufregung und Freude bis zu Angst reichen – und sie kann auch etwas in Gang setzen, was man nicht erwarten würde: Depressionen. Aktuelle Forschungsergebnisse sprechen dafür, dass 70–80 Prozent aller frischgebackenen Mütter in den ersten beiden Wochen nach der Geburt einige depressive Symptome erleben. Dieser sogenannte Babyblues, bei dem häufig Symptome wie Stimmungsschwankungen, Heulattacken, Angstgefühle und Schlafprobleme auftreten, wird hauptsächlich auf die intensiven hormonellen Veränderungen zurückgeführt, die mit der Geburt einhergehen.

Eine von zehn Müttern erlebt jedoch etwas Ernsteres; sie hat unter Umständen wochenlang oder länger mit einer tiefen Traurigkeit, stärkeren Angstgefühlen und möglicherweise sogar mit einem Verlust des Selbstwertgefühls zu kämpfen.[6] Diese Stimmungskrise wird als Wochenbettdepression oder Postpartale Depression (PPD) bezeichnet. Unbehandelt kann sie die Fähigkeit einer Frau, ihren Alltag zu bestreiten, stark beeinträchtigen. Eine weitere mögliche, wenn auch unwahrscheinliche Stimmungsstörung ist die sogenannte Postpartale Psychose (PPP). Bei dieser extrem seltenen Störung kommt es zu Halluzinationen, Verfolgungswahn (Paranoia) und, noch vereinzelter, zu Selbstverletzung oder Verletzung anderer.

Sowohl PPD als auch PPP wurden lange sozial stigmatisiert. Statt Frauen zu unterstützen und ihnen zu helfen, sich von solchen Traumata zu erholen, wandte sich die Gesellschaft in historischer Zeit gegen sie und stempelte sie als «verrückt» ab oder klagte sie gar an, Hexen oder verhext zu sein. Bemerkenswerterweise erkannte die psychiatrische Gemeinschaft PPD erst 1994 als medizinische Störung an. Daher ist es kaum überraschend, dass sich Frauen lange nicht getraut haben, darüber offen zu sprechen. Im Jahr 2005 nutzte die Schauspielerin Brooke Shields ihre Prominenz, um auf PPD aufmerksam zu machen, und machte ihren Kampf öffentlich, den so viele Frauen im Lauf der Geschichte schweigend ausgefochten haben. Nun, mehr als ein Jahrzehnt später, ist PPD zu einem gängigen Begriff geworden, und Frauen erhalten häufig die Hilfe, die sie brauchen, um diese Depression durchzustehen und wieder gesund zu werden. Schwangere werden routinemäßig in ihrer Praxis für Frauenheilkunde und Geburtshilfe darauf untersucht und junge Mütter später bei der Kinderärztin oder beim Kinderarzt danach gefragt.

Unter PPD zu leiden, hat nicht mit einem Mangel an Charakter oder Schwäche zu tun, ganz im Gegenteil. Es handelt sich um eine physiologische Komplikation im Zusammenhang mit der Geburt, deren Management und Überwindung viel Charakterstärke erfordert. Wenn das neue Muttersein dazu führt, dass Sie sich in einem Maße ängstlich oder depressiv fühlen, das sich nicht allein durch die momentanen Herausforderungen erklären lässt, dann könnte das, was Sie erleben, symptomatisch für ein anerkanntes medizinisches Problem sein.

Ob Sie die Symptome einer postpartialen Depression erleben oder auf die starken Belastungen der Mutterschaft reagieren, das Beste, was Sie für Ihr Baby, Ihre Familie und sich selbst tun können, ist, mit Ihrer Ärztin oder Ihrem Arzt zu sprechen und ihr oder ihm die Lage zu schildern. Seien Sie versichert, diese Probleme lassen sich heutzutage wirksam behandeln. Die Symptome sind in den meisten Fällen das Resultat eines medizinischen Problems mit einer klaren Lösung. Letztes Jahr hat die FDA Zulresso (Brexanolon) als erstes Medikament speziell für PPD zugelassen. Es ist zu hoffen, dass uns bald weitere therapeutische Optionen zur Verfügung stehen. Die Symptome von PPD reagieren oft am besten auf die Behandlung, wenn diese sofort beginnt; falls Sie also Zweifel haben, suchen Sie eher früher als später Hilfe, um sicherzugehen, dass Sie alle Unterstützung bekommen, die Sie benötigen.

Allen frischgebackenen Müttern, ob sie Symptome von PPD, Stimmungsschwankungen oder schiere Erschöpfung erleben, sei gesagt, ich stehe Ihnen zur Seite. Die Anpassung an die Mutterschaft kann sehr anstrengend sein, während man lernt, sich in die neue Rolle einzufinden und sich gleichermaßen um sich selbst wie ein Baby zu kümmern, ganz zu schweigen von anderen Kindern und Familienmitgliedern. All dies summiert sich zwangsläufig und fordert seinen Preis. Ich verspreche Ihnen aber, dass dieser Stau von Anforderungen nicht ewig währt. Aber während Sie sich knietief darin befinden, können Ihnen die Lebensstilveränderungen und die ausgewählten, in Teil III beschriebenen Nahrungsergänzungsmittel helfen, sich besser zu fühlen und die Symptome «unterwegs» in den Griff zu bekommen.

Die Wechseljahre

Nun lassen Sie uns das andere Ende unserer fruchtbaren Jahre betrachten, wo wir auf die Wechseljahre treffen. Alle Frauen machen die Wechseljahre durch – die Zeit im Leben einer Frau, in der die Konzentration ihrer Geschlechtshormone sinkt und sie die Fähigkeit verliert, Kinder zu empfangen. Manche Frauen sehen diesem Moment freudig entgegen, fühlen sich von Schwangerschaftssorgen, prämenstruellen Stimmungsschwankungen und der monatlichen Regel mit Tampons und Unterleibskrämpfen befreit. Bei anderen ruft der Gedanke an Wechseljahre und Menopause gemischte Gefühle hervor, denn sie sehen darin einen definitiven Abschied von ihrer Jugend und versuchen stattdessen, sich mit ihrem Alter und damit auseinanderzusetzen, was dies für ihre Weiblichkeit bedeutet.

Wie Sie die Sache auch sehen, die Wechseljahre signalisieren den Anbruch eines bislang historisch wenig gewürdigten Abschnitts auf der Lebensreise einer Frau, einer Reise, die uns möglicherweise auf ein wilde Achterbahnfahrt schickt, welche bereits in unseren Dreißigern beginnen und leicht ein Jahrzehnt oder länger dauern kann. Von Hitzewallungen und Weinerlichkeit bis Schlafproblemen und Vergesslichkeit können die Wechseljahre für viele Frauen sehr verstörend sein. Während einige Frauen überhaupt keine Probleme mit der Veränderung haben, werden andere von heftigen Hitzewallungen, schmerzenden Gelenken, empfindlichen Brüsten oder einer verringerten Libido geplagt – und einem erhöhten Risiko, eine Reihe von medizinischen Beschwerden zu entwickeln, die Körper und Gehirn negativ beeinflussen können.

Trotz der großen körperlichen und emotionalen Probleme, die oft mit den Wechseljahren einhergehen, bleibt es ein Tabu, öffentlich darüber zu sprechen. Leider führt dies dazu, dass einige Frauen das Gefühl haben, nur sie allein erlebten solche gravierenden Veränderungen, und viele zögern, offen über ihre Symptome zu sprechen. Wenn sie schließlich all ihren Mut zusammengenommen haben, um das Thema zur Sprache zu bringen, reagieren Familien und Ärzte unter Umständen verblüfft oder abschätzig. Manchen Frauen ist nicht einmal klar, dass das, was sie erleben, überhaupt mit den Wechseljahren zusammenhängt. Vielen ist es peinlich, unter solchen Symptomen zu leiden, und sie versuchen, diese zu verbergen. In unserer jugendbesessenen Kultur ruft das Wort Wechseljahre negative Assoziationen hervor; es wird mit Alter in Verbindung gebracht, als sei Alter nicht mehr als ein Zeichen von Verfall – statt für tiefere Weisheit, erbrachte Leistung und Perspektive. Infolgedessen sind die Wechseljahre ein Thema, das häufig vermieden statt angesprochen wird, wodurch Neugier, Verständnis und Unterstützung sich nicht entfalten können.

Doch zum Glück ändern sich die Dinge, denn mehr und mehr Frauen sprechen in einer offeneren, selbstbewussteren Weise über ihre Erfahrungen. Die Schauspielerin Kim Cattrall, besser bekannt als Samantha in *Sex and the City*, hat vielen Frauen aus dem Herzen gesprochen, als sie die Wechseljahre so beschrieb: «Im einen Augenblick geht es einem prima, und im nächsten fühlt man sich wie in einem Topf mit kochendem Wasser, und man hat das Gefühl, als würde einem der Boden unter den Füßen weggezogen.» *X-Files*-Schauspielerin Gillian Anderson meinte, sie habe das Gefühl gehabt, ihr ganzes Leben würde in Scherben zerbersten und sie habe jahrelang nichts auf die Reihe bekommen, bis sie schließlich die Menopause hinter sich hatte. Whoopi Goldberg sprach offen über den Verlust an Libido, den viele

Frauen erleben, wenn die Geschlechtshormone schwächeln. Es gibt unzählige Geschichten über peinliches Schwitzen in der Öffentlichkeit, Schlafmangel, Vergesslichkeit und in manchen Fällen auch ein akutes Gefühl der Mutlosigkeit.

Im Jahr 2018 waren viele von uns schockiert über die Nachricht vom Suizid der berühmten 50-jährigen Designerin Kate Spade. Nur ein paar Jahre zuvor hatte die ebenfalls 50-jährige Modedesignerin L'Wren Scott das gleiche Schicksal gewählt. Man fragt sich, ob hormonelle Veränderungen bei diesen tragischen Todesfällen eine Rolle gespielt haben könnten.

Leider werden wir das niemals wissen, doch wir wissen mit Sicherheit, dass die Anzahl der Selbsttötungen bei Frauen mittleren Alters in den letzten Jahren[7] um fast 60 Prozent gestiegen ist. Eindeutig ist da etwas im Gang, das man nicht nur als Midlife-Crisis oder zufälliges Unglück wegerklären kann. Auch wenn diese Statistik einen umfassenden Blick auf die vielen komplexen und oft verborgenen Herausforderungen verlangt, mit denen Frauen in unserer modernen Gesellschaft konfrontiert sind, möchte ich versuchen, diesen wichtigen Aspekt der Frauengesundheit anzusprechen, der bislang nicht genug Aufmerksamkeit erhalten hat.

Allein in den Vereinigten Staaten kommen jeden Tag rund 6000 Frauen in die Wechseljahre. Viele trifft es völlig unvorbereitet. Da wir derart uninformiert über die Wechseljahre sind, reagieren viele Frauen völlig verblüfft auf ihre Erfahrungen und fühlen sich nicht selten von ihrem eigenen Körper im Stich gelassen – und erst recht von ihren Ärztinnen und Ärzten. Die Neuigkeit, dass bis zu 80 Prozent aller Frauen, die die Wechseljahre durchmachen, gefährdet sind, reale neurologische Symptome zu entwickeln (und ein erhöhtes Risiko für psychische Symptome haben), macht nur weiter deutlich, was auf dem Spiel steht.

Aber nicht nur die Frauen, die natürliche Wechseljahre durchmachen, sind durch die potenziellen Folgen des Östrogenmangels gefährdet. Frauen geraten jeden Tag durch einen operativen Eingriff oder eine

Krebstherapie in die Menopause. In den Vereinigten Staaten muss sich rund eine von acht Frauen vor der natürlichen Menopause einer Ovariektomie (einer chirurgischen Entfernung der Eierstöcke) unterziehen. Ähnliche Raten werden aus Europa[8] berichtet, während in China[9] jedes Jahr mehr als 250 000 Hysterektomien (eine chirurgische Entfernung der Gebärmutter) durchgeführt werden. Die Entfernung ihrer Eierstöcke hat vielleicht Angelina Jolies Leben gerettet, doch dadurch geriet ihr Körper gleichzeitig vorzeitig in die Menopause.

Seit langem ist bekannt, das Frauen, denen beide Eierstöcke (oder auch nur einer) vor den Wechseljahren entfernt werden, ein höheres Risiko für Gedächtnisverlust und Demenz eingehen[10] – in einigen Fällen steigt das Risiko um bis zu 70 Prozent. Dazu kommt ein ebenfalls erhöhtes Risiko für Angststörungen und Depressionen[11] – ein weiteres Thema, das in der medizinischen Praxis weitgehend unangesprochen bleibt. Die meisten Frauen sind sich all dessen nicht bewusst. Um fair zu sein, die meisten Ärztinnen und Ärzte auch nicht. Aber es gibt Hoffnung! Wie in Teil III diskutiert, sprechen neue Forschungsergebnisse dafür, dass eine Hormontherapie nach einem chirurgischen Eingriff diese Risiken offenbar reduzieren kann, zumindest bei manchen Frauen, was dafürspricht, dass es möglicherweise ein kritisches Zeitfenster für diese Therapie und damit zum Schutz unseres Gehirns vor schädlichen Effekten gibt. Auch andere Optionen stehen zur Verfügung, die wir im nächsten Kapitel diskutieren werden.

Mythen über die Wechseljahre

All die neuen Forschungsergebnisse zwingen uns zu der Erkenntnis, dass fast alles, was wir bislang über die Wechseljahre gehört haben – seien es Informationen, die von der Mutter an die Tochter oder vom Arzt an den Medizinstudenten weitergegeben wurden –, falsch oder zumindest irreführend war. Viele Patientinnen haben mir erzählt, dass es zu den größten Herausforderungen für sie gehörte, Informationen zu finden, die sie verstehen und – noch wichtiger – denen sie trauen konnten. Ziel dieses Kapitels ist es daher, Frauen verstehen zu helfen, was mit ihrem Gehirn wie auch mit ihrem Körper geschieht, während sie die Kontrolle über ihre sich wandelnden medizinischen Bedürfnisse übernehmen.

Ein Problem, auf das ich während meiner eigenen Forschungstätigkeit immer wieder gestoßen bin, ist die Menge an Fehlinformationen über die Wechseljahre, die es schwermachen, Mythos und Tatsachen zu trennen. Bevor wir beginnen, Lösungen zu diskutieren, müssen wir dringend einige häufige Missverständnisse aus dem Weg räumen, was Wechseljahre und Menopause eigentlich sind und was sie nicht sind.

Mythos 1: Die Wechseljahre treten in höherem Alter ein.

Tatsache: Die große Mehrheit aller Frauen kommt in ihren Vierzigern und frühen Fünfzigern in die Wechseljahre.

Alle Frauen machen im Alter von rund 42 bis 58 Jahre die Wechseljahre durch. In den meisten Industrieländern tritt die Menopause durchschnittlich mit 51 Jahren ein. Einige Frauen haben früher als üblich, vor dem 42. Lebensjahr, ihre letzte Regelblutung (Menopause), was manchmal als vorzeitige Menopause bezeichnet wird. Dieser Zeitpunkt kann noch früher liegen, wenn die Eierstöcke einer Frau chirurgisch entfernt werden müssen, sei es allein oder zusammen mit der Gebärmutter (Hysterektomie), oder wenn ihre Eierstöcke aus anderen Gründen aufhören zu arbeiten, sei es aufgrund von Zysten oder einer Krebstherapie, die dem Körper Östrogen entzieht.

Mythos 2: Ihre Regelblutung setzt eines Tages plötzlich aus.

Tatsache: Ihr Körper braucht Jahre, bis es zur Menopause kommt.

Viele Frauen glauben, dass sie eines Tages plötzlich keine Periode mehr haben, und das war's dann. Auch wenn es einige Frauen gibt, die berichten, das Verschwinden ihrer Periode kaum bemerkt zu haben, wünschen sich die meisten nur, es wäre so einfach. Die Menopause ist definiert als die letzte Menstruationsperiode, was sich bestätigt, wenn eine Frau zwölf aufeinanderfolgende Monate lang keine Regelblutung hatte. Doch die hormonellen Veränderungen, die zur Menopause führen, ziehen sich über einen deutlich längeren Zeitraum; es dauert gewöhnlich ein bis acht Jahre, bis die Eierstöcke offiziell in den Ruhestand treten, sodass Ihr Monatszyklus ein und für alle Male endet.

Wenn der Körper einer Frau auf die Menopause zusteuert, werden die Regelblutungen im Allgemeinen weniger häufig und unregelmäßiger, und die Hormonspiegel beginnen zu fluktuieren. Dieses Stadium bezeichnet man als Perimenopause. Auch wenn eine Frau in der Perimenopause noch immer Regelblutungen hat, beginnen Zykluslänge und Spiegel der Geschlechtshormone stark zu schwanken. Damit nicht genug: Dass die Regelblutung völlig erratisch wird, kann überdies zu körperlichen und emotionalen Veränderungen führen. Da Regelblutungen in dieser Zeit seltener werden und man sich stärker daran gewöhnt, dass sie ausfallen, ist es schließlich oft schwer zu sagen, wann sie tatsächlich endgültig aufgehört haben. Das ist natürlich bei Frauen, deren Eierstöcke operativ entfernt wurden, ganz anders: Sie wechseln von einem Tag zum anderen von einem regelmäßigen Zyklus in die Menopause über.

Mythos 3: Nach der Menopause produziert der Körper einer Frau keine Geschlechtshormone mehr.

Tatsache: Menopausale Frauen produzieren weiterhin Geschlechtshormone. Aber andere.

Auch wenn die Produktion von Geschlechtshormonen nach der Menopause deutlich zurückgeht, hört sie nicht völlig auf. Beispielsweise wird immer noch etwas Östrogen produziert. Es ist wichtig, sich klarzumachen, dass wir zwar normalerweise von Östrogen sprechen, als wäre es ein einzelnes Hormon, doch es gibt tatsächlich drei Formen oder Subtypen: Östradiol, Östriol und Östron. Im Buch benutze ich den Begriff *Östrogen*, um die kombinierten Wirkungen aller drei Typen zu beschreiben, es sei denn, es ist wichtig, jeden Typ einzeln zu diskutieren.

Wenn Ärztinnen und Ärzte von «Östrogen» sprechen, meinen sie gewöhnlich Östradiol, das die größte Wirkung hat. Östradiol wird in den fruchtbaren Jahren einer Frau von ihren Eierstöcken produziert, und seine Konzentration ist nach der Menopause deutlich geringer als zuvor. Östriol wird vorwiegend in der Schwangerschaft freigesetzt. Östron ist das vorherrschende Hormon bei postmenopausalen Frauen. Es wird von Körperfett statt von den Eierstöcken produziert. Daher verfügen wir auch nach der Menopause noch über etwas Östrogen, vorwiegend in der Form von Östron. Östron ist jedoch nicht annähernd so potent wie Östradiol – daher die verschiedenen Symptome und Ungleichgewichte.

Mythos 4: Die Wechseljahre betreffen alle Frauen in gleicher Weise.

Tatsache: Frauen erleben die Wechseljahre ganz unterschiedlich.

Alle Frauen gehen durch die Wechseljahre, doch jede Frau macht unterschiedliche Erfahrungen während der Wechseljahre. Art und Ausmaß von Symptomen unterscheiden sich von Frau zu Frau sehr stark. Manche Frauen erleben neben unregelmäßiger werdenden Perioden, die aufhören, wenn die Menopause eintritt, keine weiteren körperlichen Veränderungen. Andere Frauen leiden unter einer Vielzahl von Symptomen, von täglichen Hitzewallungen und nächtlichen Schweißausbrüchen bis zu ausgeprägteren Symptomen wie Schmerzen und sogar Empfindungen, die an Elektroschocks erinnern.

Ein effizienter diagnostischer Ansatz zu den Wechseljahren wurde durch einen weiteren Aspekt der westlichen Medizin erschwert, nämlich der Verlass auf einen für alle passenden Ansatz – ein fortgesetztes Missverstehen und eine Marginalisierung der weiblichen Gesundheit, die existiert, seitdem Ärzte begannen, Frauen zu behandeln. Zum Glück wächst das Verständnis, dass jede Frau einzigartig ist und ihre Wechseljahre anders als andere Frauen erleben kann – und daher eine individuelle Behandlung braucht.

Mythos 5: Die Wechseljahre ziehen Frauen nur körperlich in Mitleidenschaft.

Tatsache: Menopausale Frauen erleben physische wie psychische Veränderungen.

Der Östrogenspiegel von Frauen in ihren Vierzigern und Fünfzigern (manchmal auch schon früher) sinkt deshalb, weil sich ihr neuroendokrines System in einer Übergangsphase befindet. Wie der Begriff schon andeutet, heißt das, dass Gehirn (Nervensystem = neuro-) und Fortpflanzungsorgane (endokrines System = Hormonsystem) beide beteiligt und daher auch gleichermaßen betroffen sind. Wie bereits erwähnt, haben viele der typischen Wechseljahressymptome ihren Ursprung im Gehirn.

Und wenn das Reden über die Wechseljahre schon tabu ist, dann sind deren Auswirkungen auf das geistige Wohlergehen erst recht kein Thema für eine Dinner-Konversation. Das führt dazu, dass viele Frauen eine Höllenangst davor haben, den Verstand zu verlieren, aber nicht wissen, mit wem sie über ihre Befürchtungen sprechen können. Ich aber sage Ihnen: Sie sind nicht verrückt. Ihr Gehirn verändert sich, und das gilt auch für Ihre körperliche und emotionale Gesundheit. Wenn Sie diese Veränderungen durchmachen, dann machen Sie sich klar, dass es sich dabei um eine völlig natürliche Reaktion auf das handelt, was in Ihrem Körper und in Ihrem Gehirn passiert. Sicherlich unangenehm, sogar beängstigend. Aber mit Ihnen ist alles in Ordnung. Zum Glück gibt es dank unseres neuen Verständnisses und unseres Respekts für diesen Übergang Möglichkeiten, diese Phase Ihres Lebens gesund und selbstbewusst zu durchlaufen, und dieses Buch will Ihnen dabei helfen.

Mythos 6: Wir haben keine Kontrolle über unsere Wechseljahre.

Tatsache: Auch wenn es Tatsachen des Lebens gibt, die wir nicht ändern können, lassen sich andere durchaus kontrollieren.

Eine ganze Reihe von Faktoren beeinflusst, wie eine Frau ihre Wechseljahre erlebt. Einige davon liegen außerhalb unserer Kontrolle, bei anderen können wir hingegen eingreifen. Ein Faktor, den wir nicht beeinflussen können, ist, dass der Eintritt der Wechseljahre teilweise genetisch programmiert ist,[12] daher werden Sie wahrscheinlich in etwa dem gleichen Alter in die Wechseljahre kommen wie Ihre Mutter. Diese Faustregel stimmt nicht immer, bei einigen Frauen ist es anders. Wenn Ihre Mutter mit 40 in die Wechseljahre kam, aber ihre Schwestern und Ihre Großmutter erst um die 50, lässt sich nur schwer sagen, ob Sie dem Vorbild Ihrer Mutter oder der anderen weiblichen Verwandten folgen werden. Doch in den meisten Fällen ist es so, dass Sie sich in etwa danach richten können, wann die meisten Frauen in Ihrer Familie in die Wechseljahre kamen, ob früh oder spät oder irgendwo dazwischen.

Auch das Erleben der Wechseljahre verläuft bei Mutter und Tochter oft ähnlich. Wenn Ihre Mutter keine Wechseljahresbeschwerden hatte, sind Ihre Chancen groß, ebenfalls verschont zu bleiben. Wenn sie hingegen unter verschiedenen Symptomen litt, ist es möglich, dass dies auch bei Ihnen der Fall sein wird – es sei denn, Sie treffen aktiv Vorkehrungen, um die Verhaltensweisen zu vermeiden, die dafür bekannt sind, diese Symptome auszulösen.

Es gibt eine ganze Reihe nicht genetischer Faktoren, die Zeitpunkt und Ausmaß von menopausalen Symptomen beschleunigen und akzentuieren können, während andere den Prozess verlangsamen und stabilisieren können. Unser Ziel besteht natürlich darin, das erste Szenario zu minimieren, während wir das letztere maximieren! Beispielsweise gibt es keinen Lebensstilfaktor, der Ihre Eierstöcke so stark schädigt wie Rauchen. Wenn Sie rauchen und Ihre Mutter nicht geraucht hat, kommen Sie wahrscheinlich früher in die Wechseljahre als Ihre Mutter. Wenn Ihre Mutter hingegen geraucht hat und Sie nicht rauchen, kann es sein, dass Ihre Wechseljahre später einsetzen. Andere Lebensstilfaktoren, die das Erleben der Wechseljahre beeinflussen, sind Ernährung, körperliche Bewegung, Stressniveau und auch verschiedene Medikationen. Damit werden wir uns in Teil III genauer beschäftigen.

Die Gehirnsymptome der Menopause

Nun, da wir klargestellt haben, was die Wechseljahre sind, lassen Sie uns einen genaueren Blick auf die spezifischen Auswirkungen menopausaler Veränderungen unseres Gehirns werfen. Denjenigen, die noch immer darauf beharren, die Wechseljahre als eine Pointe eines sexistischen Witzes zu gebrauchen (wie er wahrscheinlich von jemandem erzählt wird, der niemals einen nächtlichen Schweißausbruch erlebt hat), sei gesagt, dass die menopausale Östrogen-Ebbe uns nicht nur Hitzewallungen beschert, sondern auch ernsthaftere Probleme, wie ein schlechteres Gedächtnis und ein erhöhtes Risiko für einen kognitiven Abbau. Die häufigsten «Gehirnsymptome» der Wechseljahre werden unten besprochen. Viele, wenn nicht alle dieser Symptome lassen sich managen und oft sogar vollkommen revidieren, indem man dem in den kommenden Kapiteln vorgestelltem Programm folgt. Postmenopausale Frauen können auch stark von den vorgestellten Lebensstil- und medizinischen Entscheidungshilfen profitieren, die alle nachweislich den Geist in jedem Alter schützen und neu beleben.

Benommenheit und Gedächtnisaussetzer

Es kommt recht häufig vor, dass sich Frauen jenseits der 40 über Benommenheit, Erschöpfung, Vergesslichkeit oder Konzentrationsschwierigkeiten beklagen. Die Gedächtnisaussetzer, die viele Frauen bemerken, sind real, und sie können schon in einem relativ frühen Alter beginnen und sich verschlimmern, wenn unser Hormonspiegel sinkt. Wie Studien gezeigt haben, berichten bis zu 60 Prozent aller Frauen über schlechteres Konzentrationsvermögen und verminderte geistige Klarheit während der Perimenopause.[13] Mit der Menopause verbundene kognitive Veränderungen erleben Frauen in ihren Vierzigern und Fünfzigern, wenn nicht schon früher – Frauen in den besten Jahren, denen plötzlich der Boden unter den Füßen weggezogen wird. Bei einigen Frauen erholen sich die kognitiven Funktionen in den

Jahren nach der Menopause. Für viele andere gilt das nicht, und die Probleme verschlimmern sich oder führen später im Leben sogar zu einer Demenzdiagnose.

Hitzewallungen und nächtliche Schweißausbrüche

Wie jede Frau bestätigen kann, ist nichts wirklich «Heißes» an Hitzewallungen. Hitzewallungen beruhen wie ihr nächtliches Pendant, Nachtschweiß, auf einem Phänomen, das als vorübergehende Gefäßerweiterung (Vasodilatation) bezeichnet wird – ein Indikator dafür, dass Ihr Gehirn eine globale Wärmekrise durchmacht. Die Schweißausbrüche sind tatsächlich ein Zeichen dafür, dass das Gehirn seinen Job nicht ordentlich erledigt, in diesem Fall, weil es die Körpertemperatur nicht richtig reguliert. Während einer Hitzewallung erleben einige Frauen eine unangekündigte und plötzliche Hitzewelle, die so intensiv ist, dass sie das Gefühl haben, Gesicht und Hals würden glühen und sich röten; manchmal ist das äußerlich genauso offensichtlich, wie es sich innerlich anfühlt. Andere Frauen empfinden erst ein Hitze-, dann ein Kältegefühl. Hitzewallungen können manchmal zu einem unregelmäßigen Herzschlag oder Herzklopfen und sogar zu Kopfschmerzen, Zittern und Benommenheit führen, was alles in allem wirklich keinen Spaß macht.

Eine typische Hitzewallung kann von 30 Sekunden bis zu 10 Minuten dauern; manche halten sogar mehr als eine Stunde an. Auch die Stärke einer solchen Hitzewallung variiert von Frau zu Frau. Durchschnittlich segeln glückliche 3 Prozent durch die Wechseljahre, ohne auch nur ein Mal in Schweiß auszubrechen. Weitere 17 Prozent haben nur leichte, durchweg erträgliche Hitzewallungen. Die große Mehrheit aller Frauen leidet jedoch unter starken Hitzewallungen, die sehr belastend sein können.

Bis vor kurzem ging man davon aus, dass diese plötzlichen und intensiven Hitzewellen ein sogenanntes temporäres (zeitweiliges) Problem seien, das eine Frau nicht länger als drei bis fünf Jahre nach ihrer letzten Regelblutung betrifft (was die Definition von «temporär» nach allgemeinem Standard allerdings ziemlich strapaziert). Stattdessen leiden viele Frauen auch viele Jahre nach der Menopause noch unter Hitzewallungen. Das gilt besonders für aktuelle oder ehemalige Raucherinnen und tendenziell übergewichtige Frauen, aber auch für solche, die gestresst, depressiv oder ängstlich sind – was uns noch mehr Grund dazu gibt, uns all diesen Problemen zu widmen. Ernsthaft: Wenn Männer unter Hitzewallungen litten, hätten wir schon vor langer Zeit eine Lösung gefunden!

Und während die meisten Menschen noch immer denken, bei Hitzewallungen handele es sich um eine Frage der Lebensqualität, haben neuere Untersuchungen auch diese Theorie in Frage gestellt. Wie sich herausgestellt hat, funktioniert das Endothel (ein Zellverband in der innersten Wand von Lymph- und Blutgefäßen) bei Frauen, die schon in relativ jungen Jahren Hitzewallungen erleben, tendenziell schlechter, ein Zeichen, dass die Arterien ihre Flexibilität verlieren, was das Risiko für Herzerkrankungen steigern kann.[14] Da die gegenwärtigen diagnostischen Tests nicht immer präzise genug sind, um Herzkrankheiten bei jüngeren Frauen vorherzusagen, könnten Hitzewallungen tatsächlich doch noch einem guten Zweck dienen und als Warnsignal fungieren, das uns hilft, jüngere Frauen zu identifizieren, die von frühen Kontrolluntersuchen profitieren könnten.

Schlafstörungen

Unser Gehirn verliert nicht nur seine Kontrolle über die Kerntemperatur unseres Körpers, sondern auch über unseren Schlaf-Wach-Zyklus, was auf einen verringerten Hormonspiegel als Auslöser für die Schlafprobleme vieler Frauen hindeutet. Schlaflosigkeit ist ein vorherrschendes Symptom der Wechseljahre, häufig begleitet von nächtlichen Schweißausbrüchen, Depressionen und kognitiven Störungen. Wenn eine Frau nicht gut schläft, beeinträchtigt das natürlich auf die Dauer ihre Stimmung und schließlich auch ihr mentales Gleichgewicht.

Überdies ist Schlaf wesentlich für die Bildung von Erinnerungen und für den Abbau der Amyloid-Ablagerungen, die zu Alzheimer führen können. Das heißt, dass unser so aktives Gehirn auf lange Sicht die nötige Ruhe braucht.

Niedergeschlagenheit und Depression

Der Rückgang des Hormonspiegels beeinflusst auch die Stimmung und führt oft zu depressiven Symptomen. Hochs, die sich schnell in tränenreiche Tiefs verwandeln, oder fröhliche Phasen, auf die eine ganze Reihe griesgrämiger Tage folgt, können selbst die Ausgeglichensten unter uns strapazieren. Das ist jedoch ein tückisches Gebiet, denn es kann schwierig sein, depressive Symptome, die von den Wechseljahren hervorgerufen werden, von Symptomen einer Depression zu unterscheiden, die andere Gründe hat.

Neben der schwangerschaftsbedingten Depression gehören dazu die klinische Depression, die wahrscheinlich eine stärkere genetische Komponente aufweist, und die «situationsbedingte» Depression, die nach einem besonders traumatischen Ereignis auftritt, wie dem Verlust eines Familienmitglieds oder des Arbeitsplatzes. Es ist wichtig herauszufinden, an welcher Form der Depression man leidet, denn je nach Ursache kann die Behandlung ganz anders aussehen. Viel zu oft geht eine Frau zu ihrer Ärztin oder ihrem Arzt, um über ihre Wechseljahre zu sprechen, und verlässt die Praxis wieder mit einem Rezept für ein Antidepressivum. Auch wenn ein Antidepressivum in manchen Fällen notwendig sein kann, können und sollten andere Strategien in Erwägung gezogen werden, um eine hormonell bedingte Depression an den Wurzeln zu packen.

Vermehrter Stress

Die Wechseljahre können definitiv Stress hervorrufen, und Stress wiederum kann all die Gehirnsymptome der Wechseljahre deutlich verschlimmern. Stress selbst hat seinen Ursprung im Gehirn, und unsere Widerstandsfähigkeit gegenüber Stress liegt weitgehend in den Händen unserer Hormone. Das wollen wir uns einmal näher anschauen. Alle Geschlechtshormone werden durch eine Reihe aufeinanderfolgender Schritte produziert, die mit Cholesterol beginnen, dieser fettartigen Verbindung, die Ihre Ärztin oder Ihr Arzt regelmäßig in Ihrem Blut bestimmt. Der Körper benutzt Cholesterol, um ein Hormon namens Pregnenolon herzustellen, das auch als die Mutter aller Geschlechtshormone bekannt ist. Pregnenolon wird in Progesteron umgewandelt, und aus Progesteron lässt sich wiederum Östrogen oder Testosteron herstellen. Diese Prozesse laufen gewöhnlich reibungslos ab … solange Sie nicht unter Stress stehen. Wenn Sie gestresst sind, stehlen andere Hormone ihnen die Show. Auftritt für Cortisol, der Nummer 1 der Stresshormone.

Hier ist die Geschichte: Ihre Nebennieren verwenden ebenfalls Pregnenolon, und zwar, um daraus Cortisol herzustellen. Wenn Sie unter akutem, aber nur kurz anhaltendem Stress stehen (zum Beispiel, weil Sie gerade in einer Prüfungssituation sind oder ein medizinischer Notfall eintritt, der rasch behoben werden kann), zweigt Ihr Körper einen Teil des Pregnenolons ab, um die Cortisolproduktion zu erhöhen. Sobald der Stressor verschwunden ist, wird die Cortisolproduktion wieder heruntergefahren, und Ihr Körper nimmt seine normale Östrogen- und Progesteronproduktion wieder auf. Wenn Sie jedoch unter chronischem Stress stehen, schießt Ihre Cortisolproduktion wie eine Rakete nach oben und bleibt über längere Zeit hoch. Ihr Körper hat keine andere Wahl, als weiterhin Cortisol zu produzieren, indem er Pregnenolon von der Produktion Ihrer Geschlechtshormone abzweigt.

Dann passieren mehrere Dinge: Ihr Pregnenolonspiegel sinkt (was zu einem Gefühl der Reizbarkeit führt), Ihr Progesteronspiegel stürzt in den Keller (was Sie nachts wach hält), Ihr Östrogenspiegel sackt ab (was zu Hitzewallungen führt), und Ihre Schilddrüse interveniert, um Ihren Stoffwechsel zu drosseln (sodass Sie sich zusätzlich erschöpft fühlen). Wenn Sie gedacht haben, Sie hätten zuvor Probleme gehabt, dann sitzen Sie jetzt wirklich in der Tinte. Kurz gesagt, zu viel Stress bewirkt, dass Sie sich ausgelaugt, unglücklich und vielleicht auch von der ganzen Situation überfordert fühlen. Auf lange Sicht kann chronischer Stress überdies zu ernsthafteren Problemen wie Depressionen, Herzerkrankungen und ein erhöhtes Demenzrisiko führen. Das kann niemand wollen. Daher ist es wichtig, stets Schritte zu unternehmen, um Stress zu vermeiden oder zu reduzieren. Ihr Körper und Ihr Gehirn werden es Ihnen später danken!

Geringe Libido

Wenn die Hormone, die den Fortpflanzungszyklus, Libido und Stimmung reguliert haben, abebben, kann sich das auch negativ auf das Sexualleben einer Frau auswirken. Der Rückgang der Libido ist in den Jahren vor und nach den Wechseljahren häufig und erreicht seinen Gipfel irgendwann zwischen 35 und 64 Jahren. Auch wenn diese Probleme nicht alle Frauen betreffen, führen abflauende weibliche Hormone oft zu Scheidentrockenheit, Schmerzen beim Geschlechtsverkehr, Schwierigkeiten, sexuell erregt zu werden, und ganz allgemein zu einem Verlust sexuellen Begehrens. Und als ob das noch nicht genug wäre, können Hitzewallungen bewirken, dass sich Frauen unsicher und weniger begehrenswert fühlen, was alle Aspekte ihres Lebens stark beeinflusst, einschließlich ihrer Beziehungen.

Aus biologischer Sicht findet der Verlust sexuellen Begehrens tatsächlich wieder einmal in unserem Kopf statt. Das euphorische und lustvolle Erleben von Sex hat seinen Ursprung primär im limbischen System, dem Teil des Gehirns, der auch für Gedächtnis, Zuneigung und Stimmung zuständig ist. Therapien, die darauf abzielen, die Gehirngesundheit und die Hormonproduktion zu fördern, ob durch psychologische Beratung, Medikamente oder Lebensstilveränderungen, tragen daher auch dazu bei, Libido und Widerstandskraft zu steigern.

In den Teilen II und III des Buches werde ich Ihnen eine Reihe von

Testverfahren vorstellen, die unabdingbar sind, um die Ursachen für menopausale Symptome wie auch andere medizinische Beschwerden zu identifizieren, von denen bekannt ist, dass sie unser Gehirn beeinflussen – und viele Empfehlungen, um die Symptome zu lindern und, wann immer möglich, Schäden rückgängig zu machen. Bevor wir fortfahren, möchte ich Ihre Aufmerksamkeit auf eine bestimmte Frage lenken, die ich mir gestellt habe, als ich damit begann, über die Wechseljahre zu forschen.

Warum müssen wir überhaupt all dies durchmachen?

Für jemanden mit Eierstöcken sind die Wechseljahre eine Tatsache des Lebens, die wir als gegeben ansehen. Die Wechseljahre sind jedoch ein altes biologisches Rätsel, das sich wissenschaftlich noch immer nicht vollständig erklären lässt. Tatsächlich gibt es nach heutigem Wissensstand nur zwei Gruppen auf dem ganzen Planeten, die ihre Fruchtbarkeit überleben; Frauen und … Walweibchen!

Wenn wir dies in einem evolutionären Rahmen betrachten, können wir uns fragen, warum wir unsere fruchtbaren Jahre überleben, während die Weibchen anderer Arten größtenteils sterben, während sie noch fruchtbar sind. Wenn eine Frau sich ihr Leben lang fortpflanzen könnte, würde das doch nur die Weitergabe ihrer Gene maximieren, oder etwa nicht? Warum ist es also bei uns anders?

Neue Forschungsergebnisse an Walen – im vorgestellten Falle an Schwertwalen, um genau zu sein – liefern einen Hinweis: Vielleicht ist die Menopause ein Weg der Natur, um einen Fortpflanzungskonflikt zwischen Mutter und Tochter zu vermeiden.[15] Schwertwalgesellschaften sind matriarchalisch, und Söhne und Töchter bleiben statt bei ihren Vätern bei ihren Müttern, und diese helfen bei der Aufzucht ihrer Enkel. In diesem Szenario ist es in der Tat von Vorteil, dass die Mütter ihre Fruchtbarkeit verlieren, sodass es nicht zu einer reproduktiven Konkurrenzsituation mit ihren Töchtern und Schwiegertöchtern kommt.

Dieses gesellschaftliche Muster bei Schwertwalen ähnelt denjenigen unserer frühen Vorfahren. In Jäger- und Sammler-Gesellschaften gingen die Männer auf die Jagd, während die Frauen daheimblieben und die Kinder aufzogen. Möglicherweise liegt den menschlichen Wechseljahren ebenfalls eine Strategie zugrunde, die eine Fortpflanzungskonkurrenz vermeiden soll. Da Frauen heutzutage viel länger leben als ihre frühen Vorfahrinnen, ist es an der Zeit, die Ärmel hochzukrempeln und herauszufinden, wie wir unsern Geist selbst dann schützen und stärken können, wenn unser Östrogen abebbt.

Die Wechseljahre: Ein Weckruf

Bis vor recht kurzer Zeit galten die Wechseljahre als das Ergebnis der gestiegenen Lebenserwartung von Frauen, das unglückliche Resultat eines Lebens, das viel länger andauerte, als von der Natur vorgesehen. Daher überging die Medizin dieses Phänomen mit einem Schulterzucken. In den letzten Jahren hat die Forschung jedoch dramatische Fortschritte dabei gemacht zu zeigen, dass die Wechseljahre nicht nur ein entscheidender Aspekt für die weibliche Gesundheit sind, der die nötige Aufmerksamkeit verdient, sondern auch ein Quell der Information, was die Zukunft der Gesundheitsversorgung von Frauen angeht.

Wenn sich die Forschung menopausalen Symptomen in geeigneter Weise widmet und die Medizin eine maßgeschneiderte Versorgung anbietet, lässt sich die Fülle potenzieller Beschwerden, die häufig mit diesem hormonellen Übergang einhergehen, in vielen Fällen vermeiden. Wenn es um die kognitive Gesundheit von Frauen geht, so sind und bleiben die Wechseljahre der einzige bekannte Faktor, der das Alzheimer-Risiko bei Frauen, und nur bei Frauen, erhöht, und das bringt uns allein aufgrund unseres Geschlechts einen deutlichen Nachteil. Dieser hormonelle Koloss, der nicht nur Symptome produzieren kann, die die Lebensqualität von Frauen über Jahrzehnte beeinträchtigen, sondern zudem unser Risiko für eine der verheerendsten Krankheiten erhöht, die die Menschheit kennt, benötigt unsere vollste Aufmerksamkeit, und das schnell!

Statt angesichts der Herausforderungen der Wechseljahre die Scheuklappen anzulassen, sind sie vielleicht der Weckruf, auf den wir gewartet haben und der uns mahnt, aktiv zu werden. Die Entscheidungen, die wir Frauen in dieser Zeit des Übergangs treffen, können unsere zukünftige Gesundheit tiefgreifend beeinflussen. Um die richtigen Entscheidungen zu treffen, sollten Sie Ihre Risikofaktoren und Veranlagungen kennen, sodass Sie *den* Plan entwerfen können, der für Sie persönlich am besten ist. Ich werde Ihnen dabei helfen, und diese Hilfe beginnt im nächsten Kapitel.

TEIL II

Prüfen:
Lassen Sie sich testen

KAPITEL 5

Das Zeitalter der Präzisionsmedizin

Ob wir nun gestresst oder depressiv sind, benommen vom Schlafmangel oder zwischen Erschöpfung und Verwirrung hin- und herpendeln – dass unser Gehirn nicht optimal funktioniert, kann wirklich beunruhigend sein. Schließlich kann es so weit kommen, dass wir unsere Entscheidungen im Nachhinein hinterfragen oder uns unnötig große Sorgen über die Zukunft machen. Auch wenn nicht alle Frauen mit all diesen Herausforderungen zugleich zu kämpfen haben, treffen viele im Lauf ihres Lebens auf solche «Stolpersteine» und werden derart mit solchen Symptomen konfrontiert, dass sie innehalten müssen. Das kann daran liegen, dass unsere Körper und unsere Gehirne im Lauf der Zeit verschiedene Übergänge und Veränderungen durchmachen. Dann ist es an uns sicherzustellen, dass diese Übergänge die nötige Beachtung erhalten und wir auf die richtigen Strategien zurückgreifen können, um jedes Symptom in geeigneter Weise anzugehen.

Ich kann nicht stark genug betonen, dass keine zwei Frauen gleich sind. Was bei Ihnen funktioniert, bleibt bei Ihrer Freundin, Ihrer Kollegin und sogar bei Ihrer eigenen Tochter vielleicht wirkungslos – und umgekehrt. Es ist höchste Zeit, den «Eine-Größe-passt-allen»-Ansatz, der das Feld der Frauengesundheit jahrhundertelang dominiert hat, zugunsten eines dynamischeren Modells beiseitezulegen, das sich auf Frauen als Individuen konzentriert.

Dieses Konzept steht im Mittelpunkt der Präzisionsmedizin, ein sich gerade herauskristallisierender Ansatz zur Behandlung von und Vorbeugung vor Krankheiten, der unsere persönliche, individuelle Variabilität in die Rechnung einbezieht. Präzisionsmedizin macht sich einen Paradigmenwechsel zu eigen, der uns erlaubt, uns von den standardisierten Behandlungsstrategien zu befreien, die auf Praktiken beruhen, die lediglich eine Durchschnittsperson annehmen und somit unsicher sind. Sie bietet einen maßgeschneiderten Ansatz, der sich auf unseren persönlichen Datensatz gründet: auf unserer Genetik, unseren medizinischen Status, auf die spezielle Umwelt, in der wir leben, und die Lebensstilentscheidungen, die wir treffen. All diese Faktoren sind gleichermaßen wichtig, vor allem, wenn es um Vorbeugung geht.

Die Idee ist einfach: Wir können die Chancen einer Patientin auf bessere gesundheitliche Ergebnisse maximieren, wenn wir Behandlungen auf das zuschneiden, was wir über ihre Gesundheit und ihre Lebensstilfaktoren wissen; das bestimmt nicht nur ihre verschiedenen Stärken und Schwächen, sondern kann auch Hinweise auf zu erwartende Reaktionen hinsichtlich verschiedener Interventionen geben. All diese Faktoren haben einen Vorhersagewert, der hilft, die für eine Person typischen Risiken zu identifizieren. Das ermöglicht die Entwicklung eines effektiveren personalisierten Präventionsplans und hilft uns, zukünftige Fallgruben zu umgehen.

Lassen Sie uns daher herausfinden, welche Risiken und Probleme *Sie* adressieren müssen, um Ihre kognitive Gesundheit zu optimieren und Ihr Gehirn für einen lebenslangen Gebrauch zu schützen. Zunächst wollen wir uns auf genetische Risiken konzentrieren. Dann schauen wir uns eine Reihe klinischer Beschwerden an, die sich behandeln lassen und oft vollständig reversibel sind. Und schließlich, in Teil III, beschäftigen wir uns mit einer breiten Palette von Strategien, die nachweislich allen Auswirkungen der identifizierten Risiken entgegenwirken und sie minimieren.

Genetische Testung versus cleveres Marketing

In der Ära der DNA-Tests möchten viele Menschen ihre genetische Zukunft wie auch die ihrer Kinder und ihrer gesamten Familie kennenlernen. Das ist ein völlig legitimer Wunsch, doch es gibt verschiedene Wege, ihn umzusetzen. Einer dieser Wege ist wissenschaftlich solide, und die Analyse wird von zertifizierten klinischen Labors durchgeführt. Ein anderer Weg besteht darin, sich direkt an ein Unternehmen zu wenden, das Gentests, sogenannte Direct-to-consumer-Tests, kurz DTC-Tests, anbietet; darunter gibt es zuverlässige Firmen, aber auch skrupellose Absahner.

Aufgrund des Preisverfalls von Gentests und weil die FDA allmählich ihre Zügel hinsichtlich des Reglements lockert, boomen DTC-Gentestunternehmen wie 23andMe, Family Tree DNA, MyHeritage und Ancestry.com. Schätzungen der Industrie zufolge übersteigt die Zahl derjenigen, die ihre Gene haben analysieren lassen, gegenwärtig die 12-Millionen-Marke. Das Problem liegt nicht bei den DTC-Tests, die Ihnen etwas über Ihre Abstammung oder ihre wahrscheinliche Augenfarbe erzählen (die Sie sowieso bereits kennen). Diese Aussagen basieren auf messbaren Daten. Das Problem ist, dass viele der anderen Tests oft nur wenig präziser als Horoskope sind, während wieder andere bestenfalls unverantwortlich sind. Einer dieser Tests kommt einem dabei sofort in den Sinn, jener, der verspricht, die fußballerischen Fähigkeiten Ihres Kindes mit einem personalisierten, DNA-basierten Programm zu verbessern. Oder ein anderer Test, der behauptet, vorhersagen zu konnen, wie sprachbegabt Ihr Kind ist. Oder noch ein anderer, der rät (denn es ist wirklich nicht mehr als Raten), wie hoch die Chancen einer Person für einen höheren oder niedrigeren IQ sind.

Als Wissenschaftlerin bin ich der Meinung, dass die von genetischen Tests gelieferten Informationen wertvoll sein können – aber nur dann, wenn diese Informationen präzise und zuverlässig sind. Stattdessen sind selbst die größten und reputabelsten Unternehmen in die Kritik geraten. Beispielsweise ging die FDA im Jahr 2008 hart gegen 23andMe vor und verbot dem Unternehmen, seinen Klienten weiterhin Analysen ihrer Risikofaktoren vorzulegen, bis die Präzision der Tests validiert werden könne. Im Grunde weiß bislang niemand, wie zuverlässig die Analysen sind.

Ganz gleich, was solche DTC-Unternehmen Ihnen neben Einzelheiten über Ihre familiäre Herkunft und begrenzten Informationen über spezifische Risikofaktoren zu verkaufen versuchen, sollten Sie Ihre Entscheidungen nicht von solchen Befunden abhängig machen. Ich sage dies, weil die meisten DTC-Unternehmen nur begrenzt Informationen mit ihren Klienten teilen, diesen aber erlauben, einen größeren Teil ihrer Rohdaten zu Informationszwecken herunterzuladen, obwohl die Richtigkeit dieser Rohdaten «nicht garantiert» ist. Das heißt nichts anderes als «Die Daten könnten falsch sein». Viele Klienten übersehen diesen entscheidenden Punkt und nehmen die Dienste einer dritten Partei, zum Beispiel eines Serviceunternehmens wie Promethease.com oder Codegen.eu, in Anspruch, um nutzerfreundliche Interpretation zusätzlicher Daten zu erhalten, darunter auch genetische Marker für Krankheiten wie Alzheimer und Parkinson.

Dieser Ansatz hat zwei große Schwachstellen: Zum einen sind die aktuellen Daten wahrscheinlich nicht korrekt. Und zum anderen ist auch die versprochene Interpretation der Daten potenziell inkorrekt. Denn das Geschäftsmodell mehrere dieser Drittpartei-Unternehmen besteht darin, sich den Inhalt von öffentlich frei zugänglichen Archiven über genetische Variation zunutze zu machen, obwohl viel dafür spricht, dass ein Großteil dieser Information unpräzise ist.[1]

Erst kürzlich hat eine aufschlussreiche Studie gezeigt, dass 23andMe genetische Marker für Krebsrisiken, wie das BRCA-Gen (auch als «Angelina-Jolie-Gen» oder «Brustkrebsgen» bekannt), in kolossalen 40 Prozent der Fälle fehldiagnostiziert hat[2] – was den Test kaum zuverlässiger als einen Münzwurf macht. Diese Art der Fehlinformation ist auf mehreren Ebenen wirklich verstörend. Was das Alzheimer-Risiko angeht, so können Gentests via DTC-Unternehmen nicht empfohlen werden, aber viele Menschen benutzen sie dennoch, um ihren ApoE-

Genotyp herauszufinden. Mehr darüber weiter unten, in «Gentests auf Alzheimer». Gegenwärtig gilt ganz allgemein: Nur Gentests, die von zertifizierten klinischen Labors durchgeführt werden, erfüllen die Qualitätsstandards und sind Ihr Vertrauen und Ihr Geld wert.

Wenn Demenz in Ihrer Familie liegt, sind Sie gefährdet?

DNA-Analysen werden seit Jahrzehnten für gewisse familiär gehäuft auftretende Krebsformen und Gehirnerkrankungen wie Alzheimer, multiple Sklerose, Chorea Huntington und Epilepsie eingesetzt. Das Ergebnis eines Gentests kann eine vermutete genetische Disposition bestätigen oder ausschließen, oder helfen herauszufinden, wie hoch das Risiko einer Person ist, eine dieser Krankheiten zu entwickeln bzw. weiterzugeben. Was speziell die kognitive Gesundheit angeht, sorgen sich viele Menschen, die unter Vergesslichkeit, Gedächtnisverlust oder Aufmerksamkeits- und Sprachproblemen leiden, um ihr Alzheimer-Risiko. Wenn ein Elternteil an Alzheimer erkrankt war oder ist, heißt das, dass die Kinder das gleiche Schicksal erleiden werden? Wenn Ihre Mutter oder Ihr Vater Alzheimer hatten, werden Sie auch daran erkranken? Wie verbreitet sind die schlechten Alzheimer-Gene?

Das sind sehr berechtigte Fragen und Sorgen. Alzheimer ist eine komplexe Krankheit, und die Einzelheiten können verwirrend sein. Das kann besonders bestürzend für Patientinnen und Patienten sein, die versuchen, die Erfahrung zu verarbeiten, die Krankheit zu entwickeln, und für Familien, die für eine bereits erkrankte Person sorgen.

Wie schon im Verlauf des Buches erwähnt, wissen wir inzwischen, dass nur sehr wenige Menschen Alzheimer aufgrund einer seltenen genetischen Mutation entwickeln. Diese Mutationen werden als «autosomal dominant» bezeichnet; das heißt, dass eine einzige Kopie der Mutation, die von einem Elternteil weitergegeben wird, ausreicht, um die Krankheit hervorzurufen. Bislang sind solche Alzheimer-Mutationen auf drei Genen identifiziert worden: dem Amyloid-Precursor-Protein-Gen (APP) sowie in dem Präsenilin-1-Gen (PSEN1) und dem Präsenilin-2-Gen (PSEN2).[3] Alle drei lösen eine Überproduktion von Amyloid-Plaques aus, die ihrerseits eine sehr aggressive, früh einsetzende Form von Alzheimer hervorruft; sie entwickelt sich bereits, wenn die Betroffenen in ihren Dreißigern, Vierzigern oder Fünfzigern sind. Diese früh einsetzende, familiäre Form ist die einzig genetisch determinierte Alzheimer-Form, die von einer Generation zur nächsten weitergegeben wird. Ein Kind, dessen biologische Mutter oder biologischer Vater eine genetische Mutation für eine früh einsetzende Alzheimer-Erkrankung trägt, hat ein 50:50-Risiko, die Mutation zu erben. Wenn die Mutation tatsächlich ererbt ist, ist die Wahrscheinlichkeit sehr hoch, dass das Kind ebenfalls eine früh auftretende Variante der Alzheimer-Erkrankung entwickelt. Um es nochmals zu sagen: Diese Mutationen sind weniger häufig, als viele Menschen fürchten.[4] Alzheimer steht nicht in direktem Zusammenhang mit seltenen genetischen Mutationen, sondern mit prädisponierenden Genen, insbesondere dem in Kapitel 3 bereits erwähnten ApoE-Gen. Es ist wichtig, den Unterschied zwischen Tests auf eine genetische Mutation und Tests auf genetische Risikofaktoren zu verstehen, auf die wir gleich zu sprechen kommen werden. Wenn Alzheimer bei Ihnen in der Familie liegt und Sie sich wegen Ihres Risikos Sorgen machen, finden Sie im Folgenden praktische Richtlinien, die Ihnen helfen zu entscheiden, ob ein Gentest eine vernünftige Option für Sie ist.

Pro und Kontra

Bevor Sie weiterlesen, nehmen Sie sich die nötige Zeit, um sich darüber klarzuwerden, welche Auswirkungen die Durchführung eines solchen Tests hat. Wenn Sie heute eine völlig gesunde Vierzigjährige sind, die erlebt hat, wie ein Elternteil von dieser Krankheit ereilt wurde, würden Sie dann gern wissen, ob Ihnen irgendwann dasselbe Schicksal bevorsteht? Wie wird dieses Wissen Ihr Leben beeinflussen? Wird dieses Wissen Ihnen helfen oder schaden?

Die Antworten auf diese Fragen variieren stark. Viele Menschen, darunter auch im Gesundheitswesen Tätige, vertreten die Ansicht, der Wert des Tests hänge entscheidend davon ab, ob es eine Therapie gibt. Da aber kaum therapeutische Optionen existieren, könnte der Schaden, den das Wissen um das eigene erhöhte Risiko angeht, sehr wohl größer sein als der Nutzen. Andererseits entscheiden sich manche Menschen in der Hoffnung für den Test, dass rechtzeitig eine effiziente Behandlung entwickelt werden wird, während sich andere für Gelegenheiten interessieren, an klinischen Studien teilzunehmen. Einige sehen darin eine Möglichkeit zur Vorausplanung, da Langzeitpflege und Arbeitsunfähigkeitsversicherung, Ruhestand, Patientenverfügung und selbst ein Testament ein starkes Motiv sein können, um mehr über die eigenen Gesundheitsrisiken zu erfahren. Für andere ist der einfache Wunsch zu wissen, was die Zukunft bringt, Grund genug. Besonders dann, wenn sich Menschen, bei denen Alzheimer in der Familie liegt, dem Alter nähern, in dem die Krankheit bei ihren Angehörigen ausbrach, ist es verständlich, dass sie sich über ihr eigenes potenzielles Risiko sorgen. Manche glauben vielleicht, sie seien bereits erkrankt, was dazu führen kann, dass sie verfrüht an ihren geistigen Fähigkeiten zweifeln und jede Vergesslichkeit oder Schusseligkeit für einen Vorboten der Krankheit halten.

Was auch immer die Motivation ist – sicher ist, dass das Wissen um den eigenen genetischen Status Konsequenzen für die ganze Familie hat. Diese Entscheidung ist höchst privat und wird im Idealfall nach einer Phase des Sich-Informierens und Überlegens getroffen. Es ist zudem wichtig, sich klarzumachen, dass Sie diese Information nicht wirklich brauchen, um Ihre Finanzen in Ordnung zu bringen oder um zur Forschung beizutragen.

Genauso wichtig ist es zu wissen, dass man nicht immer eine DNA-Analyse braucht, um eine genetische Mutation mit vernünftiger Sicherheit auszuschließen. Wie? Lesen Sie weiter!

Der Fragebogen «Familiäre Vorbelastung für Demenz»

Im Lauf der Jahre habe ich festgestellt, dass es für Patientinnen und Patienten verwirrend sein kann, eine Alzheimer-Erkrankung als «früh» oder «spät auftretend» zu definieren. Zahllose Menschen haben mir erzählt, dass ihre Mutter, ihr Vater oder ihre Großeltern unter «früh einsetzendem Alzheimer» litten, während eine genauere Befragung ergab, dass die ersten Symptome ihre Angehörigen in mehr als der Hälfte der Fälle erst deutlich nach dem 60. Lebensjahr aufgetreten waren. Aus diagnostischer Sicht leiden Patienten, die nach dem 60. Lebensjahr Alzheimer entwickeln, nicht unter der früh einsetzenden, sondern unter der spät einsetzenden Form der Krankheit. Das ist ein wichtiger Unterschied, denn Patienten mit der spät einsetzenden Form tragen wahrscheinlich *keine* genetischen Mutationen, die Alzheimer hervorrufen. Daher wird eine nach dem 60. Lebensjahr entwickelte Alzheimer-Erkrankung gewöhnlich nicht von genetischen Mutationen hervorgerufen und daher auch nur mit geringerer Wahrscheinlichkeit von Eltern auf ihre Kinder übertragen.

Das ist jedoch nicht universell der Fall, daher ist der erste Schritt, um herauszufinden, ob Sie oder einer Ihrer Angehörigen möglicherweise eine genetische Mutation tragen, einen Alzheimer-Spezialisten zu bitten, eine gründliche Familienanamnese durchzuführen. Diese familiäre medizinische Vorgeschichte (Anamnese) wird gewöhnlich mit einem Fragebogen wie dem umseitig abgedruckten erhoben, wobei man unter Verwandten 1. und 2. Grades unterscheidet. Benutzen Sie diesen Fragebogen, um alle nötigen Informationen zusammenzustellen. Die Schlüsselinformationen, die Sie benötigen, sind: In welchem Alter traten die ersten Symptome auf und welcher Art waren sie (zum Beispiel Gedächtnisverlust, Verwirrtheit, Depressionen, Zittern, Wahnvorstellungen)? Auch wenn das Sammeln solcher Informationen schwierig und emotional schmerzhaft sein kann, handelt es sich wirklich um einen entscheidenden Schritt. Meiner Erfahrung nach haben Familienmitglieder oft eine geradezu unheimliche Fähigkeit, sich an Details über unerwartetes oder seltsames Verhalten zu erinnern, wenn es um ihre Verwandten geht. Hat einer Ihrer Verwandten immer wieder seine Schlüssel verloren oder Objekte wie seine Lesebrille verlegt? Hat er oder sie immer wieder Namen vergessen oder vertraute Gesichter oder Orte nicht wiedererkannt? Hat ein Angehöriger immer wieder dasselbe erzählt, den Wochentag oder das Datum verwechselt oder sogar vergessen, wozu vertraute Gegenstände dienen?

Zu anderen Fakten, die Sie herausfinden sollten, gehören gegenwärtiges Alter, Alter zum Zeitpunkt der ersten Symptome, Alter bei der Diagnose, Todesalter und Todesursache von betroffenen und nicht betroffenen Verwandten. Zudem muss Ihre Ärztin oder Ihr Arzt wissen, ob irgendjemand in Ihrer Verwandtschaft unter Erkrankungen leidet, die Demenzsymptome vortäuschen können (wie ALS, Epilepsie, Hirntumore) oder die für andere genetische Verbindungen sprechen könnten (zum Beispiel Down-Syndrom). Schreiben Sie die Namen und die klinische Vorgeschichte all Ihrer Familienmitglieder oder so vieler wie möglich nieder. Fügen Sie so viele Spalten hinzu, wie Sie brauchen, und gehen Sie zeitlich so weit wie möglich zurück. Wenn beispielsweise einer Ihrer Urgroßeltern an Demenz litt, tragen Sie diese Information unter allen Umständen in das Formblatt ein.

Wenn Demenz bei Ihnen in der Familie liegt, werden diese umfassenden Informationen Ihrer Ärztin oder Ihrem Arzt helfen zu entscheiden, ob die Krankheit eher genetisch determiniert ist oder von medizinischen Problemen wie Herz-Kreislauf-Erkrankungen oder Diabetes beeinflusst wird.

Fragebogen Familiengeschichte Verwandte ersten Grades

		Eltern		Kinder				Geschwister			
	Ich	Mutter	Vater	Sohn 1	Sohn 2	Tochter 1	Tochter 2	Bruder 1	Bruder 2	Schwester 1	Schwester 2
Alzheimer-Krankheit											
Parkinson-Krankheit											
Chorea Huntington											
Frontotemporale Demenz											
Lewy-Körper-Demenz											
Pick-Krankheit											
Vaskuläre Demenz											
Schlaganfall											
Amyotrophe Lateralsklerose (ALS)											
Down-Syndrom											
Epilepsie											
Krebs (spezieller Typ / Lage)											
Herzerkrankungen (Bypass, Angina etc.)											
Hoher Cholesterinspiegel											
Bluthochdruck (Hypertonie)											
Diabetes (spezifizieren: Typ 1 oder 2)											

Fragebogen Familiengeschichte Verwandte zweiten Grades

	Großeltern				andere Verwandte			
	Großmutter mütterlicherseits	Großvater mütterlicherseits	Großmutter väterlicherseits	Großvater väterlicherseits	Onkel mütterlicherseits	Tante mütterlicherseits	Onkel väterlicherseits	Tante väterlicherseits
Alzheimer-Krankheit								
Parkinson-Krankheit								
Chorea Huntington								
Frontotemporale Demenz								
Lewy-Körper-Demenz								
Pick-Krankheit								
Vaskuläre Demenz								
Schlaganfall								
Amyotrophe Lateralsklerose (ALS)								
Down-Syndrom								
Epilepsie								
Krebs (spezieller Typ / Lage)								
Herzerkrankungen (Bypass, Angina etc.)								
Hoher Cholesterinspiegel								
Bluthochdruck (Hypertonie)								
Diabetes (spezifizieren: Typ 1 oder 2)								

Wenn Sie so weit sind, hilft Ihnen der folgende Leitfaden, die Informationen zu interpretieren:

- Erbkrankheiten betreffen in der Regel mehrere Genrationen; deshalb hätte jede genetische Mutation mindestens bei einem ihrer Urgroßeltern, Großeltern, Eltern und/oder deren Geschwister auftreten müssen. Wenn zwei Ihrer engsten Verwandten Alzheimer haben oder hatten, und vor allem, wenn sie bereits früh erkrankten (allgemein gesagt, *vor dem 60. Lebensjahr*, aber insbesondere, wenn dies bereits in ihren Vierzigern und Fünfzigern geschah), ist das Vorliegen einer Genmutation eine Möglichkeit, wenn auch keine Gewissheit. In diesem Fall sollten Sie mit Ihrem Arzt besprechen, welcher Gentest ratsam ist.
- Wenn nur einer Ihrer Eltern und keine anderen Verwandten an Demenz leiden/gelitten haben, und vor allem, wenn der betroffene Elternteil erst deutlich *nach dem 60. Lebensjahr* erste Symptome entwickelte, ist es unwahrscheinlich, dass Sie eine Genmutation tragen. In jedem Fall ist es stets ratsam, Ihre medizinische Familiengeschichte mit Ihrer Ärztin oder Ihrem Arzt zu diskutieren.

Wenn Ihre Ärztin oder Ihr Arzt zu dem Schluss kommt, ein Gentest sei zu empfehlen, folgen nun die Informationen, die Sie kennen sollten. Gentests können auf zweierlei Weise benutzt werden: um das Vorliegen einer Alzheimer-Mutation bei Patientinnen und Patienten zu bestätigen, die bereits Symptome zeigen, oder um das Risiko bei Menschen ohne Symptomatik zu bewerten.

Gentests auf Alzheimer

Diagnostische DNA-Tests für Menschen mit Symptomen

Wenn jemand in jungen oder mittleren Jahren Alzheimer-Symptome zeigt und in der Familie Alzheimer vor dem 60. Lebensjahr aufgetreten ist, empfehlen Ärzte unter Umständen einen diagnostischen DNA-Test. Normalerweise geschieht das nur dann, wenn es bereits einen bekannten Fall von früh einsetzendem Alzheimer in der Familie gibt.

Bei einem diagnostischen Gentest konzentriert man sich meist auf das PSEN1-Gen, denn Mutationen treten an diesem Gen am häufigsten auf. Einen solchen Test kann man bei einem kommerziellen Unternehmen wie Athena Diagnostics oder einem zertifizierten klinischen Labor durchführen lassen. Manchmal wird auch das APP- oder das PSEN2-Gen getestet. Für diese Gene gibt es keine kommerziell angebotenen Testmöglichkeiten, aber ein solcher Test kann an einigen Universitäten oder im Rahmen einer klinischen Studie durchgeführt werden. Wenn Sie sich für eine Forschungsstudie oder klinische Studie melden, werden die Kosten der Testung gewöhnlich übernommen.

Das Verfahren ist relativ simpel. Ihnen wird eine Blutprobe entnommen, die dann an ein Labor geschickt und wie jede Standard-Blutprobe untersucht wird. Wenn das Testergebnis positiv ausfällt, kann das medizinische Personal die Mutation identifizieren, die Alzheimer in der Familie hervorruft, was möglicherweise weitere Familienmitglieder veranlasst, sich ebenfalls testen zu lassen. Wenn das Testergebnis negativ ausfällt, tragen Sie die Mutation nicht.

Ich kann nicht oft genug betonen, dass eine genetische Beratung vor und nach dem Test enorm wichtig ist. Ohne geeignete Beratung mit genetischen Testergebnissen konfrontiert zu werden, kann bei manchen Menschen schädliche und oft unerwartete psychologische Auswirkungen haben, vor allem bei Menschen mit einer Veranlagung für Angststörungen und Depressionen. Da die Alzheimer-Forschung von Anfang an beim Thema «Gentests» eine vorsichtige und konservative

Haltung eingenommen hat, sind solche extrem negativen Reaktionen auf die Ergebnisse von Gentests sehr selten geblieben. Aber auch wenn die Rate katastrophaler Konsequenzen nicht hoch ist, kommen solche Fälle nichtsdestoweniger vor. Es ist wichtig, sich selbst zu kennen und vor wie auch nach der Testung alle verfügbare Hilfe zu erhalten. Besonders wichtig ist es, übereilte Entscheidungen zu vermeiden. Beraten Sie sich daher mit Ihrem Lebensgefährten oder Ihrer Lebensgefährtin oder einer vertrauten Person, bevor Sie sich für oder gegen einen Test entscheiden.

Wenn Sie sich für den Test entscheiden, lassen sie sich von Ihrer Ärztin oder Ihrem Arzt beraten. Im Verzeichnis der Deutschen Gesellschaft für Humangenetik e.V. können Sie eine genetische Beratung finden: www.gfhev.de/de/beratungsstellen/beratungsstellen.php.

Prädikative Tests für Verwandte mit Alzheimer-Risiko

Sollte sich herausstellen, dass ein Familienmitglied eine spezifische Mutation trägt, können gefährdete Geschwister, erwachsene Kinder oder andere Verwandte ebenfalls herausfinden, ob sie die Mutation geerbt haben. Rund 10 Prozent der in Frage kommenden Verwandten entscheiden sich für einen Test. Eine prädikative Testung ist jedoch nicht unproblematisch, denn sie soll die Zukunft einer gegenwärtig gesunden, symptomfreien Person vorhersagen, statt jemanden zu testen, der bereits erkrankt ist. Die Richtlinien sind daher noch strenger. So ist die Rechtslage etwa in den Vereinigten Staaten so streng, dass sich besorgte (aber symptomfreie) Menschen nur testen lassen können, wenn der von Alzheimer betroffene Angehörige sich ebenfalls auf eine Mutation hat testen lassen. Eine Regelung, die zu allerlei Problemen führt.

In Deutschland kann Ihnen Ihre Ärztin oder Ihr Arzt am besten sagen, welche Testmöglichkeiten Ihnen offenstehen und welche Faktoren dabei abgewogen werden sollten. Die Bundesärztekammer hat im Jahre 2018 eine Stellungname[5] zum Umgang mit prädikativen Alzheimer-Tests für verschiedene Personengruppen herausgegeben, die als Orientierung dienen kann.

Wenn Sie qualifiziert für eine Testung sind und sich dafür entscheiden, den Test durchführen zu lassen, erfahren Sie, ob Sie tatsächlich ein erhöhtes Alzheimer-Risiko haben. Sollte dies der Fall sein, was sind die nächsten Schritte? Erstens ist Beratung unabdingbar. Zweitens gibt es Selbsthilfegruppen und Interessenvertreter, die Ihnen helfen, Kontakte zu anderen Patienten, zu Familien und zu Einrichtungen zu knüpfen, die Sie unterstützen. Viele Organisationen verfügen über Experten, die als medizinische Berater arbeiten oder Listen von Ärzten und Kliniken zur Verfügung stellen, die Ihnen weiterhelfen können. Genauso wichtig ist die Option, an klinischen Studien teilzunehmen, die sich auf genetische Vererbung konzentrieren. Gegenwärtig testen zwei große klinische Studien, das Dominantly Inherited Alzheimer Network (DIAN) und die Alzheimer's Prevention Initiative's (API) Autosomal Dominant Alzheimer's Disease (ADAD)-Studie die Wirksamkeit von Amyloid-auflösenden Medikamenten an Freiwilligen, die genetische Mutationen für Alzheimer tragen. Für diese Studien kann man sich einschreiben, und weitere Studien werden hoffentlich bald folgen.

ApoE-Tests

Wie Sie aus Kapitel 3 vielleicht erinnern, ist das ApoE-Gen der einzige bekannte genetische Risikofaktor für spät einsetzenden Alzheimer. Lassen Sie mich wiederholen, dass ApoE keine bösartige genetische Mutation ist, doch es beeinflusst in der Tat das Alzheimer-Risiko. Gegenwärtig wird die ApoE-Testung im Rahmen der Forschung eingesetzt, um Studienteilnehmer zu identifizieren, die möglicherweise ein erhöhtes Risiko haben, Alzheimer zu entwickeln. Dieses Wissen hilft uns, nach frühen Gehirnveränderungen Ausschau zu halten und die Wirksamkeit von Behandlungen bei Menschen mit verschiedenen ApoE-Profilen zu vergleichen. Dieser Test ist jedoch nicht dazu geeignet, das Risiko einer Einzelperson zu bestimmen, und wird daher für den klinischen Gebrauch nicht empfohlen. Und hier ist der Grund dafür.

Es gibt drei ApoE-Varianten oder ApoE–Allele: E2, E3 und E4. Jeder Mensch hat zwei Allele, daher gibt es sechs mögliche Kombinationen: E2/E2, E2/E3, E2/E4, E3/E3, E3/E4 und E4/E4. Menschen mit der E2/E2-Variante haben das geringste, diejenigen mit E4/E4 das höchste Alzheimer-Risiko. E4/E4-Träger entwickeln zudem am ehesten bereits in einem früheren Alter Symptome, wenn auch normalerweise nach dem 60. Lebensjahr. Eine Studie mit 17000 demenzfreien Probandinnen und Probanden führte zu dem Schluss, dass Menschen zwischen 60 und 75 Jahren, die zwei Kopien des ApoE4-Gens (also E4/E4) aufweisen, mit 85 Jahren ein um 30 bis 55 Prozent erhöhtes Risiko für leichte kognitive Einschränkungen oder Alzheimer aufzuweisen.[6] Wenn Sie nur eine einzige Kopie des ApoE4-Gens haben, haben Sie ein um 20–25 Prozent erhöhtes Risiko, mit 85 Jahren unter einer dieser Einschränkungen zu leiden. Und auch wenn Sie dieses Gen nicht tragen, beträgt Ihr Risiko noch immer 10–15 Prozent.

Nun verstehen Sie, warum Informationen über den ApoE-Status nicht viel weiterhelfen, wenn es darum geht, eine zukünftige Demenz vorauszusagen. Und im Fall einer genetisch determinierten Alzheimer-Erkrankung überwiegt der Einfluss genetischer Mutationen denjenigen von ApoE4; daher bringt eine Testung auch diesen Patientinnen und Patienten kaum mehr Informationen.

Dennoch kann es aus präzisionsmedizinischer Perspektive von Nutzen sein, seinen ApoE-Status zu kennen – aber nur dann, wenn Ihre Ärztin oder Ihr Arzt weiß, was sie oder er mit dieser Information anfangen soll. Es gibt viele, oft widersprüchliche Ansätze, den Auswirkungen des ApoE-Gens etwas entgegenzusetzen. Die Indizien sprechen zunehmend dafür, dass ApoE4-Träger auf einige Therapien anders und manchmal besser als Nicht-Träger reagieren, wie Sie in Teil III sehen werden. Die Beteiligung an klinischen Studien, die sich auf ApoE konzentrieren, ist ebenfalls eine Überlegung wert. So geht es in der laufenden API-Generation-Studie ebenfalls darum, zwei experimentelle Arzneimittel zur Prävention oder Verzögerung von Demenz speziell bei Menschen mit zwei Kopien des APOE4-Gens zu testen.

Daher gibt es für diejenigen unter Ihnen, die ihren Status herausfinden wollen, drei Möglichkeiten:

- **Bitten Sie Ihre Ärztin oder Ihren Arzt, den ApoE-Test zu machen**. Der Vorteil ist, dass der Test von einem zertifizierten Labor vorgenommen wird, was das Risiko von Fehlern bei der Testung reduziert. Die Ergebnisse gehen direkt an Ihre Ärztin oder Ihren Arzt, die oder der mit Ihnen darüber spricht oder Sie an einen Spezialisten überweist.
- **Nehmen Sie an einer wissenschaftlichen oder einer klinischen Studie teil, die sich auf den ApoE-Status konzentriert.** Der Vorteil ist, dass der Test von einem zertifizierten Labor vorgenommen wird und die Kosten für den Test in der Regel von der Studienleitung übernommen werden. Klinische Studien bieten überdies neuartige Medikationen, die den Auswirkungen von ApoE4 entgegenwirken könnten.
- **Ordern Sie einen DTC-Test**, wie ihn 23andMe oder andere kommerzielle Anbieter vertreiben. Da Sie den Test selbst in Auftrag geben, erhalten Sie diese Information privat, aber kein Spezialist hilft Ihnen bei der Interpretation. Ein weiterer Nachteil ist, dass das Risiko eines Testfehlers größer ist. Wenn Sie bereits DTC-Kanäle genutzt haben, um Ihr ApoE-Profil kennenzulernen, würde ich Ihnen raten, eine zweite Meinung mittels eines zertifizierten Labors einzuholen.

Wenn Sie Ihren ApoE-Status wissen möchten, denken Sie daran, dass genetische Beratung auch in diesem Fall wichtig ist. Einige Menschen fühlen sich durch die Information, dass sie ApoE4-Träger sind, stark motiviert, sich besser um sich selbst zu kümmern, ohne dass sie deswegen psychologisch aus der Bahn geraten.[7] Für andere Menschen kann dies hingegen eine höchst angsterregende und beunruhigende Erfahrung sein. Sie sind die Einzige, die weiß, wie Sie auf die Nachricht reagieren werden, auch wenn Sie sich nicht sicher sein können, wie sich die Information letztendlich auf Sie auswirken wird. Darum möchte ich Sie ermutigen, sich die nötige Zeit zu lassen, in sich zu gehen, bevor Sie sich für einen Test entscheiden, und bei allen auftauchenden Fragen vertrauenswürdige Beratungspersonen und medizinisches Fachpersonal zu Rate zu ziehen.

KAPITEL 6

Medizinische Vorgeschichte und Labortests

Auf die Gefahr hin, mich zu wiederholen: Ganz gleich, wie Ihre DNA aussieht, ist es außerordentlich wichtig, dass Sie sich um sich selbst kümmern. Es gibt Möglichkeiten, wie die Wissenschaft helfen kann, und es gibt Möglichkeiten, wie medizinisches Fachpersonal helfen kann – aber wenn Sie wie der überwiegende Großteil der Frauen sind, die ich im Lauf meines Lebens kennengelernt habe, dann wissen Sie, dass wir auch lernen müssen, uns selbst zu helfen. Wo es um kognitive Gesundheit geht, lassen sich viele unserer schlimmsten Befürchtungen vermeiden, wenn wir uns selbst die nötigen Streicheleinheiten gönnen.

Um dieses Ziel zu erreichen, ist entscheidend, uns um unseren Gesundheitszustand zu kümmern. Tatsächlich können einige gesundheitliche Probleme das Risiko für Alzheimer erhöhen oder die Symptome der Erkrankung verschlimmern. Das sind vor allem Herzerkrankungen, Diabetes, Fettleibigkeit und Depressionen, die alle per se die kognitive Leitungsfähigkeit beeinflussen können, indem sie unseren Verstand beeinträchtigen und unser Gedächtnis trüben.

Darüber hinaus sind mehr als vierzig Erkrankungen identifiziert worden, die Demenz hervorrufen oder deren Symptome nachahmen können, sodass die Betroffenen befürchten, eine Krankheit zu entwickeln, die Sie um den Verstand bringt. Zum Glück sind die meisten dieser Krankheiten behandelbar, und die Symptome lassen sich oft vollständig revidieren. Zwei bekannte Beispiele sind Vitamin-B12-Mangel und eine zu geringe Schilddrüsenaktivität (Schilddrüsenunterfunktion, Hypothyreoidismus). Unser Verstand kann von diesen und anderen Einflüssen, wie Infektionen, Entzündungen und Metallvergiftungen, um nur einige zu nennen, stark in Mitleidenschaft gezogen werden – und all diese Probleme können wir adressieren. Entscheidend dabei ist die richtige Diagnose, denn in vielen Fällen verschwinden die Symptome, wenn die zugrunde liegende Ursache behandelt wird. Daher ist es vordringlich, diese behandelbaren Beschwerden zu erkennen und sie möglichst rasch in den Griff zu bekommen.

Regelmäßige ärztliche Kontrolluntersuchungen und die Empfehlungen in Teil III dieses Buches – unter anderem gesunde Ernährung, moderater Alkoholkonsum, keine Zigaretten, Stress und Entzündungen minimieren sowie ausreichend körperliche Bewegung – können die meisten dieser Beschwerden nicht nur lindern, sondern sogar eliminieren. Einige dieser Veränderungen können Sie selbst bewirken, bei anderen benötigen Sie hingegen ärztliche Hilfe. Aber wenn Sie diese Fakten tatsächlich in Ihr Bewusstsein einsinken lassen, werden viele von Ihnen jetzt vielleicht einen Seufzer der Erleichterung ausstoßen.

Im nächsten Kapitel geht es um die Entwicklung eines umfassenden Plans zum Risikomanagement, der damit beginnt, eine klinische und medizinische Vorgeschichte zusammenzutragen. Dazu gehören Ihre gegenwärtigen und früheren medizinischen Probleme und Sorgen, einschließlich aller Medikationen, Ihre familiäre Anamnese, Ihr Lebensstil und Ihre Exposition gegenüber Umweltrisiken. Diese Informationen stellen den Rahmen für den speziell auf Sie zugeschnittenen Behandlungsplan dar, bei dem Ihre Schwachstellen besonders berücksichtigt werden. Wir wollen beginnen, indem wir umreißen, was eine typische klinische Beurteilung (Evaluation) Ihrer Gehirngesundheit umfasst, darunter auch ausgewählte Tests, die Sie mit Hilfe Ihrer Ärztin oder

Ihres Arztes leicht durchführen können. Die vorgestellten Referenzwerte sollten Ihnen als grobe Orientierung dienen, eine umfassende Interpretation, die Ihre individuellen Besonderheiten berücksichtigt, sollte immer durch medizinisches Fachpersonal (vorzugsweise im persönlichen Gespräch) erfolgen. Im nächsten Kapitel werden wir die Testergebnisse benutzen, um Ihre persönliche Risikobewertung weiter zu verfeinern.

Wichtige medizinische Tests und Labortests zur Vorbeugung vor und zum Management von Alzheimer

Inhalt	Test	Referenzwerte		
		optimal	grenzwertig	hohes Risiko
Zentrales Körperfett	Body-Mass-Index (BMI)	18,5–25	25–30	>30
	Taille-Größe-Verhältnis	0,42–0,48	0,49–0,55	>0,55
Bluthochdruck (Hypertonie)	Blutdruck (mmHg)	<120/80	120/80–140/90	>140/90
Stoffwechselmarker	Nüchternblutzucker (mg/dL)	70–99	100–125	<70 oder >125
	Nüchternblutinsulin (mcU / ml)	<5	5–15	>15
	Hämoglobin A1c (HgA1c,%)	4–5,7 %	5,7–6,4 %	>6,4 %
Lipidmarker	Gesamtcholesterin (mg/dl)	<200	200–240	>240
	HDL-Cholesterin (mg/dl)	>60	50–60	<50
	LDL-Cholesterin (mg/dl)	<100	100–160	>160
	Triglyceride (mg/dl)	<150	150–200	>200
	Lipoprotein A (Lp[a], mg/dl)	<30	30–50	>50

Inhalt	Test	Referenzwerte		
Schilddrüsen-funktion	TSH (IU / ml)	<0,27	0,27–4,2	>4,2
Homocystein	Homocystein (mcmol/l)	<10	10–14	>14
Nährstoffe	Vitamin B12 (ng/l)	190–900	150–190	<150
	Folat (ng/l)	5,8–32,8	3–5,8	<3
	Omega-3 DHA (mcg/ml)	>100	60–100	<60
	Omega-3-Index	>8 %	4–8 %	<4 %
Entzündungs marker	Hs-CRP (mg/ml)	<1	1–3	>3
Hormone		Follikelphase	Ovulation	Postmenopause
	Östradiol (pg/ml)	12,4–233	41–398	<138
	Progesteron (ng/ml)	0,06–0,89	0,12–12	0,05–0,13
	FSH (mcIU / ml)	2,4–12,6	14–95,6	7,7–134,8
	LH (mcIU / ml)	3,5–12,5	4,7–21,5	25,8–134,8
		6–8 Uhr	16 Uhr	Schlafenszeit
	Cortisol (mc/dl)	10–20	3–10	<5

Daten über unseren Körper

Im ersten Schritt geht es darum, Ihr Gewicht, Ihre Körpergröße, Ihren Taillenumfang und Ihren Blutdruck zu ermitteln. Diese Parameter helfen dabei zu klären, ob Sie ein erhöhtes Risiko für Herzkrankheiten, Fettsucht oder Diabetes haben.

Überprüfen Sie Ihren BMI

Übergewicht oder Fettleibigkeit (Adipositas) kann Ihr Risiko für Herzkrankheiten und Diabetes erhöhen, was wiederum Ihr Alzheimer-Risiko erhöht. Zufällig ist Gewichtszunahme auch eine der sichersten Wege, Hitzewallungen zu entwickeln. In einer Meta-Analyse von mehr als 4000 Frauen berichteten adipöse Frauen über beinahe 80 Prozent mehr Hitzewallungen als ihre schlankeren Geschlechtsgenossinnen.[1] Nur übergewichtig zu sein, genügt, um die Häufigkeit von menopausalen Symptomen um 13 Prozent zu steigern.

Ihr Body-Mass-Index (BMI) kann Ihnen eine Vorstellung davon geben, was ein gesunder Gewichtsbereich für Sie bedeutet, und Ihnen helfen, sich ein Ziel für Ihre Gewichtsabnahme zu setzen, wenn Sie übergewichtig sind. Denken Sie daran, dass Männer und Frauen einen unterschiedlichen Ziel-BMI haben, der überdies altersabhängig ist. Im Allgemeinen gilt ein alters- und geschlechtsangepasster BMI zwischen 25 und 30 als Übergewicht und ein BMI über 30 als adipös. BMI-Rechner gibt es online, sie sind präzise und leicht zu benutzen.

Bestimmen Sie Ihr Taille-Größe-Verhältnis

Das Taille-Hüft-Verhältnis ist der gebräuchlichste Indikator für zentrales Fett, also für Bauchfett; Bauchfett ist in jedem Alter ein Marker für ein erhöhtes Risiko für Herzerkrankungen, doch besonders rund um die Wechseljahre wichtig. Um das Taille-Hüft-Verhältnis zu berechnen, messen Sie den Umfang an der schmalsten Stelle Ihrer Taille und achten Sie darauf, dabei den Bauch nicht einzuziehen! Anschließend messen Sie den Umfang an der breitesten Stelle Ihrer Hüfte und teilen den Taillen- durch den Hüftumfang: Wenn Ihre Taille beispielsweise einen Umfang von 78 cm und Ihre Hüfte einen Umfang von 100 cm hat, dann beträgt Ihr Taille-Hüft-Verhältnis 0,78. Im Allgemeinen sollte der Wert bei Frauen nicht über 0,8 liegen, bei Männern nicht über 1. Wenn Sie darüber liegen, sind Sie gefährdet. Da die Hüften einer Frau klassischerweise breiter als ihre Taille sind, kann dieser Test zu einer Unterschätzung der Adipositas und daher des Risikos für Herzerkrankungen bei Frauen führen.

Ein besseres Maß ist das Taille-Größe-Verhältnis. Das berechnet wird, indem man den Taillenumfang durch die Körpergröße teilt. Wenn Ihr Taillenumfang weniger als die Hälfte Ihrer Körpergröße beträgt, sind Sie wahrscheinlich nicht gefährdet. Bei Frauen gilt speziell ein Taille-

Größe-Verhältnis zwischen 0,42 und 0,48 als gesund. Diese Regeln gelten nach der Menopause nicht mehr so strikt, denn ein gewisser Gewichtszuwachs um die Taille ist normal. Als Daumenregel gilt jedoch, dass eine 163 cm große Frau versuchen sollte, ihren Taillenumfang unter 81 cm zu halten, eine 175 cm große Frau unter 88 cm.

Messen Sie Ihren Blutdruck

Ein hoher Blutdruck (Hypertonie) gehört zu den wohlbekannten Risikofaktoren für Herzkrankheiten und Schlaganfall. Er kann Ihren Körper jahrelang unbemerkt schädigen, bevor die ersten Symptome auftreten. Wenn er unbehandelt bleibt, kann er zu einer Behinderung, einer schlechten Lebensqualität oder sogar zu einem tödlichen Herzanfall führen. Weniger bekannt ist, dass Bluthochdruck auch eine häufige Ursache von Scheidentrockenheit und reduzierter Libido bei Frauen ist. Aus neurologischer Sicht ist ein effizientes Management von Hypertonie vor allem in mittleren Jahren wichtig, um das Risiko für einen kognitiven Abbau in höherem Alter zu reduzieren. Wenn Ihr Blutdruck chronisch erhöht ist, kann eine Senkung zur Reduzierung leichter kognitiver Beeinträchtigungen führen, was auch der Vorbeugung von Demenz dient.[2] Zudem sprechen einige Studien dafür, dass ApoE4-Träger von einem gut eingestellten Blutdruck besonders profitieren.[3]

Es gibt weniger Hinweise für eine Verbindung zwischen niedrigem Blutdruck (Hypotonie) und einem erhöhten Risiko für Herzkrankheiten oder Demenz. Nichtsdestoweniger kann niedriger Blutdruck zu Schwindel, Schwäche, Ohnmacht und einem erhöhten Sturzrisiko führen; daher sollte man sich auch darum kümmern.

Behandlung und Lebensstiländerungen können dazu beitragen, Ihren Blutdruck zu kontrollieren und Ihr Risiko für lebensbedrohliche Komplikationen zu senken. Lassen Sie Ihren Blutdruck daher regelmäßig ärztlich kontrollieren, idealerweise alle 6 bis 12 Monate, vor allem, wenn Sie Ihre Wechseljahre hinter sich haben. Der Blutdruck wird durch zwei Zahlen angegeben, beispielsweise 140/90. Die erste

Zahl bezieht sich auf Ihren systolischen Blutdruck oder den höchsten Druck, der erreicht wird, wenn Ihr Herz Blut durch den Körper pumpt. Die zweite Zahl bezieht sich auf Ihren diastolischen Blutdruck und entspricht dem Druck, der in Ihrem Blutgefäßsystem aufrechterhalten wird, wenn sich Ihr Herzmuskel zwischen zwei Schlägen entspannt. Hier ein paar Dinge die man beachten sollte:

- Wenn Ihr Blutdruck einige Wochen lang 140/90 oder darüber beträgt, kann es sein, dass Sie unter Hypertonie leiden. Dann ist es Zeit, zusammen mit Ihrer Ärztin oder Ihrem Arzt daran zu arbeiten, ihn zu senken.
- Wenn Ihr Blutdruck zwischen 120/80 und 140/90 liegt, ist er etwas höher, als er sein sollte, und kann das Risiko für Herz-Kreislauf-Erkrankungen erhöhen.[4] Ihr Ziel sollte sein, ihn moderat zu senken.
- Wenn Ihr Blutdruck chronisch unter 100/60 liegt, leiden Sie möglicherweise unter Hypotonie. Sprechen Sie mit Ihrer Ärztin oder Ihrem Arzt über eine geeignete Behandlung.

Labortests

Bei der klinischen Aufarbeitung von Demenz, aber auch bei der Demenzprävention werden routinemäßig Blut- und Urinproben untersucht, um Infektionen auszuschließen und zu überprüfen, ob Organe wie Leber und Nieren richtig funktionieren. Bitten Sie Ihre Ärztin oder Ihren Arzt immer sicherzustellen, dass Sie nicht an Infektionen leiden, vor allem Harnwegsentzündungen, die bei Frauen häufig sind. Eine «stumme» Harnwegsinfektion ist besonders schwierig zu entdecken, weil sie keine auffälligen Symptome wie Brennen oder Jucken hervorrufen, aber Ihren Verstand dennoch ernsthaft trüben kann.

In stärker spezialisierten Zentren wie dem unsrigen werden mehrere zusätzliche Labortests durchgeführt, um Lipid- und andere Stoffwechselmarker zu messen, von denen man weiß, dass sie die kognitive Leistungsfähigkeit beeinflussen (siehe Tabelle 1). Diese Tests können helfen festzustellen, ob Sie eine Insulinresistenz, einen hohen Cholesterin- oder Triglycerid-Spiegel haben oder ob Ihnen bestimmte Nährstoffe fehlen, die alle die Symptome einer Demenz nachahmen oder das Demenzrisiko erhöhen können. Mit Labortests lassen sich auch Ihre Hormonspiegel bestimmen. So weit wie möglich sollten Sie darauf achten, stets Ihre Werte zu kennen!

Machen Sie einem Nüchtern-Blutzuckerspiegel- und Nüchtern-Insulintest

Anhand dieser Tests lässt sich feststellen, ob Sie Diabetes haben oder gefährdet sind, ihn zu entwickeln. Bitte sprechen Sie mit Ihrer Ärztin oder Ihrem Arzt für eine genauere Evaluation:

- Der Nüchtern-Blutzuckerspiegel sollte unter 90 mg/dl oder noch besser, im Bereich von 75–80 mg/dl liegen. Wenn Ihr Spiegel 100–125 beträgt, gelten Sie als prädiabetisch und haben möglicherweise eine Insulinresistenz. Wenn er über 125 liegt, leiden Sie möglicherweise unter Diabetes.
- Der optimale Nüchtern-Insulinspiegel liegt unter 5 Mikrounits/ml. Alles darüber spricht für eine Insulinresistenz.
- Lassen Sie Ihre Ärztin oder Ihren Arzt neben dem Nüchtern-Blutzuckerwert den Hämoglobin-A1c-Wert (HbA1c) bestimmen. Der A1c-Test spiegelt Ihren durchschnittlichen Blutzuckerspiegel in den letzten zwei oder drei Monaten wider (statt den Wert am Tag des Tests). Das ist hilfreich, denn manchmal kann ein A1c-Test Diabetes entdecken, wo ein Zuckertest versagt. Der gesunde Bereich für den HbA1c beträgt 4–5,7 Prozent.

Frauen mit dem ApoE4-Gen müssen besonders auf diese Stoffwechselmarker achten. Es gibt Hinweise darauf, dass ApoE4-Trägerinnen mit

Insulinresistenz vor allem nach der Menopause tendenziell stärkere Gedächtnisprobleme haben als Frauen mit einem regulären Stoffwechsel.[5]

Lassen Sie Ihre Fettsäuren checken

Wenn Sie einen anomal hohen Blutfettspiegel (Dyslipidämie) haben, haben Sie möglicherweise ein erhöhtes Risiko für Herz-Kreislauf-Erkrankungen und Diabetes. Das gilt vor allem dann, wenn Ihr Gesamtcholesterin hoch (über 240 mg/dl), Ihr HDL-Cholesterin besonders niedrig (unter 50 mg/dl für Frauen oder 40 mg/dl für Männer), Ihr LDL-Cholesterin hoch (über 160 mg/dl) und/oder Ihr Triglycerid-Spiegel hoch (über 200 mg/dl) ist.

Überdies sprechen einige Studien dafür, dass ein Cholesterintyp, der als Lipoprotein a oder Lp(a) bezeichnet wird, besser geeignet sein könnte, kardiovaskuläre Risiken bei Frauen vorherzusagen. Das gilt besonders für solche Frauen, bei denen früh einsetzende Herzerkrankungen oder plötzlicher Herztod in der Familie liegen.[6] Die Forschung ist noch nicht abgeschlossen, doch wie es aussieht, tragen Frauen, die aufgrund von bisher üblichen Standardtests in Bezug auf Herzerkrankungen als gering gefährdet eingestuft wurden, möglicherweise ein höheres Risiko, das mit einem erhöhten Lp(a)-Wert in Beziehung steht. Wenn Ihr Gesamt-Cholesterin beispielsweise normal ist, Ihr Lp(a) aber hoch, ist auch Ihr Risiko hoch.

ApoE4-Trägerinnen sollten ihrem Lipidspiegel ebenfalls besondere Aufmerksamkeit schenken. Die ApoE4-Variante ist nämlich nicht nur ein Risikofaktor für Alzheimer, sondern erhöht auch das Risiko für Herzkrankheiten, wahrscheinlich deshalb, weil sie das LDL-Cholesterin erhöht.[7] Mehr LDL im Blut kann zu einer gesteigerten Plaquebildung im Blutgefäßsystem führen und die Zirkulation reduzieren und so dem Körper via Cholesterin und Mangeldurchblutung einen doppelten Schlag versetzen.

Generell wird Patientinnen mit Werten außerhalb des Normbereichs geraten, Ihren Lipidspiegel zu senken, vor allem ihr LDL-Cholesterin. Das lässt sich manchmal medikamentös erreichen, zum Beispiel mit Statinen, aber auch, indem man den medikamentenfreien Lebensstilempfehlungen folgt, die in Teil III beschrieben werden.

Lassen Sie Ihre Schilddrüse (Thyreoidea) überprüfen

Eine Schilddrüsenerkrankung, vor allem eine Schilddrüsenunterfunktion (Hypothyreoidismus), kann ähnliche Symptome wie in den Wechseljahren hervorrufen, ebenso einen hohen Cholesterinspiegel, Gewichtszunahme und Erschöpfung. Sie kann auch die Ursache für reversible kognitive Störungen sein.

Thyreotropin, auch als Thyreoidea-stimulierendes Hormon, TSH, bezeichnet, ist seit langem Teil der Screening-Tests auf Demenz. Der optimale TSH-Wert liegt zwischen 0,27 und 4,2 mcIU/ml. Konzentrationen unter 0,27 und über 4,2 können auf eine Schilddrüsenfehlfunktion hinweisen. Andere Tests, die das verfügbare Schilddrüsenhormon messen, das im Kreislauf zirkuliert (freies T4, freies T3), sind ebenfalls nützliche Indikatoren für die Schilddrüsenfunktion. Ihre Ärztin oder Ihr Arzt möchte vielleicht auch auf TBO- und TGB-Antikörper testen, um Autoimmunkrankheiten auszuschließen, die die Schilddrüse angreifen, wie die Hashimoto- und die Basedow-Krankheit. Im Fall eines positiven Testergebnisses sollten Sie mit Ihrer Ärztin oder Ihrem Arzt über verfügbare Therapien sprechen und überdies sicherstellen, dass Sie den Empfehlungen zum Hormongleichgewicht in den nächsten Kapiteln folgen.

Homocystein, ein Marker für ein vaskuläres Risiko

Ein hoher Homocysteinspiegel ist nicht nur ein Risikofaktor für Herzerkrankungen, Schlaganfall und Arterienverhärtung, sondern auch für Demenz. Homocysteinspiegel über 14 Mikromol/Liter gelten als hoch.

Neue Forschungsergebnisse zeigen jedoch, dass sich das Demenzrisiko bei Menschen mit einem Homocysteinspiegel von oder über 13 fast verdoppelt.[8] Das spricht dafür, dass unser Gehirn empfindlicher auf diese Verbindung reagiert, als bislang angenommen. Der optimale Homocysteinspiegel liegt unter 10. Wenn Ihr Spiegel höher ist, sorgen Sie dafür, mit Ihrer Ärztin oder Ihrem Arzt an einer Senkung zu arbeiten.

Die gute Nachricht lautet: Da der Homocysteinspiegel teilweise von spezifischen B-Vitaminen reguliert wird, ist ein hoher Homocysteinwert reversibel, wenn man sich gesund und vitaminreich ernährt oder spezielle Nahrungsergänzungsmittel nimmt, wie in Kapitel 11 beschrieben.

Vergessen Sie Ihre Nährstoffe, vor allem die B-Vitamine und die Omega-3-Fettsäuren, nicht

Ein Mangel an einigen B-Vitaminen, vor allem B6, B12 und Folat (B9), kann zu Problemen bei der Gehirnfunktion, mit dem Nervensystem und anderen gesundheitlichen Beschwerden führen.

Neben einer Veränderung des Homocysteinspiegels kann ein niedriger Vitamin-B-Spiegel einen kognitiven Abbau provozieren und sogar Symptome einer Demenz vortäuschen.[9] So kann ein niedriger B12-Spiegel beispielsweise eine perniziöse Anämie hervorrufen, die zu Erschöpfung, Denkstörungen, Verwirrtheit, Launenhaftigkeit und Langsamkeit führt.[10] Schätzungen zufolge leiden bis zu 15 Prozent der Menschen in den Vereinigten Staaten an einem Vitamin-B12-Mangel. Daher ist es wichtig, den B12-Spiegel in Ihrem Blut zu checken, wenn es Anzeichen gibt, er könnte zu niedrig sein. Manchmal wird als weiterführendes Diagnosemittel ein Test eingesetzt, der MMS (Methylmalonsäure) misst, um einen frühen oder leichten Mangel festzustellen, wenn das B12-Testergebnis am unteren Ende des Normalbereichs liegt.

Omega-3-Fettsäuren schützen Ihre Hirnzellen vor den Abnutzungserscheinungen, die eine natürliche Folge des Alterungsprozesses sind, und stützen gleichzeitig das Herz-Kreislauf-System. Ein adäquater Omega-3-Spiegel ist mit verringerter Gehirnschrumpfung (Atrophie), einem besseren Gedächtnis und einem niedrigeren Demenzrisiko im höheren Lebensalter in Verbindung gebracht worden.[11] Nicht alle Ärzte prüfen den Omega-3-Spiegel, doch wir halten diese Maßnahme als Vorbeugung vor Alzheimer für sinnvoll.

Der sogenannte Omega-3-Index ist eine weitere wichtige Messung. Ein höherer Omega-3-Index zeigt an, dass Sie eine ausgewogene Menge an Omega-3- und Omega-6-Fettsäuren zu sich nehmen. Das ist positiv mit einem reduzierten Risiko für viele chronische Krankheiten korreliert, vor allem Herz-Kreislauf-Erkrankungen. Da Amerikanerinnen und Amerikaner in der Regel zu wenig Omega-3-Fettsäuren, etwa aus Fisch oder Fischöl, zu sich nehmen, ist es nicht überraschend, dass geschätzte 95 Prozent (mit Ausnahme der Ureinwohner von Alaska) einen niedrigen Omega-3-Index haben, was sie in eine hohe Risikokategorie einordnet.[12] Im Allgemeinen ist dies in Ländern mit hohem Fischkonsum, wie Asien und Nordeuropa, weniger ein Problem.

Die meisten Menschen, die sich ausgewogen ernähren, sollten adäquat mit B-Vitaminen und Omega-3-Fettsäuren versorgt sein. Aber es gibt Ausnahmen. Nach dem 50. Lebensjahr verlangsamt sich unser Stoffwechsel natürlicherweise, und infolgedessen kann die Resorption (Aufnahme in das Zellinnere) von Vitamin B12 abnehmen. Darüber hinaus können Magenschleimhautentzündung (Gastritis), Morbus Crohn, Zöliakie und Immunstörungen wie Lupus zu einem Absinken des B12-Spiegels führen. Manche Medikamente können Ihren B12-Spiegel ebenfalls beeinflussen, vor allem solche zur Behandlung von Refluxkrankheit, Magen- und Zwölffingerdarmgeschwüren sowie Verdauungsstörungen, wie Antazida (Säureblocker wie Tums) und Protonenpumpenhemmer (zum Beispiel Prilosec, Prevacid) wie auch Metformin, ein Diabetes-Medikament. Eine vegane wie auch eine strikt vegetarische Ernährung kann ebenfalls zu einem Mangel an Vitamin B12 und auch an Omega-3-Fettsäuren führen. Überdies haben Frauen in der Schwangerschaft ein besonders hohes Risiko für einen Folatmangel, da das heranwachsende Baby sehr viel Folat für sich braucht. Auch von Pillen zur Empfängniskontrolle (Antikonzeptiva, «Antibabypillen») wissen wir, dass sie zu einem Sinken des Vitamin-B-Spiegels führen, ebenso exzessiver Alkoholkonsum.

In all diesen Fällen sollten Sie Ihre Ärztin oder Ihren Arzt bitten, Ihren Vitamin-B- und Ihren Omega-3-Spiegel zu überprüfen. In Kapitel 11 werden wir diskutieren, ob und unter welchen Umständen Nahrungsergänzungsmittel Ihnen helfen können.

C-reaktives Protein: Ein Entzündungsmarker

Wir können mehrere Parameter im Blut messen, um Entzündungen nachzuweisen. Einer der zuverlässigsten Tests ist der CRP-Test. CRP oder C-reaktives Protein ist eine der Verbindungen, die vom Immunsystem produziert werden, um schädliche Substanzen im Körper zu bekämpfen, und es ist gleichzeitig eine der Verbindungen, die zu Entzündungen führen. Der CRP-Test misst die Menge des Proteins im Blut. Auch wenn wir dadurch nicht erfahren, wo die Entzündung sitzt oder was sie hervorruft, zeigt uns der Test, ob etwas nicht in Ordnung ist. Vor allem kann ein CRP-Test mit hoher Empfindlichkeit (hsCRP) heimtückische unterschwellige Entzündungen entdecken und wird auch oft eingesetzt, um das Risiko für Herzkrankheiten zu bewerten.

Hoher Cortisolspiegel: Zu viel Stress

Vermutlich brauchen Sie keinen Bluttest, um herauszufinden, ob Sie unter Stress stehen. Stress kann jedoch hinterhältig sein, vor allem, wenn Sie seit langem darunter leiden; in diesem Fall könnte Sie eine objektive Messung vielleicht motivieren, das Problem ernst zu nehmen. Der Stresstest in Kapitel 7 ist ein guter Ausgangspunkt, um festzustellen, ob Sie sich bei Ihrer Ärztin oder Ihrem Arzt Rat holen sollten. Wenn das der Fall ist, ist es vielleicht hilfreich, Ihren Cortisolspiegel zu überprüfen.

Cortisol ist das wichtigste Stresshormon und lässt sich im Blut, im Urin und im Speichel messen. Der Bluttest ist bei weitem am genauesten und wird normalerweise zweimal am selben Tag durchgeführt, einmal morgens und einmal später am Nachmittag, denn der Cortisolspiegel ändert sich im Tagesverlauf deutlich. Ein hoher Cortisolspiegel kann auch auf die Präsenz von Entzündungen oder auf das Cushing-Syndrom hindeuten, das sich durch Gewichtszunahme, kleinflächige Hautblutungen, Dünnerwerden der Haut und sogar Zyklusstörungen auszeichnet. Das im Hinterkopf – wenn Sie sich gestresst fühlen, wie es so viele von uns tun –, können Sie genauso gut den Bluttest überspringen und gleich aktiv werden. Kapitel 13 enthält mehrere stresslindernde Empfehlungen, mit denen Sie beginnen können.

Ihre Geschlechtshormone: überprüfen oder nicht überprüfen

Wenn eine Frau vermutet, in der Perimenopause zu sein, ist dies ein exzellenter Zeitpunkt für eine vollständige medizinische Untersuchung durch medizinisches Fachpersonal, sei es ein in einer gynäkologischen oder in einer endokrinologischen Praxis. Die Diagnose «Perimenopause» lässt sich gewöhnlich aufgrund der Vorgeschichte (Anamnese) einer Frau, ihrer Menstruationsgeschichte und ihrer Anzeichen oder Symptome stellen.

Für die Diagnose «Wechseljahre» bedarf es gewöhnlich keiner Bluttests. Unter bestimmten Umständen wird Ihre Ärztin oder Ihr Arzt Ihnen jedoch zu Tests raten, um Ihren Östradiol-, FSH- und LH-Spiegel zu überprüfen. In den Wechseljahren sinkt Ihr Östradiolspiegel, während FSH- und LH-Spiegel steigen.

Am besten lassen Sie durch medizinisches Fachpersonal Ihre Bluthormonspiegel messen. Frei verkäufliche Tests, um den FSH-Spiegel im Urin oder im Speichel zu messen, gibt es zwar, aber sie sind leider nicht besonders verlässlich.

Aber nicht einmal der zuververlässigste Test kann Ihnen mit Sicherheit sagen, ob Sie in den Wechseljahren sind. Da der FSH-Spiegel beispielsweise während Ihres Zyklus ansteigt und wieder absinkt, kann er an dem einen Tag niedrig und am nächsten recht hoch sein. Wichtiger noch, Sie können selbst dann in der Perimenopause sein, wenn Ihr FSH-Spiegel niedrig ist. Dasselbe gilt für den Östradiol-Spiegel, der im Lauf eines jeden Monats stark fluktuieren kann. Auch wenn Sie Antikonzeptiva schlucken, einen Intrauterinpessar (IUP, «Spirale») tragen oder Brustkrebsmedikamente nehmen, können die Testresultate ein falsches Bild vermitteln. Falls Sie sich Gedanken über Ihren Wechseljahresstatus machen, empfehle ich Ihnen, den Wechseljahre-Fragebogen in Kapitel 7 auszufüllen und sich mit Ihrer Ärztin oder Ihrem Arzt zu beraten.

Kognitionstests

Kognitionstests sind ein wichtiger Schritt zur Evaluierung von Gedächtnis, Denkvermögen und Problemlösungsfähigkeiten in einer objektiven Weise. Einige Tests sind kurz, andere sind komplexer und brauchen mehr Zeit. Umfassendere Kognitionstests werden häufig von Neurophysiologen durchgeführt, und nur spezialisierte Zentren und lizenzierte Kliniken dürfen diese strengen Tests durchführen. Kognitive Online-Tests und Denksportaufgaben sind breit verfügbar, werden zu diagnostischen Zwecken aber nicht empfohlen; Details später.

An dieser Stelle möchte ich Sie auf eine wichtige Tatsache hinweisen. Männer und Frauen unterscheiden sich in der Art und Weise, wie sie kognitive Veränderungen erleben. Tatsächlich lassen sich frühe Anzeichen eines geistigen Abbaus und sogar von Alzheimer bei einem Mann leichter entdecken. Das liegt daran, dass Frauen im Lauf ihres Lebens Männern bei einer ganzen Reihe von kognitiven Aufgaben überlegen sind.[13] Das trifft vor allem für das verbale Gedächtnis zu – die Fähigkeit, Worte und Geschichten abzurufen und verbal mit Sprache umzugehen. Studien, in denen die Gedächtnisleistung von Männern und Frauen in verschiedenen Lebensphasen verglichen wurden, haben gezeigt, dass Frauen erst nach der Menopause beginnen, einen messbaren Abfall der Gedächtnisleistung zu zeigen.[14] Dennoch sind auf diesen Gebieten viele menopausale Frauen ihren männlichen Pendants in mittleren Lebensjahren wie auch im Alter noch immer überlegen, und manchmal sogar in den Frühstadien der Alzheimer-Erkrankung.

Auch wenn dies sicher gute Nachrichten sind, hat dieser Vorteil eine Kehrseite. Denn verbale und assoziative Aspekte des Gedächtnisses gehören zu den wichtigsten kognitiven Messwerten, die zur Diagnose einer Gedächtnisstörung eingesetzt werden, und gehören zu den Hauptgründen, aus denen Menschen medizinische Hilfe suchen. Während wir uns alle damit abgefunden haben, dass wir gelegentlich unsere Schlüssel verlieren oder unsere Sachen verlegen, sind wir weitaus weniger tolerant, wenn es darum geht, wie ein fehlendes Wort oder eine vergessene Unterhaltung unser soziales und berufliches Leben beeinflussen kann. Da Frauen bei diesen Funktionen Männern gegenüber tendenziell im Vorteil sind und Referenzwerte nicht immer geschlechtsspezifisch sind, kann es medizinisch gesehen schwierig sein, Alzheimer zu erkennen und zu diagnostizieren. Unter Umständen warten Frauen auch länger, bis sie medizinischen Rat suchen, sodass die Krankheit sich entwickeln kann, bis endlich eine Diagnose feststeht, während männliche Patienten früher diagnostiziert werden.[15] Man muss sich fragen, wie viele Frauen undiagnostiziert bleiben, bis die Defizite so schwer sind, dass Behandlungen nicht mehr fruchten.

Es ist zu hoffen, dass es bald Tests gibt, die *bei Frauen* funktionieren. Unterdessen sind sich fast alle Expertinnen und Experten einig, dass es viel informativer und präziser ist, sich das Gehirn einer Patientin anzusehen, als allein auf kognitive Tests zu setzen.

Bildgebende Verfahren zur Darstellung des Gehirns: Brain-Imaging

Unser Gehirn besitzt so etwas wie einen Fingerabdruck. Während der Aufbau des Gehirns – mit seiner Einteilung in Gehirnlappen, funktionelle Areale und spezifische Strukturen – bei uns allen mehr oder minder identisch ist, gibt es signifikante Variationen, was Größe, Form, Aktivität und molekulare Zusammensetzung unseres Gehirns angeht. Diese außerordentliche Variabilität ist niemals offensichtlicher als beim Betrachten von Hirnscans.

Ich beschäftige mich seit mehr als 15 Jahren mit Brain-Imaging und habe Tausende von Scans inspiziert und quantitativ ausgewertet – und es vergeht kein Tag, an dem ich nicht über die Einzigartigkeit eines jeden Scans staune, denn das Gehirn einer jeden Patientin unterscheidet sich von demjenigen der nächsten. Die Individualität des Gehirns basiert nicht nur auf unserer einmaligen genetischen Ausstattung, sondern wird auch von unserem Hintergrund, unserer Erziehung und Erfahrung geformt, modelliert und «beschriftet». Dazu kommen die vielen Nahrungsmittel, die Sie zu sich genommen haben, Ihre kulturelle Umgebung, all die Orte, die Sie besucht haben, und all die Freuden und Leiden Ihres Lebens, und so scheint es durchaus plausibel, dass es keine zwei identischen Gehirne geben kann. Meiner Meinung nach sind Hirnscans unverzichtbar, um das Gehirn einer Person und die individuellen Risikofaktoren zu verstehen, die ihre kognitiven Funktionen beeinträchtigen können. Und lassen Sie uns nicht vergessen, dass ein Hirnscan Alzheimer viele Jahre, bevor die ersten Symptome sich zeigen, entdecken kann.

In der klinischen Praxis und in der Forschung werden mehrere Typen von Hirnscans eingesetzt. Eine typische klinische Untersuchung beginnt mit einer Computertomographie (CT) oder einer Magnetresonanztomographie (MRT), die beide das Innere Ihres Gehirns aufnehmen, um dessen Aufbau offenzulegen. Diese Scans sind sehr hilfreich, um eine Reihe von Problemen auszuschließen, die zu kognitiven Veränderungen ganz ähnlich solchen führen können, die man bei Demenzpatientinnen und -patienten findet. Vor allem vier dieser Probleme stellen für Frauen ein größeres Risiko als für Männer dar: Hirntumore, Aneurysmen, Krankheit der weißen Substanz und Gehirnatrophie.[16]

Der American Brain Tumor Association zufolge wird pro Jahr bei rund 800 000 Erwachsenen und Kindern ein primärer Hirntumor diagnostiziert. Das Risiko, einen Hirntumor zu entwickeln, ist sehr gering, das Lebenszeitrisiko liegt bei 1 Prozent oder darunter. Das Risiko ist aber nicht gleichmäßig auf Männer und Frauen verteilt: Vor allem das Meningeom, der häufigste primäre Hirntumor, ist bei Frauen häufiger als bei Männern, zum Teil wegen seiner Interaktion mit unseren Geschlechtshormonen.[17] Die meisten Meningeome wachsen langsam und sind gutartig, aber selbst diese können manchmal kognitive Probleme auslösen, die irrtümlich für Alzheimer-Symptome gehalten werden. Zum Glück lassen sich Meningeome in der Regel gut behandeln und manchmal auch ohne Risiko für schwere Hirnschäden operativ entfernen, besonders, wenn sie früh genug entdeckt werden – was ohne Hirnscans unmöglich wäre.

Aneurysmen stellen ein weiteres Problemfeld dar, auf das man achten muss. Stellen Sie sich ein Aneurysma als eine schwache Stelle in der Wand eines Blutgefäßes vor. Auf die Dauer führt der Blutfluss dazu, dass sich das Gefäß an der Schwachstelle ausbeult, fast wie eine kleine Blase. Auch wenn viele Aneurysmen keine Symptome hervorrufen, können sie unter Umständen anschwellen, lecken oder gar reißen. Eine Blutung im Gehirn, ein sogenannter hämorrhagischer Schlaganfall, ist sehr gefährlich und erfordert sofortige medizinische Behandlung. Wenn man alle Ursachen von Schlaganfällen betrachtet, treten geplatzte Hirnaneurysmen bei Frauen doppelt so häufig wie bei Männern auf, vor allem im Alter von 50–59 Jahren, oft korreliert mit dem Absinken des Östrogenspiegels während der Wechseljahre. Was eine Vorbeugung angeht, ermöglichen Hirnscans, diese Risiken aufzudecken, und die in Teil III beschriebenen positiven medizinischen und Lebensstilveränderungen reduzieren das Risiko, dass Hirnaneurysmen lecken oder platzen, und ganz allgemein das Risiko eines Schlaganfalls.

Nun zur Erkrankung der weißen Substanz. Diese Erkrankung resultiert aus der Abnutzung des Hirngewebes im größten und tiefsten Teil des Gehirns: der weißen Substanz. Dieses Gewebe enthält Millionen von Nervenfasern, die verschiedene Teile des Gehirns und des Rückenmarks miteinander verbinden und mit deren Hilfe Nervenzellen miteinander kommunizieren. Ein fetthaltiges Material namens Myelin schützt die Fasern und verleiht der weißen Substanz ihre milchweiße Färbung. Ihre weiße Substanz hilft Ihnen, schnell zu denken sowie aufrecht zu gehen, und verhindert, dass Sie stürzen. Wenn sie erkrankt, wird das Myelin abgebaut, was die Nervenkommunikation stört. Eine Erkrankung der weißen Substanz geht mit einem erhöhten Risiko für viele Probleme einher, insbesondere bei Frauen, und wieder vor allem in den Wechseljahren.[18] Es gibt jedoch Möglichkeiten, diesem Problem vorzubeugen oder Schäden sogar rückgängig zu machen, hauptsächlich durch die herzgesunden Praktiken, die wir in den nächsten Kapiteln diskutieren werden.

Und schließlich lassen Sie uns über Hirnatrophie sprechen. MRT-Scans sind hervorragend geeignet, um herauszufinden, ob Ihr Gehirn in guter Weise altert. Im Lauf der Zeit können gewisse Hirnteile schrumpfen («atrophieren»), insbesondere diejenigen, die Schlüsselrollen für Lernen, Gedächtnis und Planung wie auch für andere komplexe geistige Fähigkeiten spielen. Danach suchen wir, wenn wir uns MRT-Scans eines alternden Menschen anschauen. Ist das Gehirn so groß und voll, wie es relativ zu seinen Alterspendants sein sollte? Gibt es Hinweise auf eine Atrophie? Einige Scans können Anzeichen einer Verdünnung der Großhirnrinde (Cortex) oder einer Vergrößerung der Hirnventrikel zeigen, die auftreten, wenn das Gehirn an Gewebe verliert. Eine Hirnatrophie ist möglicherweise ein Frühzeichen einer Alzheimer-Erkrankung oder ein Hinweis darauf, dass Ihr Gehirn schneller altert als wünschenswert – Letzteres ein häufiger Befund bei Frauen in den Wechseljahren.[19] Wie wir inzwischen wissen, lässt sich ein altersabhängiger Neuronenverlust auf eine ganze Reihe von medizinischen und Lebensstil-Faktoren zurückführen, die wir nicht nur modifizieren, sondern sogar vollständig revidieren können.

Ich persönlich bin ein großer Fan einer anderen Brain-Imaging-Technik, der Positronenemissionstomographie (PET). PET bietet die einzigartige Möglichkeit, uns den Energiestoffwechsel des Gehirns anzusehen (siehe Kapitel 1) und zudem eine Reihe anderer Parameter zu untersuchen, wie das Neurotransmitter-Portfolio des Gehirns, die Aufnahme essenzieller Fettsäuren, Entzündungsmarker und eine Vielzahl für die Gehirngesundheit wichtiger chemischer Verbindungen. Am wichtigsten ist jedoch, dass PET gegenwärtig die einzige Technik ist, die uns erlaubt festzustellen, ob eine Patientin an Alzheimer leidet, denn sie enthüllt die Präsenz eines weiteren wichtigen Gehirnproblems: amyloide Plaques.

Die Möglichkeit, die typischen Kennzeichen der Alzheimer-Erkrankung zu entdecken, ist für klinische Zwecke entscheidend wichtig, vor allem für Patientinnen mit einer unsicheren Diagnose. «Unsichere Diagnose» heißt, dass eine Patientin Symptome zeigt, die von Alzheimer, aber auch von einer anderen Form der Demenz herrühren könnten, und die Ärztinnen und Ärzte sie nicht genau zuordnen können. So können Patienten mit einer Alzheimer-Diagnose, die Sprachprobleme (Aphasie) oder Enthemmung zeigen – typische Symptome der sogenannten frontotemporalen Demenz (FTD) –, entweder an Alzheimer oder an FTD leiden, da beide einige gemeinsame Merkmale aufweisen. Hat der Patient tatsächlich Alzheimer oder doch FTD? Da man bei anderen Demenzformen keine amyloiden Plaques findet, bestätigt ein positiver PET-Scan, auf dem sie zu sehen sind, die Alzheimer-Diagnose. Im Gegenzug schließt ein negativer PET-Scan, auf dem sie fehlen, Alzheimer als Ursache für die Demenzsymptome aus.

Ob Sie es glauben oder nicht: Bei rund 20 Prozent der Patienten mit einer Alzheimer-Diagnose stellt sich per PET-Scan heraus, dass sie *keinen* Alzheimer haben.[20] Der Einsatz von PET-Scans kann in 69 Prozent der Fälle zu einer Veränderung der Diagnose führen – und in rund 25 Prozent der Fälle zu einem veränderten Behandlungsplan.[21] Diese Informationen können sich zweifellos als äußerst wertvoll erweisen.

PET ist zudem die einzige Technik, mit deren Hilfe sich frühe, Alzheimer-bedingte Veränderungen im Gehirn von Alzheimer-gefährdeten Personen feststellen lassen. PET-Scans sind besonders gut dafür geeignet, die Präsenz von Alzheimer-Plaques zu entdecken, und zwar schon Jahrzehnte, bevor die Patienten die ersten Symptomen der Krankheit zeigen.[22] Diese sogenannten prädiktiven Scans sind gegenwärtig in Deutschland nur unter bestimmten Voraussetzungen durchführbar. Wenden Sie sich an Ihre Ärztin oder Ihren Arzt, um weitere Informationen zu erhalten.

Eine weitere Möglichkeit ist die Beteiligung an klinischen Studien. An Brain-Imaging-Studien teilzunehmen, ist eine hervorragende Gelegenheit, um eine Spitzenevaluierung Ihrer Gehirngesundheit zu erhalten, eine solide Ausgangsbasis für Vergleiche mit späteren Beurteilungen zu schaffen und an unschätzbare Informationen zu gelangen, zu denen Sie auf anderem Wege keinen Zugang hätten. Beispielsweise ist es einfach unbezahlbar herauszufinden, ob Sie einen Hirntumor, ein Aneurysma oder ein anderes lebensbedrohliches Hirnproblem haben (oder auch nicht). Wenn Sie Anzeichen einer kognitiven Beeinträchtigung oder genetisch ein erhöhtes Alzheimer-Risiko aufweisen (siehe Kapitel 6), sind klinische Studien ebenfalls besonders attraktiv, denn in diesem Fall können Sie zwei Fliegen mit einer Klappe schlagen: Sie erhalten Zugang zu der Information, die der PET-Scan liefert, wie auch zu einer Behandlung, die sich als erfolgreich herausstellen könnte. Überdies werden Sie beraten, was natürlich entscheidend wichtig ist. Wenn Sie sich für die Teilnahme an einer solchen Studie interessieren, denken Sie daran, dass die meisten klinischen Studien nur Freiwillige nehmen, die 60 Jahre und älter sind. Konsultieren Sie Ihre Ärztin oder Ihren Arzt, um sich weiter gehend zu informieren.

Ich glaube fest an den Wert von Brain-Imaging zur Krankheitsvorbeugung. Auch wenn diese Techniken gegenwärtig nur in einigen spezialisierten Kliniken und Forschungszentren zur Verfügung stehen, hoffe ich, dass wir sie schon bald «zugänglicher» machen können. Was Frauengesundheit angeht, so freue ich mich auf den Tag, an dem wir routinemäßig in den Kopf einer Frau schauen und ihr Gehirn als Wegweiser benutzen, der uns die besten Wege zur Optimierung ihrer Gesundheit weist. Genauso wie bei einer Frau mittleren Alters routinemäßig Mammographien durchgeführt werden, sollte sich eine fortschrittlichere Gesundheitsversorgung für Frauen um die Gesundheit des Gehirns, die Funktion von Hormonen bei dessen Schutz und um Präzisionsstrategien zur Vorbeugung vor Alzheimer kümmern, damit diese Krankheit nicht zum vermeidbaren Schicksal einer Frau wird.

Unterdessen ist es zweifellos die beste Strategie, die Risikofaktoren anzupacken, die wir aufspüren können, und mit unserem gesamten modernen wissenschaftlichen Know-how darauf zu reagieren. Es ist mir ein Anliegen sicherzustellen, dass jede von uns die Unterstützung erhält, die ihr Gehirn benötigt, um optimal zu funktionieren, in Würde zu altern und das allzu häufige Auftreten von Demenz zu einer Sache der Vergangenheit zu machen.

KAPITEL 7

Füllen Sie die Fragebögen aus!

Der beste Weg, um festzustellen, was Ihr Gehirn für eine optimale Gesundheit braucht, bestünde darin, mehrere gründliche Untersuchungen durchzuführen, darunter auch einen Hirnscan (siehe Kapitel 6). Möglicherweise haben Sie aber keinen Zugang zu dieser Technik. Die Reihe an Fragebögen, die ich für Sie zusammengestellt habe, soll Ihnen helfen herauszufinden, um welche Aspekte Ihres medizinischen Status und Ihrer Lebensstilentscheidungen Sie sich in erster Linie kümmern sollten.

Die Fragebögen sollen Sie anregen, einen gründlichen Blick auf Ihren allgemeinen Gesundheitszustand und Ihre verschiedenen alltäglichen Entscheidungen zu werfen, um klarer zu sehen, in welcher Weise Sie Ihre Gehirngesundheit fördern und in welcher Weise Sie sie vielleicht unabsichtlich schädigen. Sich um das eigene Gehirn zu kümmern, ist schwierig, weil die Schlüsselreize nicht in Form von toll sitzenden Jeans oder festeren Bauchmuskeln daherkommen. Benutzen Sie die Fragebögen, um sich einen Überblick über Ihren «Ausgangszustand» und Ihr allgemeines Gesundheitsprofil zu verschaffen, was die wichtigsten Risiken für das weibliche Gehirn angeht: Alzheimer, Veränderungen in den Wechseljahren, Entzündungen und medizinische Risikofaktoren wie Herzkrankheiten, Diabetes und Depressionen. Und den Stress nicht vergessen!

Diese Tests zu absolvieren, ist eine bequeme Möglichkeit zu erfahren, wie nahe Ihr Alltag einem Lebensstil kommt, der optimal für die langfristige Gesunderhaltung Ihres Gehirns ist – oder wie weit entfernt er davon ist. Diese Information kann Ihnen helfen herauszufinden, ob es an der Zeit ist, medizinischen Rat einzuholen, und wie Sie vorgehen sollten, um die Hilfe zu erhalten, die Sie benötigen. Wenn es um Frauengesundheit geht, gibt es *keine Patentlösung für alle*. Möglichst viele Informationen über den eigenen Gesundheitszustand zu haben, kann Ihnen dabei helfen, energische Schritte einzuleiten, um ins Gleichgewicht zu gelangen und Ihre Ziele zu erreichen.

Lesen Sie jede Frage sorgfältig durch und streben Sie eine möglichst genaue Beantwortung an. Einige der Fragen beziehen sich auf die Körperwerte oder die Laborwerte, die wir im vorangegangenen Kapitel besprochen haben. Wenn Sie diese Tests einige Zeit lang nicht gemacht haben, stützen Sie sich auf die aktuellsten Resultate oder lassen Sie die Frage einstweilen aus und wiederholen Sie den Test, wenn Ihnen die Information vorliegt. Sorgen Sie stets dafür, dass Sie von Ihrer Ärztin oder Ihrem Arzt Kopien Ihrer medizinischen Berichte und Bluttestresultate erhalten. Scheuen Sie sich nicht, danach zu fragen – Sie haben das Recht auf diese Information.

Lesen Sie nach Abschluss des Tests die Interpretation Ihres Ergebnisses unter jedem Test. Bitte versuchen Sie, die Fragen möglichst mit «Ja» oder «Nein» zu beantworten und «Weiß nicht» zu vermeiden – nur so ist die untenstehende Interpretation anwendbar. Denken Sie aber daran, dass ein Fragebogen kein diagnostisches Werkzeug ist, und konsultieren Sie stets medizinisches Fachpersonal, was weitere Maßnahmen angeht.

Testen Sie Ihr Alzheimer-Risiko

Fragen	Ja	Nein	Weiß nicht
Sind Sie eine Frau?			
Sind Sie älter als 60?			
Liegt Alzheimer bei Ihnen in der Familie vor?			
Wurde bei Ihrer Mutter, Vater, Schwester oder Bruder Alzheimer oder eine andere Demenz diagnostiziert?			
Sind Sie Trägerin des Apolipoprotein E (ApoE) epsilon 4?			
Haben Sie jemals ein Kopftrauma oder ein Schädel-Hirn-Trauma (SHT) erlitten?			
Praktizieren Sie oder haben Sie Sportarten oder andere Aktivitäten praktiziert, die häufig zu Verletzungen führen (wie Football, Boxen, auf dem Bau arbeiten)?			
Leiden Sie oder haben Sie längere Zeit (über 6 Monate) unter Depressionen gelitten?			
Wurde bei Ihnen jemals Herpes, Syphilis oder eine andere Infektionskrankheit diagnostiziert?			
Rauchen Sie gegenwärtig oder haben Sie das Rauchen vor weniger als fünf Jahren aufgegeben?			
Konsumieren Sie gegenwärtig Freizeitdrogen oder illegale Substanzen (z. B. Kokain, Amphetamin, LSD) oder haben Sie diese Drogen früher regelmäßig genommen?			
Haben Sie Benzodiazepame (z. B. Diazepam, Lorazepam, Temazepam, Alprazolam) länger als 6 Monate eingenommen?			
Haben Sie Antidepressiva (z. B. Sertalin, Fluoxetin, Citalopram, Escitalopram) länger als 6 Monate eingenommen?			
Haben Sie Probleme mit exzessivem Alkoholkonsum?			
Ist bei Ihnen von einer ÄrztIn oder einem Arzt eine Herz-Kreislauf-Krankheit festgestellt worden?			
Ist bei Ihnen Bluthochdruck festgestellt worden?			
Ist bei Ihnen Diabetes festgestellt worden?			
Ist bei Ihnen Prädiabetes oder Insulinresistenz festgestellt worden?			
Liegt Ihr BMI über 25?			
Wurde bei Ihnen per Bluttest ein niedriger Vitamin-B- und / oder Omega-3-Spiegel festgestellt?			

Fragen	Ja	Nein	Weiß nicht
Sind Sie in den Wechseljahren / Menopause, sei es natürlich oder aufgrund einer Ovariektomie oder Hysterektomie (d. h. operative Entfernung von Eierstöcken oder Gebärmutter)?			
Ist Ihre Ernährung reich an Fett, Zucker und / oder stark verarbeiteten Lebensmitteln (z. B. Hamburgern, Schinkenspeck, Schinken, Wurst, Käse, Butter, Eiscreme, Keksen)?			
Essen Sie an einem typischen Tag weniger als 2 Portionen Obst und Gemüse? (1 Portion entspricht der Größe eines kleinen Apfels oder etwa 80 Gramm Gemüse.)			
Haben Sie eine vorwiegend sitzende Lebensweise (d. h. verbringen Sie weniger als 2 Stunden pro Woche mit körperlichen Aktivitäten wie Gehen, Laufen, Trainieren im Fitnessstudio oder Tanzen)?			
Sorgen Sie sich, dass Ihr Gedächtnis nicht mehr so gut wie früher funktioniert (d. h. Ihr Gedächtnis ist schlechter als vor 10 Jahren)?			
Fällt es Ihnen schwer, sich an Leute, Namen, Termine oder an die Ablageorte von Dingen zu erinnern?			
Müssen Sie häufig an Sachen erinnert werden, an die Sie früher von allein gedacht haben, wie Hausarbeit, Einkaufen oder Medikamenteneinnahme?			
Haben Sie das Gefühl, Ihr Gedächtnis baue merklich ab?			
Fühlen Sie sich häufiger traurig, niedergeschlagen oder den Tränen nahe als früher, und das ohne einen offensichtlichen Grund?			
Vergessen Sie wiederholt wichtige Termine, Familienanlässe oder Feiertage?			
Erschöpft Sie Lesen stärker als in der Vergangenheit?			
Fällt es Ihnen schwer, Routineberechnungen durchzuführen, Ihre Finanzen zu regeln oder Ihr Konto zu führen?			
Haben Sie das Interesse an Ihren üblichen Aktivitäten verloren, wie Hobbys, Lesen oder geselligen Anlässen?			
Sind Sie leicht und ohne Anlass reizbar, erregt oder misstrauisch?			
Oder haben Sie begonnen, sich Dinge einzubilden (zu hören, zu sehen, zu glauben), die nicht real sind?			

Wenn Sie 22 oder mehr dieser Fragen mit «Ja» beantwortet haben, ist Ihr Risiko, Alzheimer zu entwickeln, hoch. Am besten wenden Sie sich für eine weitere Evaluierung an Ihre Ärztin oder Ihren Arzt. In einer neurologischen oder geriatrischen Praxis können die Fachleute gemeinsam mit Ihnen den besten Weg zur Vorbeugung ausarbeiten. Diskutieren Sie mit ihnen, wie sich Ihr Risiko verringern lässt, und folgen Sie den Empfehlungen in Teil III dieses Buches, die Ihnen helfen, Ihr Risiko in den Griff zu bekommen.

Wenn Sie 11 bis 21 Fragen mit «Ja» beantwortet haben, haben Sie ein mittleres Risiko, an Alzheimer zu erkranken. Vielleicht möchten Sie aber dennoch medizinischen Rat einholen und eine weitere Einschätzung erhalten.

Wenn Sie 10 oder weniger Fragen mit «Ja» beantwortet haben, ist Ihr Alzheimer-Risiko gering, und eine weitere Begutachtung ist zurzeit nicht nötig. Falls Sie sich aber Sorgen machen, zögern Sie nicht, diese mit Ihrer Ärztin oder Ihrem Arzt zu diskutieren.

Testen Sie Ihr Risiko, Herzkrankheiten zu entwickeln

Fragen	Ja	Nein	Weiß nicht
Sind Sie älter als 55?			
Hatten Sie jemals eine der folgenden Beschwerden: Herzanfall, Schlaganfall, transiente ischämische Attacke (TIA), Periphere Arterienkrankheit (d. h. Durchblutungsstörungen in Armen und / oder Beinen) oder ein abdominales Aortenaneurysma (d. h. eine Aussackung im unteren Bereich der Aorta, der Hauptschlagader des Körpers)?			
Ist bei Ihnen jemals einer der folgenden Eingriffe vorgenommen worden: Koronararterien-Bypass-OP, Angioplastie oder Stent-Platzierung (Verfahren, um verengte und verstopfte Arterien zu öffnen, indem man ein Röhrchen [Stent] in eine Arterie einsetzt, um sie offen zu halten)?			
Hatten Ihre Eltern, Geschwister oder Kinder in jungen Jahren (< 55) eine der oben genannten Eingriffe?			
Ist bei Ihnen Bluthochdruck festgestellt worden?			

Fragen	Ja	Nein	Weiß nicht
Nehmen Sie gegenwärtig Medikamente gegen Bluthochdruck ein?			
Ist bei Ihnen Diabetes festgestellt worden?			
Liegt Ihr BMI über 25?			
Liegt Ihr Taille-Größe-Verhältnis über 0,5?			
Haben Sie einen hohen Cholesterinspiegel (>200 mg/dl)?			
Haben Sie einen hohen LDL-Cholesterinspiegel (>130 mg/dl)?			
Haben Sie einen niedrigen HDL-Cholesterinspiegel (<50 mg/dl)?			
Hat Ihre Ärztin oder Ihr Arzt bei Ihnen einen hohen CRP-Spiegel festgestellt?			
Rauchen Sie gegenwärtig oder haben Sie das Rauchen vor weniger als fünf Jahren aufgegeben?			
Haben Sie mehr als 100 Zigaretten in Ihrem Leben geraucht?			
Fühlen Sie sich oft grundlos verärgert, aggressiv oder schlecht gelaunt?			
Ist Ihre Ernährung reich an gesättigten Fettsäuren, Zucker und / oder stark verarbeiteten Lebensmitteln (z. B. Hamburgern, Schinkenspeck, Schinken, Wurst, Käse, Butter, Eiscreme, Keksen)?			
Essen Sie an einem typischen Tag weniger als 2 Portionen Obst und Gemüse? (1 Portion entspricht der Größe eines kleinen Apfels oder etwa 80 Gramm Gemüse.)			
Haben Sie eine überwiegend sitzende Lebensweise (d. h. verbringen Sie weniger als 2 Stunden pro Woche mit körperlichen Aktivitäten wie Gehen, Laufen, Trainieren im Fitnessstudio oder Tanzen)?			
Ist bei Ihnen während einer Schwangerschaft jemals Bluthochdruck (Präeklampsie) festgestellt worden?			
Sind Sie in den Wechseljahren / Menopause, sei es natürlich oder aufgrund einer Ovariektomie oder Hysterektomie (d. h. operative Entfernung von Eierstöcken oder Gebärmutter)?			

Wenn Sie 12 oder mehr dieser Fragen mit «Ja» beantwortet haben, ist Ihr Risiko, eine Herzerkrankung zu entwickeln, hoch. Am besten wenden Sie sich für eine weitere Evaluierung an Ihre Ärztin oder Ihren Arzt. In einer kardiologischen Fachpraxis kann mit einer Reihe von

Tests festgestellt werden, ob Sie bereits an einer Herzkrankheit leiden oder darauf zusteuern. Diskutieren Sie mit dem medizinischem Fachpersonal, welche Schritte sie nun einleiten sollten, und folgen Sie den Empfehlungen in Teil III dieses Buches, die Ihnen helfen, Ihr Risiko zu reduzieren.

Wenn Sie 6 bis 12 Fragen mit «Ja» beantwortet haben, haben Sie ein mittleres Risiko, eine Herzerkrankung zu entwickeln. Stellen Sie sicher, dass Sie den Empfehlungen in Teil III dieses Buches folgen, um damit zu beginnen, Ihr Risiko zu senken. Überlegen Sie, Ihre Ärztin oder Ihren Arzt zu konsultieren, um eine weitere Bewertung zu erhalten.

Wenn Sie weniger als 6 Fragen mit «Ja» beantwortet haben, ist Ihr Risiko, an einer Herzerkrankung zu leiden, gering, und eine weitere Begutachtung ist zurzeit nicht nötig. Falls Sie sich aber Sorgen machen, und besonders dann, wenn Herzerkrankungen in Ihrer Familie vorliegen, zögern Sie nicht, dies mit Ihrer Ärztin oder Ihrem Arzt zu diskutieren.

Testen Sie Ihr Diabetesrisiko

Fragen	Ja	Nein	Weiß nicht
Sind Sie älter als 60?			
Leiden Mutter, Vater, Schwester oder Bruder an Diabetes?			
Liegt bei Ihnen niedriger Blutzucker, Diabetes, Bluthochdruck oder hohes Cholesterin in der Familie?			
Leiden Sie unter Bluthochdruck?			
Ist bei Ihnen eine Insulinresistenz festgestellt worden?			
Liegt Ihr BMI über 25?			
Liegt Ihr Taille-Größe-Verhältnis über 0,5?			
Ist Ihr Gesamt-Cholesterin hoch (>200 mg/dl)?			
Ist Ihr LDL-Cholesterin hoch (>130 mg/dl)?			

Fragen	Ja	Nein	Weiß nicht
Ist Ihr HDL-Cholesterin niedrig (<50 mg/dl bei Frauen)?			
Ernähren Sie sich fett- und zuckerreich? (Lesen Sie Kapitel 10, wenn Sie sich nicht sicher sind.)			
Haben Sie manchmal plötzlich und / oder häufig Heißhunger auf Zucker und andere kohlenhydratreiche Lebensmittel?			
Fühlen Sie sich unerwartet oder tagtäglich erschöpft?			
Wenn Sie Süßigkeiten essen, haben Sie 2–3 Stunden später wieder Heißhunger darauf?			
Fühlen Sie sich manchmal zittrig, nervös oder haben Kopfschmerzen, Symptome, die sich bessern, wenn Sie Süßes essen?			
Werden Sie im Schlaf durch starkes Schwitzen oder starken Durst gequält?			
Haben Sie eine überwiegend sitzende Lebensweise (d. h. verbringen Sie weniger als 2 Stunden pro Woche mit körperlichen Aktivitäten wie Gehen, Laufen, Trainieren oder Tanzen)?			
Ist bei Ihnen jemals ein Schwangerschaftsdiabetes festgestellt worden?			
Sind Sie in den Wechseljahren / Menopause, sei es natürlich oder aufgrund einer Ovariektomie oder Hysterektomie (d. h. operative Entfernung von Eierstöcken oder Gebärmutter)?			

Wenn Sie 14 oder mehr Fragen mit «Ja» beantwortet haben, ist ihr Risiko hoch, Diabetes Typ 2 zu entwickeln. Am besten wenden Sie sich für eine weitere Evaluierung an Ihre Ärztin oder Ihren Arzt. Mit Hilfe einer Reihe von Tests kann festgestellt werden, ob Sie an Diabetes oder Prädiabetes leiden. Lassen Sie sich beraten, wie nächste Schritte aussehen könnten, und folgen Sie den Empfehlungen in Teil III, um Ihr Energieniveau wiederherzustellen und Ihren Stoffwechsel auf Trab zu bringen.

Wenn Sie 7 bis 13 Fragen mit «Ja» beantwortet haben, haben Sie ein mittleres Risiko, an Diabetes Typ 2 zu erkranken. Sie sollten Ihre Ärztin oder Ihren Arzt kontaktieren, um weitere Tests durchführen zu lassen. Mit Hilfe einer Reihe von Tests kann festgestellt werden, ob ein

Risiko für Insulinresistenz oder Prädiabetes besteht. Holen Sie medizinischen Rat bezüglich Ihrer nächsten Schritte ein und folgen Sie den Empfehlungen in Teil III dieses Buches, um Ihr Risiko zu senken.

Wenn Sie weniger als 7 Fragen mit «Ja» beantwortet haben, ist Ihr Diabetes-Typ-2-Risiko gering, und eine weitere Begutachtung ist zurzeit nicht nötig. Falls Sie sich aber Sorgen machen, vor allem, weil bei Ihnen Diabetes in der Familie vorliegt, zögern Sie nicht, dies mit Ihrer Ärztin oder Ihrem Arzt zu diskutieren.

Testen Sie Ihr Risiko für Depressionen

Wenn Sie die folgenden Fragen beantworten, wählen Sie die Antworten, die am besten wiedergeben, wie Sie sich *im letzten Monat* gefühlt haben.

Fragen	Ja	Nein	Weiß nicht
Sind Sie insgesamt unzufrieden mit Ihrem Leben?			
Haben Sie das Gefühl, nicht ausreichend soziale und emotionale Unterstützung zu erhalten?			
Fühlen Sie sich ohne besonderen Grund traurig oder niedergeschlagen?			
Leiden Sie unter Stimmungsschwankungen?			
Fühlen Sie sich ohne besonderen Grund erschöpft oder energielos?			
Haben Sie kaum Interesse oder Freude an Dingen, die Sie gewöhnlich gerne tun?			
Fühlen Sie sich niedergeschlagen, deprimiert oder hoffnungslos?			
Haben Sie Schwierigkeiten einzuschlafen oder durchzuschlafen oder schlafen Sie zu viel?			
Leiden Sie unter Appetitlosigkeit oder essen Sie mehr als üblich?			
Haben Sie sich selbst gegenüber ein schlechtes Gewissen oder fühlen Sie sich als Versagerin?			
Fällt es Ihnen schwer, sich zu konzentrieren, beispielsweise beim Zeitungslesen oder beim Fernsehen?			

Fragen	Ja	Nein	Weiß nicht
Wünschen Sie sich manchmal, tot zu sein oder sich selbst zu verletzten?			
Wurde bei Ihnen eine Wochenbettdepression festgestellt oder haben Sie jemals darunter gelitten?			
Leiden oder Sie unter PMS-bezogenen Depressionen oder haben Sie jemals darunter gelitten?			
Sind Sie in den Wechseljahren / Menopause, sei es natürlich oder aufgrund einer Ovariektomie oder Hysterektomie (d. h. operative Entfernung von Eierstöcken oder Gebärmutter)?)			

Wenn Sie 8 oder mehr Fragen mit «Ja» beantwortet haben, ist ihr Risiko hoch, an Depressionen zu leiden. Am besten wenden Sie sich für eine weitere Evaluierung an Ihre Ärztin oder Ihren Arzt. Vor allem für diejenigen Frauen, die die letzten drei Fragen mit «Ja» beantwortet haben, gilt: Wahrscheinlich spielen hormonelle Veränderungen bei Ihren depressiven Gefühlen eine Rolle. Folgen Sie den Empfehlungen in Teil III dieses Buches; das sollte Ihnen helfen, Ihre Symptome zu lindern.

Wenn Sie 4 bis 7 Fragen mit «Ja» beantwortet haben, haben Sie ein mittleres Risiko, an Depressionen zu leiden. Wenn Sie sich sorgen, und vor allem, wenn Sie in der Perimenopause oder in den Wechseljahren sind oder schon in der Vergangenheit unter Depressionen gelitten haben, holen Sie medizinischen Rat ein. Die Empfehlungen in Teil III dieses Buches werden Ihnen helfen, Ihre Symptome in den Griff zu bekommen und sie hoffentlich vollständig zu revidieren.

Wenn Sie weniger als 4 Fragen mit «Ja» beantwortet haben, ist Ihr Risiko, an Depressionen zu leiden, gering, und eine weitere Begutachtung ist zurzeit nicht nötig. Falls Sie sich aber Sorgen machen, vor allem, wenn Sie in der Vergangenheit unter Depressionen gelitten haben oder Depressionen bei Ihnen in der Familie vorliegen, zögern Sie nicht, dies mit Ihrer Ärztin oder Ihrem Arzt zu diskutieren.

Wechseljahre-Screener

Fragen	Ja	Nein	Weiß nicht
Sind Sie älter als 35 Jahre?			
Sind Ihre Perioden unregelmäßig geworden (d. h. schon einmal ausgefallen)?			
Sind Ihre Perioden stärker (heftigere Blutungen) geworden?			
Sind Ihre Regelblutungen schwächer (leichtere Blutungen, Blutspritzer/ Blutflecken) geworden?			
Ist Ihr Zyklus kürzer geworden (d. h. weniger als 28 Tage oder weniger als zuvor üblich)?			
Haben Sie Phantom-Perioden erlebt (d. h. eine oder mehr Perioden sind ausgefallen)?			
Liegt Ihre letzte Periode mehr als 12 Monate zurück?			
Leiden Sie unter störenden Hitzewallungen (intensiven und plötzlichen Hitzewellen, die mit Schweißausbrüchen einhergehen)?			
Leiden Sie unter Nachtschweiß (intensiven und plötzlichen Hitzewellen, die mit nächtlichen Schweißausbrüchen einhergehen)?			
Sind Ihre Brüste deutlich empfindlicher als gewöhnlich?			
Leiden Sie unter Scheidentrockenheit oder Schmerzen beim Geschlechtsverkehr?			
Hat Ihr Sexualtrieb oder Ihr Spaß am Sex nachgelassen?			
Hat Ihr Teint sich deutlich verändert (z. B. trockener als üblich, Akne, Ekzeme etc.)?			
Hat sich Ihr Haarwachstum verändert (z. B. unerwünschte Gesichtsbehaarung oder Behaarung an anderen Körperstellen)?			
Dünnt Ihre Kopfbehaarung aus?			
Leiden Sie unter Verdauungsproblemen (Völlegefühl, Blähungen, Durchfall, Verstopfung, Übelkeit oder Sodbrennen)?			
Sind Sie manchmal inkontinent (plötzlicher und unerwarteter Abgang von Urin und / oder Fäzes)?			
Haben Sie ohne klar ersichtlichen Grund zugenommen?			
Fühlen Sie sich aufgebläht und unwohl, vor allem zur zweiten Hälfte Ihres Zyklus hin?			
Haben Sie, um die Zeit Ihrer Periode herum oder ohne eine Periode zu haben, PMS-Symptome (Krämpfe, Völlegefühl, Kopfschmerzen, Reizbarkeit)?			

Fragen	Ja	Nein	Weiß nicht
Leiden Sie unter Steifheit oder Gelenkschmerzen?			
Ist bei Ihnen Osteopenie oder Osteoporose diagnostiziert worden?			
Fühlen Sie sich müder als sonst oder haben Sie Schlafprobleme?			
Haben Sie Schwierigkeiten, sich zu konzentrieren oder an Dinge zu erinnern?			
Fühlen Sie sich oft vergesslich, benommen oder verwirrt?			
Leiden Sie um die Zeit Ihrer Periode herum an Kopfschmerzen?			
Erleben Sie untypische Stimmungsschwankungen (z. B. Traurigkeit, Reizbarkeit etc.)?			
Sind Sie manchmal deprimiert oder fühlen sich hoffnungslos?			
Sind Sie «nahe am Wasser gebaut», brechen grundlos in Tränen aus oder werden leicht emotional?			
Fühlen Sie sich überfordert oder verstimmt?			
Fühlen Sie sich ängstlicher, als Ihnen normal erscheint?			
Haben Sie Panikattacken?			
Haben Sie in der Vergangenheit unter einem hormonellen Ungleichgewicht gelitten (Schilddrüsenprobleme, Ovarialsyndrom, Insulinresistenz, Diabetes)?			
Nehmen Sie verschreibungspflichtige Antikonzeptiva ein?			
Leiden Sie unter Unfruchtbarkeit oder verminderter Fruchtbarkeit (können eine Schwangerschaft nicht bis zum Ende austragen)?			
Haben Sie sich einer medizinischen Behandlung unterzogen, wie Hysterektomie oder Chemotherapie, die zu einer vorzeitigen Menopause führt?			
Unterziehen Sie sich gegenwärtig einer Hormonersatztherapie oder versuchen Sie, diese abzusetzen?			

Wenn Sie 18 oder mehr Fragen mit «Ja» beantwortet haben, zeigen Sie viele Symptome eines hormonellen Ungleichgewichts. Vermutlich befinden Sie sich in der Perimenopause oder in den Wechseljahren. Am besten wenden Sie sich für eine weitere Evaluierung an Ihre Ärztin oder Ihren Arzt. Überdies sollten sie Sie den Empfehlungen in Teil III folgen, die Ihnen helfen, diese Symptome zu normalisieren, indem Sie die Hormonspiegel verbessern.

Wenn Sie 9 bis 17 Fragen mit «Ja» beantwortet haben, weisen Sie einige Symptome eines hormonellen Ungleichgewichts auf. Das ist der richtige Zeitpunkt, um medizinischen Rat zu suchen und um eine weitere Einschätzung Ihrer Situation zu bitten, während Sie den Empfehlungen zum hormonellen Gleichgewicht in Teil III dieses Buches folgen.

Wenn Sie weniger als 9 Fragen mit «Ja» beantwortet haben, zeigen Sie kaum Symptome eines hormonellen Ungleichgewichts, und eine weitere Begutachtung ist zurzeit nicht nötig. Denken Sie daran, dass dies der beste Zeitpunkt ist, sich auf das vorzubereiten, was vor Ihnen liegt, und den präventiven Empfehlungen zu folgen, die in den nächsten Kapiteln skizziert werden.

Stress-Screener

Wenn Sie die folgenden Fragen beantworten, wählen Sie die Antworten, die am besten wiedergeben, wie Sie sich *in den letzten zwei oder drei Monaten* gefühlt haben.

Frage	oft	manchmal	selten
Leiden Sie unter einem der folgenden Symptome: Kopfschmerzen, Brustschmerzen, Muskelspannungen, Übelkeit oder veränderter Libido?			
Sorgen Sie sich übermäßig und fühlen sich durch Ihre Pflichten überfordert?			
Fällt es Ihnen schwer, sich auf eine Aufgabe zu konzentrieren oder motiviert zu bleiben?			
Leiden Sie unter Reizbarkeit, Traurigkeit oder Wut?			
Leiden Sie unter Appetitlosigkeit oder essen Sie mehr als gewöhnlich?			
Haben Sie Probleme mit Ihrem Koffein-, Alkohol- oder Tabakkonsum?			

Frage	oft	manchmal	selten
Ziehen Sie sich zurück oder fühlen Sie sich in Menschengruppen überfordert?			
Leiden Sie häufig unter Erkältungen und Grippe?			
Leiden Sie unter Verdauungsstörungen, Reflux oder Magengeschwüren?			
Haben Sie Heißhunger auf Zucker, besonders nach dem Abendessen?			
Haben Sie Bauchspeckröllchen entwickelt? Haben Sie um die Taille zugenommen?			
Haben Sie Herzklopfen?			
Fällt es Ihnen schwer, einzuschlafen und / oder durchzuschlafen?			
Leiden Sie unter Angststörungen?			
Leiden Sie unter Erschöpfung oder Burnout (trinken Sie z. B. Kaffee, um in Gang zu bleiben)?			
Ist Ihre Sicht auf das Leben und die Menschen sehr negativ geworden?			
Haben Sie das Gefühl, Ihre Ausdauer habe sich verringert, vor allem nachmittags und abends?			
Haben Sie Sorge, dass sich Ihre Fähigkeit zur Problemlösung verringert haben könnte?			
Haben Sie sich schwergetan, sich von Erkältungen, Grippen oder anderen Infektionen zu erholen?			
Stellen Sie fest, dass Sie «emotional essen» (z. B. ungesunde Nahrungsmittel, ohne hungrig zu sein, als Reaktion auf Stress oder schwierige Gefühle)?			
Fühlen Sie sich schwindelig, wenn Sie aus sitzender oder liegender Position aufstehen?			
Brechen Sie manchmal ohne Grund in Tränen aus oder reagieren rasch emotional?			
Haben Sie morgens das Gefühl, nicht aufstehen zu können oder erst nach zwei Tassen Kaffee «aufzuwachen»?			
Stellen Sie fest, dass Ihre Stresstoleranz sinkt?			
Leiden Sie unter einem niedrigen oder schwankenden Blutzuckerspiegel?			
Leiden Sie unter Angstgefühlen oder Depressionen?			
Leiden Sie unter Spannungskopfschmerz?			
Ist bei Ihnen ein hoher Cortisolspiegel im Blut festgestellt worden?			

Wenn Sie 18 oder mehr Fragen mit «Ja» beantwortet haben, ist ihr Risiko hoch, aufgrund Ihrer Stressbelastung gesundheitliche Probleme zu entwickeln, oder Sie leiden möglicherweise bereits darunter. Dies kann auch mit einem erhöhten Cortisolspiegel einhergehen. Am besten wenden Sie sich für eine weitere Evaluierung und Testung an Ihre Ärztin oder Ihren Arzt. Um ihre Gesundheit zu schützen, ist es für Sie entscheidend wichtig, die Stressbelastung in Ihrem Leben zu senken, indem Sie den Empfehlungen zur Stressreduktion strikt folgen, die im nächsten Kapitel vorgestellt werden.

Wenn Sie 8 bis 17 Fragen mit «Ja» beantwortet haben, hat Ihre Stressbelastung wahrscheinlich gewisse Auswirkungen auf Ihre Gesundheit. Auch wenn Sie bislang noch nicht unter ernsten gesundheitlichen Folgen zu leiden haben, ist es wichtig, eine gesunde Lebensweise zu entwickeln, zu der auch Techniken zur Stressreduktion gehören. Bekommen Sie Ihren Stress mit gesunder Ernährung und genügend Schlaf in den Griff und lernen Sie, Ihr emotionales Wohlergehen zu managen, indem Sie die Empfehlungen, die in den nächsten Kapiteln vorgestellt werden, strikt befolgen.

Wenn Sie weniger als 8 Fragen mit «Ja» beantwortet haben, ist Ihre Stressbelastung gering, und es ist unwahrscheinlich, dass Ihr Cortisolspiegel zu hoch ist. Wenn es jedoch Stress in Ihrem Leben gibt oder Sie sich manchmal abgeschlagen und überfordert fühlen, stellen Sie sicher, Stress durch gesunde Ernährung, körperliche Bewegung, Schlaf und die Stressreduktionstechniken fernzuhalten, die in den folgenden Kapiteln vorgestellt werden.

Ein Blick aufs große Ganze

Nun, da Sie die Fragebögen beantwortet haben, tragen Sie Ihre Resultate als hohes, mittleres oder niedriges Risiko in die folgende Tabelle ein.

Risiko	Alzheimer	Herzkrankheit	Diabetes	Depressionen	Hormonelles Ungleichgewicht	(Wechseljahre)	Stress
Hoch							
Mittel							
Niedrig							

Hier sind einige Beispiele, warum dies hilfreich ist. Eine unserer Patientinnen, Frau KS, 53 Jahre alt, bei der gerade die Diagnose «Wechseljahre» gestellt wurde, hatte folgende Ergebnisse:

Risiko	Alzheimer	Herzkrankheit	Diabetes	Depressionen	Hormonelles Ungleichgewicht	(Wechseljahre)	Stress
Hoch	X		X		X		
Mittel		X					
Niedrig			X		X		

Im Fall von Frau KS ist es wichtig, die Wechseljahre- und Diabetessymptome anzugehen, die zu dem erhöhten Alzheimer-Risiko beitragen könnten. Angesichts der Verbindung zwischen Wechseljahren und Insulinresistenz ist eine Stabilisierung ihres Insulin- und Glukosespiegels ein entscheidender Schritt in ihrem Behandlungsplan.

Eine andere Patientin, Frau MV, 45 Jahre alt und in der Perimenopause, erhielt folgende Ergebnisse:

Risiko	Alzheimer	Herzkrankheit	Diabetes	Depressionen	Hormonelles Ungleichgewicht	(Wechseljahre)	Stress
Hoch	X			X	X	X	
Mittel		X	X				
Niedrig							

Im Fall von Frau MV müssen wir uns um das hohe Stressniveau kümmern, die die Gehirnsymptome der Wechseljahre verstärken und ihre Stimmung beeinflussen können, indem sie sich auf die hormonelle Gesundheit auswirken. Stress, Depressionen und hormonelles Ungleichgewicht in den Wechseljahren sind alles bekannte Risikofaktoren für Alzheimer.

Nachdem Sie nun Ihre eigenen Risiken identifiziert haben, schlagen Sie das nächste Kapitel auf, wo Sie maßgeschneiderte Empfehlungen finden, die zur Reduzierung Ihrer besonderen Risiken sinnvoll sind. Diese Empfehlungen sollen Ihnen Richtlinien für einen gesunden Lebensstil an die Hand geben, die zu Hause durchgeführt und auf einer tagtäglichen Basis umgesetzt werden können. Wir werden auch über verschreibungspflichtige Medikamente reden, die hilfreich sein können und von einigen Frauen benötigt werden. Dennoch empfehle ich stets, zunächst einmal mit Lebensstilveränderungen zu beginnen und diesen Empfehlungen *mindestens drei Monate lang* zu folgen, bevor man sich Medikamenten zuwendet. Wählen Sie diejenigen Empfehlungen, die Ihr spezifisches Risiko adressieren, um daraus maximale Vorteile für Ihre individuellen Bedürfnisse zu ziehen, und schauen Sie, wie Sie sich damit fühlen. Heutzutage ist endlich jede Frau in der Lage, ihre Gesundheit in ihre eigenen Hände zu nehmen und ihre

Lebensstilentscheidungen zu optimieren, um ihr Gehirn zu stärken und für ein möglichst langes, gesundes Leben voller Erinnerungen zu sorgen.

TEIL III

Handeln: Optimale Hirngesundheit, minimale Risiken

KAPITEL 8

Brauchen Sie wirklich Hormonpräparate, Antidepressiva und andere Medikamente?

Viele Frauen jenseits der vierzig haben wohl schon einmal die Einnahme von Östrogenen erwogen. Wenn Sie auf die fünfzig und die Wechseljahre zugehen, denken Sie vielleicht darüber nach, sich näher mit der Einnahme von bzw. der Hormonersatztherapie (HET, auch bekannt unter dem Kürzel MHT für «menopause hormone treatment») mit Östrogenen zu befassen. Sie sind schon in den Wechseljahren? Könnte die HET auch dann noch das Richtige für Sie sein? Und wenn Sie die sechzig schon überschritten haben, nehmen Sie dann bereits Hormone ein, oder haben Sie für sich einen anderen Weg gewählt? Wie auch immer Sie entschieden haben – woher wissen Sie, dass diese Entscheidung die richtige war?

Die Frage, ob sie verschreibungspflichtige Medikamente für die Menopause einnehmen sollen, ist heute nicht leicht zu beantworten. Früher war die Sache klar: Sobald die Wechseljahre einsetzten, war es Zeit, Hormonpräparate einzunehmen. Noch vor 15 Jahren wurde Frauen nach Eintritt in die Wechseljahre quasi automatisch ein Rezept für die Hormonersatztherapie angeboten, die tatsächlich die naheliegendste Behandlung von Wechseljahresbeschwerden ist. Mit der HET werden Östrogen oder Östrogen und Progesteron ersetzt, die die Eierstöcke in den Wechseljahren nach und nach nicht mehr bilden.

Die Substitution dieser Hormone ist im Prinzip sinnvoll, doch wird die Entscheidung weder den Versorgenden noch den Patientinnen leichtgemacht, denn manches spricht dafür, manches aber auch dagegen. Viele Frauen fürchten die HET sogar, weil sie gelesen haben, dass diese das Krebsrisiko erhöhen kann. Stimmt das? Betrachten wir die Sache einmal genauer.

Hormonersatztherapie in den Wechseljahren: die Anfänge

Im Verlauf der Geschichte behandelte man Frauen in den Wechseljahren mit jedem nur denkbaren Mittel, von Opium bis Akupunktur, vom Gebet bis zur Operation. Erst in den 1930er Jahren entdeckte man das Östrogen und somit den Zusammenhang zwischen Östrogenrückgang und Wechseljahren. Fieberhaft wurde nach einer Lösung gesucht, und schließlich genehmigte die US-Arzneimittelbehörde (FDA) in den 1940er Jahren den Einsatz von Östrogenen zur Behandlung von Wechseljahresbeschwerden. Dahinter steckte der Gedanke, dass die Substitution der Östrogene, die der weibliche Körper nicht mehr selbst produzierte, vor Herz-Kreislauf-Erkrankungen und Osteoporose (Knochenschwund) schützen und die plötzlichen Hitzewallungen lindern könne.

Im Jahr 1942 brachte das Pharmaunternehmen Wyeth das Östrogenpräparat Premarin auf den Markt, das sofort zum Bestseller wurde. Bis in die 1970er Jahre hinein verkaufte sich Premarin blendend; dann wurde es in Zusammenhang mit einem erhöhten Risiko für Endometriumkarzinome (Krebserkrankungen der Gebärmutterschleimhaut) gebracht. Die Kombination von Östrogen mit einem Progestin (einer synthetischen Form des Gestagens Progesteron) aber schien die Behandlung wieder sicher und wirksam zu machen; ein zweites Präparat kam auf den Markt, Prempro. Prempro enthielt Östrogen und ein Progestin und war eine logische Weiterentwicklung der Therapie, da beide Hormone auch im Körper der Frau miteinander wechselwirken.

Östrogen lässt unter anderem die Zellen der Brust und der Gebärmutter wachsen; das Progesteron dagegen hält dieses Zellwachstum in Schach. In den 1990er Jahren waren Mediziner und Gesundheitsbehörden weltweit überzeugt davon, dass die neue HET-Formulierung ideal für Frauen nach der Menopause sei.

Diese Überzeugung beruhte zum Teil auf Beobachtungsstudien, die die positive Wirkung der HET auf die Herzgesundheit sowie die Gesamtsterblichkeit zeigten.[1] Die Nurses' Health Study etwa, eine der weltweit größten prospektiven Längsschnittstudien zu Risikofaktoren für wichtige chronische Erkrankungen bei Frauen, beschrieb einen Rückgang des Risikos für die koronare Herzkrankheit um elf Prozent bei Frauen mit HET im Vergleich zu Frauen, die nie Hormone eingenommen hatten.[2] Dies erregte große Aufmerksamkeit, denn in der westlichen Welt ist die koronare Herzkrankheit nicht nur die häufigste Form der Herzerkrankung, sondern auch eine führende Todesursache bei Männern wie auch bei Frauen.

Die HET kam in den USA verbreitet zum Einsatz, noch bevor die Regierung sie formellen klinischen Tests unterziehen konnte. Im Jahr 1993 schließlich brachte das National Heart, Lung, and Blood Institute die Women's Health Initiative (Frauengesundheitsinitiative) auf den Weg, in deren Rahmen auch eine auf 15 Jahre angelegte Studie mit mehr als 160 000 Frauen nach der Menopause begonnen wurde; mit dieser sollte die HET formell überprüft werden, besonders im Hinblick auf die Vorbeugung von Herz-Kreislauf-Erkrankungen. Damals war es bereits zum Standard geworden, bei jeder Frau mit intaktem Uterus Östrogen in der Therapie mit einem Progestin zu kombinieren, um das (mit der reinen Östrogentherapie einhergehende) Risiko für Gebärmutterkrebs zu senken. Bei Frauen, deren Gebärmutter entfernt worden war (Hysterektomie), war dagegen eine reine Östrogentherapie üblich, weil der Uterus nicht mehr vorhanden und somit das Krebsrisiko gering war. Im Rahmen der Women's Health Initiative wurden zwei groß angelegte, randomisierte klinische Studien durchgeführt, die diese Unterscheidung widerspiegeln sollten.

Bei der ersten, als Estrogen-alone Study bezeichneten Studie erhielten Frauen, die eine Hysterektomie hinter sich hatten, eine reine Östrogentherapie. Die zweite Studie, die Estrogen plus Progestin Study, war für Frauen konzipiert, die ihre Gebärmutter noch hatten und die deshalb eine kombinierte Östrogen-Progestin-Therapie erhielten. Daneben wurden Tausende von Teilnehmerinnen nach dem Zufallsprinzip einer der beiden Hormonbehandlungen zugeordnet, oder sie erhielten ein Placebo. Die Studien sollten etliche Jahre laufen.

Dann platzte die Bombe und erschütterte das medizinische Establishment. Im Jahr 2003 wurden beide Studien abrupt beendet, nachdem erste Daten darauf hingedeutet hatten, dass die HET genau das Gegenteil von dem bewirkte, was beabsichtigt worden war.[3] Die Behandlung verfehlte nicht nur das Ziel, das Risiko für Herz-Kreislauf-Erkrankungen zu senken, nein: Beide Ansätze ergaben sogar ein erhöhtes Risiko für Schlaganfall und Thrombosen. Und als wäre dies nicht schon genug, erhöhte die Östrogen-plus-Progestin-Therapie auch noch das Brustkrebsrisiko.

Diese schockierenden Nachrichten warfen alles über Bord, woran Ärztinnen und Ärzte mehr als ein halbes Jahrhundert lang geglaubt hatten. Praktisch über Nacht brachen fast 80 Prozent der amerikanischen Frauen, die diese Therapien genutzt hatten, diese von jetzt auf gleich ab; zugleich zogen mehrere von ihnen vor Gericht. Die Verkaufszahlen stürzten ab. Die HET galt jetzt als tödlich. Zu allem Überfluss wurde sie nun auch noch mit einem erhöhten Demenzrisiko in Verbindung gebracht,[4] was die Sorgen der Frauen hinsichtlich der Langzeitwirkung der Behandlung noch vergrößerte. All dies geschah in schneller Folge, und die Entwicklung weiterer Medikamente für die Wechseljahre kam abrupt zum Erliegen.

Die Krise stieß nicht etwa weitere Forschungen an, um den erkannten Herausforderungen erfolgreich zu begegnen; vielmehr wurde die Arbeit daran vollkommen eingestellt. Bis heute ist die heute berüchtigte Women's Health Initiative, die vor mehr als 20 Jahren mit mehreren Studien durchgeführt wurde, die weltweit umfassendste Informationsquelle hinsichtlich der Risiken und Vorteile der HET. Da es keine besseren Quellen gibt, haben Frauen in aller Welt verständlicherweise immer noch Angst vor der HET, und sie stehen ganz allein vor der Entscheidung, wie sie durch diesen eigentlich entscheidenden Abschnitt ihres Lebens navigieren sollen.

Der richtige Zeitpunkt

Schon wenige Jahre nach dem Ende der Women's Health Initiative kamen Forscherinnen und Forscher zu dem Schluss, dass die anfänglichen Interpretationen der Studienergebnisse zumindest teilweise unzutreffend waren. Nach genaueren Untersuchungen kam Kritik bezüglich des Ansatzes der Initiative und der Relevanz ihrer Befunde auf.

Der auffälligste Mangel bestand darin, dass die Studien vor allem mit Frauen in ihren Sechzigern und Siebzigern durchgeführt worden waren, die somit ihre Menopause schon lange hinter sich hatten. Wie sich später herausstellte, litten viele der Frauen schon vorher an genau jenen Erkrankungen, die durch die HET hätten vermieden werden können, wenn sie früher mit der Therapie begonnen hätten; dies galt besonders für Herz-Kreislauf-Erkrankungen. Da die Arteriosklerose (krankhafte Einlagerung von fetthaltigen Substanzen in den Arterienwänden) bei Frauen meist nach der Menopause einsetzt, bewirkte die späte Gabe der Hormonersatzpräparate vermutlich, dass die Therapie bereits entwickelte Symptome nicht mehr so gut bekämpfen oder lindern konnte. Die HET schien auch das Risiko einer Thrombose (Bildung eines Blutgerinnsels in einem Blutgefäß), für die besonders ältere Frauen anfällig sind, zu erhöhen. Dies wiederum trug zum vermehrten Auftreten von Herzinfarkten bei.

Auch die Frage nach Dosis und Häufigkeit der Hormongaben rief Kritik hervor. Beispielsweise überprüfte man nur – für jene Zeit typisch – hochdosierte Hormongaben. Ob andere Dosierungen, andere

Formen der Hormone oder andere Arten der Verabreichung sicherer oder effektiver gewesen wären, blieb ungeklärt. Ein weiteres Problem bestand darin, dass es als sicher galt, Frauen Östrogen zu verabreichen und dies lebenslang beizubehalten. Inzwischen denkt man darüber anders. Aktuell geht man davon aus, dass die HET vor allem als kurzfristige Lösung dienen sollte, und dies auch nicht bei allen Frauen.

Ähnlich unglücklich war die Tatsache, dass Ärztinnen und Ärzte Wechseljahressymptome jahrzehntelang mit einer einzigen Standardtherapie behandelten. Viele Ärztevereinigungen sind sich heute jedoch darin einig, dass der pauschale Einsatz von Östrogen tatsächlich falsch ist. Wie die Medizin inzwischen erkannt hat, erlebt jede Frau die Wechseljahre ganz unterschiedlich, und genauso unterschiedlich sollten auch die jeweiligen Behandlungspläne sein. Leider wurden aber die Studienergebnisse der Women's Health Initiative auf alle Frauen und alle HET-Pläne verallgemeinert.

Solche Erkenntnisse haben weitere Überlegungen und Forschungen angeregt, besonders weil so viele neue Fragen auftauchten. Ein Beispiel dafür, das rückblickend betrachtet so naheliegend erscheint, ist die Frage, ob der Einsatz von Hormonen für jüngere Frauen als jene aus den Studien andere Risiken und Vorteile birgt. Gibt es ein optimales Alter, um mit der HET zu beginnen, oder eine optimale Dauer der Behandlung? Gibt es Formulierungen und Applikationsformen, die sicherer und wirksamer sind?

In den letzten Jahren wurden die Daten aus der Women's Health Initiative nochmals analysiert, und etliche der ursprünglichen Folgerungen wurden aktualisiert und revidiert. Eine dieser Entwicklungen bezieht sich auf das Konzept eines günstigen Zeitfensters, des «richtigen Zeitpunkts» für den Beginn der Hormontherapie. Diese Vorstellung hat in jüngerer Zeit verstärkt Aufmerksamkeit erhalten, denn heute wissen wir, dass Nutzen und Risiken der Gabe dieser Hormone vor allem damit variieren, wie alt die Frau ist und wie lange sie sich schon in den Wechseljahren befindet.

Die Bedeutung dieser Faktoren wurde dank anschließender Analysen von Daten, die nach dem Aussetzen der Studien gesammelt wurden, besonders deutlich; diese erbrachten ganz andere Ergebnisse als die ursprünglich angeführten. Die Neubewertung ergab, dass bei Frauen, die vor dem 60. Lebensjahr bzw. binnen zehn Jahren nach Einsetzen der Wechseljahre mit der HET begonnen hatten, die Mortalitätsrate niedriger war als bei jenen, die keine HET gemacht hatten.[5] Eine spätere zusammenfassende Analyse von 30 klinischen Studien ergab zudem, dass Frauen, die vor dem 60. Lebensjahr mit der HET begonnen hatten, ein um 39 Prozent geringeres Sterberisiko hatten als jene, die dies nicht getan hatten.[6]

Eine weitere klinische Studie mit mehr als 600 Frauen, genannt Early Versus Late Intervention Trial with Estradiol (ELITE), lieferte überdies recht schlüssige Belege dafür, dass die HET den Prozess der Atherosklerose (Plaquebildung in den Arterienwänden) durchaus verlangsamen kann, wenn die Therapie kurz nach der Menopause einsetzt.[7] Dies konnte mit einem Rückgang der Herzinfarkte und der durch Herz-Kreislauf-Probleme bedingten Todesfälle um 32 Prozent in Verbindung gebracht werden.[8] Außerdem sieht man heute einen Zusammenhang zwischen einem frühen Beginn der HET und einem Rückgang des Risikos für Todesfälle im Zusammenhang mit Oberschenkelhals- und sonstigen Knochenbrüchen aufgrund von Osteoporose.

Und noch eine Wendung: Manche Fachleute gehen heute davon aus, dass eine reine Östrogentherapie – zumindest wenn keine Kontraindikationen wie etwa Krebs vorliegen – bei Frauen mit verfrühter Menopause (besonders solchen, denen die Gebärmutter mitsamt den Eierstöcken operativ entfernt wurde) geradezu lebensrettend sein kann. Es mag Sie erstaunen zu lesen, dass die Hysterektomie beispielsweise in den USA die zweithäufigste bei Frauen durchgeführte Operation ist – und die häufigste Ursache für eine frühe Menopause.[9] Die chirurgisch induzierte Menopause unterscheidet sich sehr von der natürlichen. Frauen, die diese Operation durchführen lassen, sind meist jünger (oft eher Anfang vierzig als in den Fünfzigern), und der anschließende

Abfall des Östrogenspiegels erfolgt plötzlich, nicht nach und nach. Dadurch sind die Patientinnen anfälliger für die negativen Effekte des Hormonmangels, die letztlich das Risiko für Herz-Kreislauf-Erkrankungen, Osteoporose und nachlassende kognitive Leistungsfähigkeit, womöglich sogar einen vorzeitigen Tod erhöhen können.[10] Zwar ist dieser Zusammenhang noch durch zusätzliche Forschungen zu untermauern, doch die Daten zeigen, dass im Verlauf der Zehn-Jahres-Periode nach Beendigung der Studie der Women's Health Initiative mindestens 18 601, vielleicht sogar bis zu 91 610 Frauen in der Postmenopause, die eine Hysterektomie hatten, vorzeitig an Herz-Kreislauf-Erkrankungen starben, vermutlich weil sie kein Östrogen einnahmen.[11]

Die laufenden Forschungen deuten insgesamt darauf hin, dass die HET, wenn sie wohlüberlegt und über eine angemessene Zeitdauer (individuell vorgegeben durch die medizinische Vorgeschichte der Patientin) durchgeführt wird, vermutlich manche weitreichenden Vorteile hat. Da dies jedoch bislang nur durch Beobachtungsstudien und die Neubewertung von klinischen Studien, die auf andere Fragestellungen abzielten, belegt ist, sind weitere Forschungen notwendig, um diese Fragen schlüssig beantworten zu können.

Derweil sind viele Ärztinnen und Ärzte generell schlecht darauf vorbereitet, sich mit den Sorgen der Frauen hinsichtlich der HET auseinanderzusetzen. Eine Frau, die heute in die Wechseljahre kommt, will vor allem wissen, ob sie Östrogen einnehmen und womöglich eine Krebserkrankung riskieren soll oder nicht. Wenn sie Östrogene ablehnt, wie soll sie dann die täglichen Hitzewallungen durchstehen? Was hilft ihr gegen die wechseljahresbedingten Depressionen, Angstgefühle und Schlafprobleme? Wie steht es mit dem Demenzrisiko? Welche Ärztinnen und Ärzte können uns fachkundig helfen? Als Frauen suchen wir alle nach Lösungen, um effizient und wirksam mit den Wechseljahren klarzukommen. Die Nachfrage ist riesig, aber wir bekommen kaum Rat und Lösungen an die Hand.

In diesem Kapitel möchte ich Antworten auf die drängendsten Fragen geben. Zunächst werden wir auf die grundlegenden Nutzen und

Risiken der HET eingehen. Anschließend befassen wir uns mit der Frage, ob eine Hormontherapie für Sie in Frage kommt oder ob andere Lösungen besser geeignet sind, um Sie von Wechseljahresbeschwerden zu befreien.

HET heute: zur rechten Zeit am rechten Ort

Birgt die HET wirklich ein Krebsrisiko?

Viele Frauen entscheiden sich vor allem deshalb gegen eine HET, weil die Möglichkeit besteht, eine Krebserkrankung zu entwickeln. Das verwundert nicht und muss sehr ernst genommen werden.

Wie schon am Beginn des Kapitels angemerkt, stammt die Verknüpfung von Hormontherapie und Krebs aus der Women's Health Initiative. In deren Estrogen plus Progestin Study zog die Einnahme von Hormonen eine höhere Inzidenz von Brustkrebs nach sich als die Einnahme eines Placebos.[12] Die Estrogen-alone Study dagegen kam zum gegenteiligen Ergebnis: Die Behandlung ging mit einer um 23 Prozent verringerten Inzidenz von Brustkrebs bei Frauen einher, die sich einer Hysterektomie unterzogen hatten.[13] Noch viele Jahre nach Abbruch der Women's Health Initiative blieb das Brustkrebsrisiko für die Teilnehmerinnen bemerkenswert niedrig. Zwischen diesen Ergebnissen besteht somit ein klarer Widerspruch, den es zu untersuchen gilt.

Wohlgemerkt, die beiden Studien wurden nicht aufgrund des Krebsrisikos abgebrochen, sondern weil die HET zu einem erhöhten Risiko für Herz-Kreislauf-Erkrankungen führte. Wie nuanciert und letztlich verwirrend die Ergebnisse der beiden Studien auch waren, die Medien hoben vor allem die Korrelation mit Krebs hervor – so sehr, dass allgemeine Panik hinsichtlich des Krebsrisikos für alle Frauen entstand. Heute, viele Jahre später, wissen wir deutlich mehr über die Faktoren, die das Krebsrisiko bei der HET beeinflussen.[14]

Zunächst einmal spielt bei Ihrer persönlichen Entscheidungsfindung eine Rolle, ob Sie eine Hysterektomie hatten oder nicht. Wie schon erwähnt, gilt die reine Östrogentherapie für Frauen, deren Gebärmutter entfernt wurde, als sicher; für die anderen ist die Kombination von Östrogen und Progestin eine sicherere Wahl. Dennoch ist das Krebsrisiko für Frauen mit einer persönlichen Brust-, Gebärmutter- oder Eierstockkrebs-Vorgeschichte hoch. Für diese Frauen empfiehlt sich die HET *nicht*, da sie das Risiko für ein Wiederauftreten erhöhen kann. Generell sollten Frauen, die selbst eine Brustkrebserkrankung überstanden oder Brustkrebsfälle in der Familie haben, über nicht hormonelle Therapien nachdenken, wie ich sie in den nächsten Kapiteln vorstelle.

Bei Frauen ohne Krebs-Vorgeschichte hängt das Risiko vor allem von der Dauer der Hormonanwendung ab, denn das Risiko steigt, je länger die HET andauert. Zwar gibt es noch nicht viele Daten, doch scheint das Risiko auch je nach Art des verwendeten Progestins zu variieren: Das in den Studien der Women's Health Initiative verwendete Medroxyprogesteron (MPA) erhöht das Risiko nachgewiesenermaßen erheblich, während beispielsweise mikronisiertes Progesteron ein geringeres Risiko birgt.[15]

Bei den Frauen ohne Hysterektomie muss überdies zwischen «relativem» und «absolutem» Krebsrisiko im Zusammenhang mit der HET unterschieden werden. Wenn Sie zu Ihrer Ärztin oder Ihrem Arzt gehen und über Risiken in Bezug auf die Gesundheit sprechen, basieren die von den medizinischen Fachleuten geäußerten Schätzungen meist auf dem sogenannten *relativen Risiko*. Dieses entspricht einer allgemeinen Einschätzung des Risikos im Verhältnis zu anderen Personen, meist Patientinnen oder Patienten, die das Arzneimittel nicht einnehmen. Das *absolute Risiko* dagegen ist eine Einschätzung des Risikos für eine bestimmte Person.

Betrachten wir je ein Beispiel für beide. Es folgt ein wenig Mathematik, aber lassen Sie sich nicht abschrecken!

Angenommen, Sie lesen in der Zeitung, dass ein neues Arzneimittel wahre Wunder gegen Hitzewallungen bewirkt, als Nebenwirkung aber das Krebsrisiko um 50 Prozent erhöht. Klingt ziemlich erschreckend, nicht wahr? Doch dies ist eine Schätzung des relativen Risikos.

Es besagt, dass das Krebsrisiko in einer Gruppe Patientinnen, die das Arzneimittel eingenommen haben, im Vergleich zu einer anderen Gruppe von Patientinnen, die das Mittel nicht eingenommen haben, um 50 Prozent angestiegen ist. Ob das sehr schlechte Neuigkeiten sind oder nicht, hängt von zwei Faktoren ab: Wie viele Patientinnen waren am Anfang Teil der Studie, und wie viele nicht behandelte Patientinnen entwickelten Krebs? Nehmen wir beispielsweise an, dass von 100 Patientinnen, die das Medikament nicht eingenommen haben, zwei trotzdem Krebs entwickelten. Und nehmen wir an, dass Sie im Kleingedruckten entdecken, dass in der anderen Gruppe aus 100 Patientinnen, die in der Studie behandelt wurden, drei Personen Krebs bekamen. Kurzum, das neue Arzneimittel erhöhte die Krebsinzidenz lediglich um einen Fall im Verhältnis zu dem, was sowieso passiert wäre – statt zwei also drei Fälle. Plötzlich wirkt dieser so beeindruckend klingende Anstieg um 50 Prozent gar nicht mehr so gewaltig.

Hätte das Medikament jedoch die Anzahl der Krebspatientinnen von 20 auf 30 erhöht, wäre das wahrlich ein Problem. In beiden Fällen liegt ein Anstieg um 50 Prozent vor, doch absolut betrachtet, kommt es mehr auf die tatsächliche Anzahl von betroffenen Leben an als auf ein prozentuales Verhältnis. Bedenken Sie dies, während wir die Zahlen zu HET und Krebsrisiko betrachten.

Die Forscher der (mit Krebs in Verbindung gebrachten) Estrogen plus Progestine Study der Women's Health Initiative schätzten, dass bei jeweils 10 000 Frauen die Inzidenz für Brustkrebs in der behandelten Gruppe bei 38 Fällen lag, in der unbehandelten Gruppe dagegen bei 30. Das relative Risiko bei Frauen, die sich einer HET unterzogen, war also um 26 Prozent höher. Absolut gesehen bedeutete es aber, dass unter 10 000 Frauen, die ein Jahr lang Hormone einnehmen, die Behandlung nur acht Brustkrebsfälle mehr nach sich ziehen würde als in einer entsprechend großen Gruppe ohne Behandlung. Natürlich ist jeder Krebsfall einer zu viel, doch acht zusätzliche Fälle unter 10 000 Frauen sind weit weniger beängstigend als die Formulierung «ein um 26 Prozent erhöhtes Brustkrebsrisiko». Bei jeder Auswertung und

Interpretation von Daten sollten wir uns also die Zeit nehmen, solche Unterscheidungen zu machen. Es ist die Mühe wert.

Viele Jahre und etliche Studien später ist man allgemein der Ansicht, dass die Zunahme des Krebsrisikos durch die HET so gering ist, dass Frauen die Entscheidung selbst abwägen können (wenn sie nicht bereits ein hohes Krebsrisiko haben[16] und die richtige Formulierung für die richtige Zeitdauer erhalten). Jede Patientin sollte individuell als Kandidatin für die HET beurteilt werden, sodass alle möglichen Risiken und Nutzen für sie Berücksichtigung finden.

Der letzte Abschnitt dieses Kapitels beschreibt, wie Sie Ihr Krebsrisiko kalkulieren können; Diagramme sollen Ihnen dabei helfen zu ermitteln, welche Therapie für Sie angesichts Ihrer persönlichen Risikofaktoren vermutlich die beste ist.

HET und Alzheimer-Risiko

Wenden wir uns nun einem anderen heiklen Thema zu: Vergrößert die Hormontherapie das Risiko einer Demenz?

Die Demenzforschung hat keiner Medikation für Frauen mehr Aufmerksamkeit geschenkt als der HET. Dennoch stammen die meisten Belege bis heute aus der wohlbekannten Women's Health Initiative, deren Studienergebnisse leider noch immer den meisten Entscheidungen zugrunde liegen.

Das ist so, weil sie noch eine weitere Studie umfasste, die Women's Health Initiative Memory Study (WHIMS). Diese ist bis heute die größte und am längsten dauernde randomisierte, placebokontrollierte Studie zu den Auswirkungen der HET auf das Demenzrisiko. Die WHIMS wollte ermitteln, ob die HET einer Demenz effektiv vorbeugen konnte; sie konzentrierte sich auf Frauen in der Postmenopause, die zu Beginn der Studie 65 Jahre oder älter waren. Ein Arm der Studie umfasste die Gabe von reinem Östrogen an Frauen, die keine Gebärmutter mehr hatten, der andere Arm die Gabe von Östrogen plus Progestin an Frauen, denen der Uterus nicht entfernt worden war. (Beide Gruppen wurden durch je eine Kontrollgruppe ergänzt, die ein Placebo erhielt.) Bei der Nur-Östrogen-Gruppe zeigte sich kein signifikanter Einfluss auf das Demenzrisiko. Bei der Östrogen-plus-Progestin-Gruppe jedoch wurde eine Verdopplung des Demenzrisikos bei Einsatz der HET festgestellt.[17]

Die Östrogen-plus-Progestin-Gabe steigerte also nicht nur die Risiken für Herz-Kreislauf- und Krebserkrankungen, sondern war auch der Kognition abträglich, möglicherweise weil sie das Fortschreiten bereits bestehender Beeinträchtigungen des Gehirns bei diesen älteren Frauen beschleunigte.[18]

Neuere Berichte über positive Effekte der HET auf Herz-Kreislauf-Erkrankungen bei jüngeren Frauen lassen jedoch vermuten, dass ein früherer Beginn der HET auch vor Demenz schützen könnte. Die Auswertung der statistischen Ergebnisse von 29 Studien ergab, dass bei jüngeren Frauen im Alter von 50 bis 59 Jahren jene, die Hormone einnahmen, ein um 30 bis 44 Prozent geringeres Alzheimer-Risiko hatten als jene, die keine Hormone einnahmen.[19] Das sind gute Neuigkeiten.

Weitere Belege dafür, dass die HET zur Demenzprävention beitragen könnte, stammen aus Studien mit Frauen, bei denen eine Hysterektomie vorgenommen wurde. Wie oben bereits erwähnt, stellt man die chirurgische Entfernung des Uterus, besonders wenn dabei auch die Eierstöcke entfernt werden, mit einem erhöhten Risiko für eine spätere Demenz in Zusammenhang.[20] Eine Studie mit 1884 Frauen ergab jedoch, dass Frauen mit entfernter Gebärmutter, die in den ersten fünf Jahren nach der Operation mit einer reinen Östrogentherapie begannen und diese fortführten, bis sie das natürliche Alter für die Menopause erreichten, ein geringeres Demenzrisiko hatten als solche, die kein Östrogen einnahmen.[21] Zudem zeigen randomisierte klinische Studien mit jüngeren Frauen, die eine Hysterektomie hinter sich hatten, dass jene, die eine reine Östrogenbehandlung durchführten, generell positive Effekte hinsichtlich der Gedächtnisleistung und Hirnaktivität zeigten (im Vergleich zu Frauen, die keine bzw. keine kontinuierliche Behandlung durchführten).[22]

Nicht ganz so rosig ist das Bild, das zwei neuere randomisierte klinische Studien zeichnen; diese fanden keine kognitiven Verbesserungen bei Frauen, die innerhalb von sechs Jahren nach Beginn der Wechseljahre mit der HET begonnen hatten.[23] Immerhin verschlechterte sich ihre Kognition auch nicht, und in beiden Studien bewirkte die HET keinen Anstieg des Demenzrisikos.

Wir brauchen weitere klinische Studien, um die spezifischen Wirkungen der HET bei jüngeren Frauen, besonders im Alter um die Menopause, zu überprüfen. Die in Kapitel 1 beschriebenen Hirnbefunde aus bildgebenden Verfahren ermutigen zu weiterer Forschung zur möglichen Förderung eines gesunden Alterungsprozesses des Gehirns durch Therapien auf Östrogenbasis, sofern diese noch vor der Menopause begonnen wurden.

Noch einmal in Kürze

Am Ende dieses Kapitels finden Sie einige Diagramme, die Ihnen dabei helfen herauszufinden, ob Sie oder eine Person, die Ihnen am Herzen liegt, angesichts verschiedenster Risiken (etwa für Herz-Kreislauf-Erkrankungen, Krebs und Demenz) von einer HET profitieren könnten. Blättern Sie ruhig gleich zu den Tabellen weiter, wenn Ihnen die Frage auf den Nägeln brennt. An dieser Stelle fasse ich zunächst die bisherigen Daten zusammen. Die Belege zu den mit der HET einhergehenden Risiken sind offensichtlich komplex, doch einiges scheint klar:

Eine reine Östrogentherapie ist für Frauen ohne Uterus im Allgemeinen als sicher einzustufen:

- Bei Frauen, die sich vor Erreichen der Menopause einer Hysterektomie unterziehen müssen, scheint die Aufnahme einer reinen Östrogentherapie innerhalb von fünf Jahren nach der Operation und deren Weiterführung bis in das Alter, in dem die Menopause natürlicherweise eintreten würde, das Risiko für Herz-Kreislauf-

Erkrankungen und Demenz reduzieren zu können. Doch Vorsicht: Diese Hormone sollten nicht zeitlich unbegrenzt eingenommen werden. Dies muss direkt mit Ihrer Ärztin bzw. Ihrem Arzt besprochen werden.

- Der Nutzen der HET ist für Frauen, die vor der Menopause eine Hysterektomie hatten und bei denen die Operation inzwischen mehr als fünf Jahre zurückliegt oder die das natürliche Alter für die Menopause sonstwie überschritten haben, weniger klar. Eine Frau, die beispielsweise mit 42 Jahren eine Hysterektomie hatte und jetzt 50 Jahre alt ist (etwa das Durchschnittsalter für die Menopause), profitiert wahrscheinlich hinsichtlich der Demenzprävention nicht von einer HET. Diese kann jedoch in anderer Hinsicht hilfreich sein; sprechen Sie also bitte mit Ihrer Ärztin bzw. Ihrem Arzt darüber.
- Frauen, die sich nur die Ovarien, nicht aber den Uterus haben entfernen lassen, brauchen sowohl Östrogen als auch ein Progestin. Eine reine Östrogengabe kann bei ihnen das Gebärmutterkrebsrisiko erhöhen (siehe unten).

Die Östrogen-plus-Progestin-Therapie zeigt bei Frauen mit Gebärmutter unterschiedliche Wirkungen. Ob diese Effekte als potenziell positiv einzustufen sind, hängt vom Alter der Frau sowie weiteren spezifischen Faktoren ab, von denen einige hier aufgezeigt werden:

- Die HET kann bei geeigneten Frauen innerhalb von fünf Jahren nach der Menopause dem kognitiven Abbau entgegenwirken. Es bedarf jedoch mehr Forschungsarbeit, um einen festen Zusammenhang zu untermauern. Vorsicht: Eine Östrogen-plus-Progestin-Therapie kann das Brustkrebsrisiko erhöhen, besonders wenn die Dauer der Einnahme einen Zeitraum von mehr als drei bis fünf Jahren überschreitet. Das Brustkrebsrisiko ist in den ersten zwei bis drei Jahren der Therapie erhöht, scheint aber etwa zwei Jahre nach Absetzen der Medikamente wieder auf den Durchschnittswert zurückzugehen. Risiken sind stets durch mehrere Faktoren beeinflusst, darum sollten Sie dieses Thema mit Ihrer Ärztin bzw. Ihrem Arzt besprechen.

- Die HET erhöht offenbar das Demenzrisiko, wenn sie nach dem 60. Lebensjahr oder mehr als fünf Jahre nach Beginn der Wechseljahre begonnen wird. Wenn Sie also unter 60 sind, aber schon seit mehr als fünf Jahren keine Periode mehr haben, ist die HET wahrscheinlich nicht von Nutzen.
- Die HET ist nicht hilfreich, vielleicht sogar schädlich für Frauen, bei denen die Alzheimer-Krankheit diagnostiziert wurde.
- Zwar werden noch mehr wissenschaftliche Belege benötigt, doch einige Studien deuten darauf hin, dass die Östrogen-plus-Progestin-Therapie möglicherweise bei Frauen mit dem ApoE4-Gen[24] eine negativere Wirkung hat. Trägerinnen dieses Gens sollten daher ihre Entscheidung besonders sorgfältig abwägen und diese spezifischen Befunde im ärztlichen Beratungsgespräch zur Sprache bringen.

Schutz des Gehirns (und des Herzens) vor der Krebstherapie

Im Jahr 2018 schrieb ich einen Kommentar in der *New York Times* über die Zusammenhänge zwischen Wechseljahren und Alzheimer. Damit wollte ich öffentliche Aufmerksamkeit auf die hormonelle Gesundheit als starke, aber meist übersehene Determinante für die Gehirngesundheit der Frau lenken. Ich hatte durchaus mit einigen Reaktionen gerechnet, aber es überraschte mich, wie viele E-Mails ich von Brustkrebspatientinnen erhielt.

Brustkrebs gilt heute als eines der großen Probleme im öffentlichen Gesundheitswesen der westlichen Welt. Jede achte Frau in der industrialisierten Welt sieht sich im Verlaufe ihres Lebens der Diagnose Brustkrebs ausgesetzt. Zwischen 60 und 80 Prozent der Brustkrebserkrankungen stehen im Zusammenhang mit Sexualhormonen wie dem

Östrogen. Die Zellen von östrogenrezeptorpositiven (ER-positiven) Krebsformen besitzen Proteinrezeptoren, die an das Östrogen binden; dieses fördert ihr Wachstum. Somit zielt die Behandlung hier darauf ab, das Östrogen zu blockieren oder zu unterdrücken, um ein Krebsrezidiv (Wiederauftreten von Tumoren) zu verhindern.

Genau deshalb erhielt ich so viele Reaktionen von Brustkrebspatientinnen. Wegen der Verbindung zwischen Östrogenmangel und erhöhtem Alzheimer-Risiko waren sowohl akut kranke Patientinnen als auch solche, die den Krebs überlebt hatten, in Sorge, dass ihre Krebstherapie ihrer Gehirngesundheit abträglich sein könne. Aktuell gibt es allein in den USA etwa drei Millionen Brustkrebsüberlebende. Aufgrund ihrer Antikrebsmedikation fehlt ihnen überdies Östrogen.

Ich bin wahrhaftig keine Krebsexpertin, aber nun musste ich mich einfach in diese Thematik vertiefen. Krebsmedikamente verlängern Millionen von Menschenleben und lassen die Krankheit manchmal komplett verschwinden. Doch sie können auch die Eierstöcke schädigen und eine Amenorrhoe (das Ausbleiben der Menstruation) hervorrufen. Hierbei handelt es sich speziell um zwei Typen von Chemotherapeutika zur Behandlung von Brustkrebs: die Antiöstrogene (Östrogen-Blocker) und die Aromatasehemmer (AI). Wie der Name schon sagt, wirken die Antiöstrogene dem Östrogen entgegen, indem sie die Östrogenrezeptoren blockieren. Sie wirken wie ein abgebrochener Schlüssel in einem Schloss. Indem sie im Östrogenrezeptor (dem Schloss) «feststecken», blockieren sie den Zugang für das Östrogen (den passenden Schlüssel) und hemmen so den Tumor im Wachstum. Aromatasehemmer dagegen unterbinden die Östrogenbildung im gesamten Körper (außer den Eierstöcken), auch im Gehirn. Frauen vor der Menopause werden zunächst mit einem Antiöstrogen behandelt, meist dem Wirkstoff Tamoxifen. Frauen nach der Menopause erhalten meist einen Aromatasehemmer, etwa die Wirkstoffe Anastrozol, Exemestan oder Letrozol.

Die Wirkung dieser Substanzen auf die kognitive Funktion ist bislang noch nicht ganz bekannt, doch sowohl der Verlust als auch die

Blockade des Östrogens kann verschiedenste Symptome im Gehirn nach sich ziehen. Das Antiöstrogen Tamoxifen beispielsweise löst bei fast 40 Prozent der Patientinnen Hitzewallungen aus.[25] Klagen über Gedächtnisbeeinträchtigungen und «Nebel im Kopf», auch als «Chemobrain» bezeichnet, werden oft von Brustkrebspatientinnen geäußert. Der Umstand, dass diese Symptome kaum von anderen Faktoren, wie Folgen der Operation oder Bestrahlung, zu trennen sind, macht die Sache noch komplizierter.

Somit gibt es keinen eindeutigen Beweis dafür, dass eine Chemotherapie das Demenzrisiko erhöht – zudem sind die verfügbaren Daten leider alles andere als schlüssig. Manche Studien berichten von geringen oder gar keinen negativen Effekten auf die kognitive Funktion und ergaben auch kein erhöhtes Alzheimer-Risiko,[26] während andere besorgniserregende Ergebnisse erbringen.[27] Angesichts der dürftigen Datenlage sind gesicherte Aussagen nicht möglich.

Wir wissen jedoch, dass manche Chemotherapeutika das Risiko für Herz-Kreislauf-Erkrankungen erhöhen; auch dieser Zusammenhang wird oft übersehen. Gar nicht so wenige dieser Medikamente sind schlecht fürs Herz, wie etwa Tamoxifen, Doxorubicin (Adriamycin), Trastuzumab und einige Aromatasehemmer. Auch wenn das Risiko eher gering wirkt, ist es doch real, besonders für Frauen über 65.[28]

Eines sei deutlich gesagt: **Niemand rät Krebspatientinnen, in der Behandlung nachzulassen.** Auf keinen Fall!

Ich gebe diese Befunde weiter, weil die Frauen sie kennen wollen – und müssen. Nicht, damit sie ihr Leben gefährden, indem sie die Medikamente gegen den Krebs absetzen, sondern damit sie Informationen über diese unglaublich wichtigen und viel zu wenig erforschten Zusammenhänge ebenso einfordern wie bessere und sicherere Behandlungen, die ihren Körper als Ganzes im Blick haben. Es ist sehr wichtig, dass die Patientinnen über ihre Gesundheit umfassend informiert sind – und ebenso wichtig ist es, dass ihre Onkologinnen oder Onkologen diese anderen Risiken im Hinterkopf haben. Mehr als je ist hier die Prävention entscheidend. Angesichts der gewichtigen Belege zur Rolle des Östrogens im Gehirn sollten Krebsüberlebende alle verfügbaren Fakten zusammentragen und mit ihrer Ärztin oder ihrem Arzt darüber sprechen, welche Möglichkeiten ihnen offenstehen. Wir wollen, dass die Patientinnen die beste Behandlung erhalten, die es gibt. Zumindest sollte diese überdies regelmäßige Untersuchungen zur Herz- und Hirnfunktion umfassen. Dabei will ich helfen. Die in Teil II aufgeführten Richtlinien sind dafür konzipiert, mögliche Risikofaktoren für ein Nachlassen der kognitiven Leistungsfähigkeit und für Herz-Kreislauf-Erkrankungen aufzuspüren. Dieses Wissen kann entscheidend sein, um zukünftige Probleme zu verhindern und die Behandlung so zuzuschneiden, dass das Risiko eines Krebsrezidivs und die Risiken für andere Probleme gut gegeneinander abgewogen sind. Zugleich können die in Teil III genannten Empfehlungen Krebspatientinnen und -überlebenden dabei helfen, ihre Gehirne und Herzen zu schützen, während sie den Heilungsprozess durchlaufen.

Die neue Generation von Hormonpräparaten

Oral oder topisch?

Hormone werden in unterschiedlichen Formen verabreicht. Manche werden oral oder lokal hochdosiert gegeben und wirken systemisch (im gesamten Körper). Andere werden topisch oder «transdermal» appliziert, also durch die Haut aufgenommen.

Die desaströse Women's Health Initiative überprüfte nur systemisch angewandte Hormone. Bei der systemischen Therapie gelangen die Hormone in den Blutstrom und mit diesem in alle Körperteile. Dies geschieht meist über die tägliche Einnahme einer Tablette oder das tägliche Aufbringen eines Pflasters und wird häufig durchgeführt. Intrauterine Systeme (IUS, Hormonspiralen), die hohe Dosen an Hormonen in den Körper abgeben, sind eine weitere Option. (Spiralen bzw. Intrauterinpessare mit Kupfer enthalten keine Hormone.) Hormoninjektionen in die Muskulatur oder unter die Haut sind ebenfalls verfügbar. Ein Plus der systemischen Therapie besteht darin, dass die Hormone bis ins Gehirn gelangen und so verschiedene Wechseljahressymptome abmildern. Dagegen spricht, dass die Hormone auch alle anderen Organe erreichen und so möglicherweise unerwünschte Nebenwirkungen entfalten – auch Krebs.

Bei der topischen Hormontherapie ist die Wirkung der Hormone eher lokal beschränkt. Topische Arzneimittelformulierungen sind beispielsweise Salben und Öle zum Auftragen auf die Haut, Vaginalcremes sowie niedrig dosierte Vaginalringe (Verhütungsringe) oder sonstige Präparate für die intravaginale Anwendung (wie Tabletten oder Zäpfchen). Die meisten Vaginalringe geben niedrige Hormondosen ab und gelten als topische Therapeutika, doch sollten Sie bezüglich des von Ihnen verwendeten Rings unsicher sein, sprechen Sie mit Ihrer Ärztin oder Ihrem Arzt darüber. Vaginalringe, -zäpfchen und -tabletten dienen meist der Behandlung der sogenannten vaginalen Atrophie, einer Hauptursache für vaginale Beschwerden wie Juckreiz, Scheidentrockenheit und Unwohlsein beim Sex, ja sogar Harninkontinenz.

Bezüglich der Frage, ob Hormonpräparate zur topischen Anwendung genauso effizient (und risikobehaftet) wie oral verabreichte Präparate sind, stehen noch viele Antworten aus. Angemerkt sei hier, dass diese Produkte zwar ganz anderer Art sind als die systemischen Therapeutika, die in der Women's Health Initiative getestet wurden, aber dennoch mit denselben Warnhinweisen hinsichtlich eines erhöhten Risikos für Herz-Kreislauf-Erkrankungen, Schlaganfall und Krebs versehen sind. Und genau deshalb zeigen Frauen ihnen gegenüber auch dieselbe Zurückhaltung. Derzeit nehmen daher beispielsweise in den USA nur 25 Prozent der Frauen mit vaginaler Atrophie die topische Hormonbehandlung an.

Neuere Studien deuten jedoch darauf hin, dass topisch verabreichtes Östrogen ein geringeres Thromboserisiko mit sich bringt als systemisch verabreichtes; diese Art der Applikation wäre somit für Frauen mit Risiko für Herz-Kreislauf-Erkrankungen und Diabetes geeigneter. Eine Untersuchung an fast 46 000 Frauen ergab zudem, dass jene, die

Östrogen in niedriger Dosierung vaginal anwendeten, ein um 61 Prozent geringeres Risiko für Herz-Kreislauf-Erkrankungen hatten als jene, die keine Hormonpräparate anwendeten.[29] Auch Oberschenkelhalsfrakturen traten bei ihnen um 60 Prozent seltener auf. Offenbar ist die topische Anwendung nicht nur zur Behandlung der vaginalen Atrophie hilfreich, sondern bringt auch andere gesundheitliche Vorteile mit sich. Andererseits hilft sie nicht gegen Hitzewallungen und nächtliche Schweißausbrüche. Zu ihrer Auswirkung auf das Demenzrisiko lässt sich bislang nichts aussagen; hier fehlen noch die notwendigen Daten.

Bioidentische Hormone

Über die Frage, ob die Herkunft der in der HET verwendeten Hormone Einfluss auf deren Sicherheit bzw. Risiken hat, wird angeregt debattiert. Anfangs wurden Östrogenpräparate aus konjugierten Östrogenen des Pferdes hergestellt. Ohne allzu sehr ins Detail gehen zu wollen, sei doch gesagt, dass diese Östrogene (etwa Equilin, Equol oder Equilenin, lat. equus = Pferd) aus dem Urin trächtiger Stuten gewonnen wurden. Wirklich! Diese Tatsache wurde auch gar nicht verschleiert – der englische Präparatname Premarin etwa ist aus *pregnant mare urine* zusammengezogen. Andere oft verwendete Hormonpräparate sind synthetische Östrogene und Progestine.

In jüngerer Zeit wird viel über natürliche oder «bioidentische» Hormone geredet. Damit sind Substanzen pflanzlicher Herkunft gemeint, die meist aus Soja oder wilder Yamswurzel gewonnen werden, aber dieselbe chemische Struktur wie die im Körper gebildeten Hormone haben. Pharmafirmen stellen verschiedene Präparate aus bioidentischen Hormonen her, die zugelassen sind und in standardisierten Dosierungen verkauft werden. Dazu gehören verschiedenste verschreibungspflichtige Pflaster, Gele und Salben.

Bioidentische Hormone sind auch als Rezepturen aus der Apotheke erhältlich, die in jeder Dosierung, je nach persönlichem Bedarf und ärztlicher Verschreibung, individuell hergestellt werden. Dahinter steckt der Gedanke, dass natürliche Hormone in angepassten Dosierungen effektiver und verträglicher sein könnten als typische HET-Medikamente. Dieser Gedanke wirkt zwar logisch und geht in die Richtung der in Kapitel 5 vorgestellten Präzisionsmedizin, aber die Sache hat bislang noch einen Haken.

Derzeit sind individuell angefertigte Hormonrezepturen beispielsweise in den USA nicht von der US-Arzneimittelbehörde FDA zugelassen. Das überrascht nicht, denn Medikamente mit FDA-Zulassung werden in standardisierten Dosierungen angeboten, die in klinischen Studien geprüft wurden, sodass ihre Wirkungen und Nebenwirkungen vorhersagbar und lenkbar sind. Da individuell hergestellte Hormonpräparate per definitionem das Gegenteil von standardisiert sind (schließlich variiert die Dosierung je nach Person), sind sie auch nicht klinisch getestet; es ist also nicht nachgewiesen, dass die aktiven Inhaltsstoffe hinreichend absorbiert werden oder vorhersagbare Hormonspiegel im Blut oder in Geweben erzeugen. Obwohl also bioidentische Hormone oft als risikofrei dargestellt werden, kann man sie nicht als sicherer betrachten als behördlich zugelassene Hormonpräparate, da sowohl ihre Wirksamkeit als auch ihre Risiken nicht überprüft sind. Ganz gleich also, ob Hormone aus Pferdeurin, Pflanzen oder Reagenzgläsern kommen – wir sollten aktuell davon ausgehen, dass sie alle vergleichbare Risiken bergen, und weiterhin bei Empfehlungen sorgfältig abwägen.

Die Antibabypille: Freund oder Feind?

Frauen entscheiden sich aus unterschiedlichen Gründen für die Einnahme von hormonellen Verhütungsmitteln (Kontrazeptiva), etwa wegen Endometriose (Wucherungen der Gebärmutterschleimhaut) oder schmerzhafter Menstruationskrämpfe, aber auch, um tatsächlich nicht schwanger zu werden. Die erhältlichen hormonellen Verhütungsmittel (Implantat, Injektion, Pille, Pflaster, Vaginalring, Intrauterinpessar/Hormonspirale) setzen allesamt eine geringe Dosis von Östrogen, Progesteron oder beidem in den Körper ab. Damit unterdrücken sie die körpereigene Hormonbildung und beugen einer Schwangerschaft vor. Manche Methoden unterbinden den Eisprung (Ovulation), andere verändern das Sekret im Gebärmutterhals (Cervix), sodass das Spermium kaum eine Eizelle auffinden kann, wieder andere machen die Auskleidung der Gebärmutter weniger «gastlich» für eine befruchtete Eizelle, sodass sich diese nicht einnisten kann.

Viele Informationen zu den Risiken und Nutzen hormoneller Verhütungsmittel finden sich an verschiedenen Stellen.[30] Wir wollen uns hier die Frage stellen: Beeinflusst der Gebrauch von hormonellen Verhütungsmitteln, wie wir später die Wechseljahre erleben? Können solche Kontrazeptiva unsere Eierstöcke schädigen? Und zu guter Letzt: Könnten sie unsere kognitive Leistungsfähigkeit beeinträchtigen?

Empfängnisverhütung kann zwar den Eisprung aufhalten, beeinflusst aber nicht den Abbau bzw. Untergang von Follikeln (Follikelatresie). Demnach verursacht sie weder die Wechseljahre noch deren vorzeitigen Beginn. Allerdings kann sie Anzeichen der Wechseljahre verschleiern, auch jene Unregelmäßigkeiten des Zyklus, die Frauen oft als ersten Hinweis auf die nahende Menopause wahrnehmen. Wenn Sie in der Perimenopause oder auch noch nach der Menopause die Pille nehmen, können Sie aufgrund der darin enthaltenen Hormone sogar noch eine Blutung haben. Diese sogenannte Abbruchblutung (Pseudomenstruation) ist keine echte Menstruation, auch wenn sie sich durchaus so anfühlen kann. Sollten die Wechseljahre also währenddessen eintreten, würden Sie das aussagekräftige Nachlassen bzw. Ausbleiben der Periode gar nicht bemerken, da das Kontrazeptivum Ihre Periode (oder deren Ausbleiben) unterdrücken und Ihnen stattdessen in der «Pillenpause» eine Abbruchblutung bescheren würde. Somit lässt sich kaum ermitteln, ob und wann die Wechseljahre eingesetzt haben. Viele Frauen haben mir berichtet, dass sie nach Absetzen der hormonellen Verhütungsmittel direkt in die Wechseljahre mit all ihren Symptomen katapultiert wurden – zweifellos eine unangenehme Erfahrung.

Angesichts all der Zusammenhänge zwischen Hormonen, Wechseljahren und Hirngesundheit bleibt die große Frage: Könnten hormonelle Verhütungsmittel die Gesundheit des Gehirns beeinträchtigen? Seltsam, doch obwohl weltweit mehr als 100 Millionen Frauen die Pille nehmen, gibt es nur eine Handvoll Studien, die sich mit deren Wirkung auf das Gehirn befassen.

Ob aus diesem Grund oder nicht: Gegenwärtig gibt es keine eindeutigen Belege dafür, dass die hormonelle Verhütung das Risiko für kognitiven Abbau oder Demenz erhöht oder senkt – wohl aber dafür, dass sie die Stimmung beeinflusst. Manchmal auf positive Weise, etwa wenn sie erfolgreich zur Linderung des prämenstruellen Syndroms (PMS) verschrieben wird. Manche Frauen in der Perimenopause, die hormonelle Verhütungsmittel verwenden, berichten auch über weniger oder schwächere Hitzewallungen und geringere Stimmungsschwankungen.[31] In anderen Fällen hat sie die gegenteilige Wirkung und erhöht das Risiko für eine Depression. Wie eine neuere Studie mit mehr als einer Million Frauen im Alter von 14 bis 34 ergab, gehen alle üblichen Formen der hormonellen Verhütung mit dem erhöhten Risiko einher, eine Depression zu entwickeln. Der Anstieg des Risikos war eher gering; verhältnismäßig höhere Risiken traten in Verbindung mit reinen Progesteronpräparaten auf, besonders bei einigen Intrauterinpessaren (Hormonspiralen).[32] Wenn Sie also unter einer Depression leiden oder dazu neigen, ist ein Intrauterinpessar für Sie vielleicht nicht die richtige Wahl, es sei denn, Sie entscheiden sich für die nicht hormonelle Variante auf Kupferbasis. Meine Empfehlung: Besprechen Sie dies mit Ihrer Frauenärztin bzw. Ihrem Frauenarzt.

Allgemein herrscht die Annahme, ein Intrauterinpessar mit Hormonen wirke lokal und habe keine Wirkung auf den übrigen Körper, doch wie sich zeigte, stimmt das nicht ganz. Wenn schon das, was als «lokale» Therapie gilt, Ihr Gehirn beeinflussen kann, indem es Depressionen auslöst oder aber Stimmungsschwankungen abmildert, sollten wir tunlichst die Wirkungen anderer, systemischer Therapien (wie der sogenannten Antibabypille) auf das Gehirn unter die Lupe nehmen.

Tatsächlich besteht bei Frauen, die die Pille nehmen, eine um 25 Prozent höhere Wahrscheinlichkeit als bei anderen Frauen, Antidepressiva verordnet zu bekommen.[33]

Die Möglichkeit der und der Zugang zu Empfängnisverhütung war und ist für Frauen unschätzbar wertvoll. Die überaus positiven Auswirkungen der Geburtenkontrolle bewogen die Centers for Disease Control and Prevention des US-amerikanischen Gesundheitsministeriums dazu, die Familienplanung zu den zehn wichtigsten Errungenschaften des öffentlichen Gesundheitswesens im 20. Jahrhundert zu zählen. Tatsächlich hat dieser Fortschritt die Gesundheit und Lebensqualität der Frauen ungeheuer verbessert; dennoch gilt es, ständig mit größter Aufmerksamkeit und unter Berücksichtigung neuester Erkenntnisse zu erforschen, welches die sichersten Methoden sind, um diese positiven Wirkungen zu erzielen. Bis dahin ist es ratsam, seine Entscheidungen hinsichtlich einer Anwendung wohlüberlegt zu treffen und sich so gut wie möglich zu informieren. Des Weiteren müssen wir lautstark einfordern, dass alle derzeit angewendeten hormonellen Kontrazeptiva eingehend geprüft und die nötigen Studien durchgeführt werden, um gegebenenfalls neue und verbesserte Formulierungen zu entwickeln.

Antidepressiva und andere Medikamente

Frauen, für die (wie etwa bei Krebspatientinnen und solchen mit Krebsrisiko) eine HET nicht in Frage kommt oder die keine Hormone einnehmen möchten, wählen oft nicht hormonelle Therapien gegen ihre Wechseljahresbeschwerden. Der Markt bietet hier einige Optionen an, angefangen mit Antidepressiva. Im Juni 2013 genehmigte die US-amerikanische Zulassungsbehörde FDA ein Antidepressivum mit dem Wirkstoff Paroxetin als erste nicht hormonelle Therapie für Hitzewallungen in den Wechseljahren. Leider ist das Präparat jedoch nicht besonders wirksam, was diese Symptome angeht; offenbar reduziert es die Anzahl der Hitzewallungen bei Frauen, die zehn oder mehr davon pro Tag haben, nur um ein oder zwei Ereignisse.[34] Natürlich ist es besser, nur acht statt zehn Hitzewallungen pro Tag zu haben, doch ohne Zweifel hoffen wir alle auf bessere Ergebnisse.

Es gibt auch Medikamente, die ursprünglich zur Behandlung von Depressionen oder sogar Epilepsie zugelassen wurden und die sich als wirksamer gegen Hitzewallungen erwiesen haben. Dazu zählen

- Antidepressiva mit selektiven Serotonin-Wiederaufnahmehemmern (SSRI) als Wirkstoff, wie dem bereits genannten Paroxetin (diesmal höher dosiert), Citalopram und Escitalopram. Offenbar hilft auch Fluoxetin in einigen, aber nicht allen Fällen.
- Antidepressiva mit Serotonin-Noradrenalin-Wiederaufnahmehemmern (SNRI) als Wirkstoff, wie Venlafaxin oder Desvenlafaxin, sind ebenfalls vielversprechend.
- Die Antikonvulsiva (Mittel gegen Krampfanfälle) Gabapentin und Pregabalin zeigten einige Wirksamkeit.
- Der α_2-Adrenozeptor-Agonist (α2-Agonist) Clonidin kann ebenfalls einen positiven Effekt haben.

Doch Obacht: Antidepressiva zählen zu den in der westlichen Welt am häufigsten verordneten Arzneimitteln – und sie werden meist Frauen verschrieben. Frauen werden mit deutlich größerer Wahrscheinlichkeit Antidepressiva verordnet als Männern, und dieses Ungleichgewicht nimmt bei den über Vierzigjährigen noch zu.[35] Es besteht die Sorge, dass medizinische Fachleute Frauen zu schnell Antidepressiva verschreiben, statt sich eingehender mit den Belangen ihrer Patientinnen zu beschäftigen. So lösen Veränderungen in den Wechseljahren oft Symptome einer Depression aus, die durch einfache Einnahme von Antidepressiva kaum zu beheben sind. Betrachten wir also, wer von diesen Medikamenten am meisten profitieren kann.

Gut informiert entscheiden

Da wir nun die Optionen kennen, wollen wir uns den Lösungen zuwenden. Brauchen Sie eine HET? Sollten Sie diese Therapie durchführen? Und wenn ja, auf welche Art? Sind Antidepressiva eine bessere Option? Und wie wäre es ganz ohne Medikamente?

Im Anschluss finden Sie spezifische Hinweise, wie Sie herausfinden, ob die HET etwas für Sie ist oder nicht. Die Informationen liefern Ihnen auch eine Basis, auf der Sie dann die Vor- und Nachteile mit Ihrer Ärztin oder Ihrem Arzt besprechen können. Viele Frauen, die die Wechseljahre durchleben, brauchen gar keine Hormongaben. Die Wechseljahre sind schließlich ein natürlicher Prozess, und manche Frauen durchlaufen ihn problemlos, ohne dass eine Behandlung notwendig wird. Manche Frauen aber leiden unter so heftigen Symptomen, dass die richtige, umsichtige Gabe von Hormonen ein echter Segen sein kann. Andererseits gibt es auch viele Frauen, für die eine HET überhaupt nicht ratsam ist, die aber glücklicherweise auf eine Reihe anderer Lösungen zurückgreifen können.

Bevor wir ins Thema eintauchen, ist noch eine Sache zu bedenken. Wenn Sie nicht gerade eine Wissenschaftlerin sind, wissen Sie vielleicht nicht, dass Östrogen nicht gleich Östrogen ist. Tatsächlich gibt es ein Östrogen, das nur im Gehirn vorkommt und sich von dem Östrogen, das von den Eierstöcken oder im Fettgewebe gebildet wird, unterscheidet. Wir erinnern uns: Das Hirn-Östrogen hat weitaus mehr Funktionen als nur die Reproduktion und arbeitet deshalb recht unabhängig von dem Östrogen, das anderswo im Körper zum Einsatz kommt.[36] Das im Körper gebildete Östrogen schützt vor allem unser Herz und unsere Knochen, während das im Gehirn gebildete Östrogen unser Gedächtnis, Denken und Empfinden schützt. Das Hirn-Östrogen steht im Wechselspiel mit dem Körper-Östrogen; es reagiert auf dessen Aktivität oder Inaktivität über die Hypothalamus-Hypophysen-Gonaden-Achse, die unser Gehirn mit unseren Ovarien verbindet. Neben dieser Art von Austausch innerhalb des Körpers bildet das Gehirn viel «hauseigenes» Östrogen[37] und hat sein eigenes hormonelles Ökosystem.

Kompliziert wird das Ganze unter anderem dadurch, dass wir zwar das Östrogen im Körper mittels Bluttests messen können, aber keine guten Methoden haben, um Östrogen im Gehirn zu messen. Bis heute ist diese Östrogenart für uns ein Buch mit sieben Siegeln. Aber keine Sorge, wir arbeiten an der Lösung des Problems! Ich hoffe, dass bald – vielleicht schon, wenn Sie dieses Buch lesen – ein Teil der Grundlagen geprüft sein wird, um aufschlussreiche Informationen zur Östrogenaktivität im Gehirn zu erhalten.

Bis dahin ist zu bedenken, dass die bisherige «Unzugänglichkeit» des Gehirns ein weiterer Grund dafür ist, dass die HET verschiedene Auswirkungen auf die kognitive Funktion hat; dies wiederum macht es schwer vorauszusagen, wie Sie darauf reagieren werden.

Ein paar Dinge sind nun klar, beispielsweise wer *keine* HET erhalten sollte. Wenn Sie aktuell unter einer der in der nachfolgenden Tabelle beschriebenen Krankheiten oder Vorbelastungen leiden oder früher einmal daran gelitten haben, ist die HET für Sie nicht zu empfehlen. Kurz gesagt, Frauen mit einer persönlichen Krebs-Vorgeschichte (etwa Brust-, Gebärmutter- oder Endometriumkrebs) sollten keine HET machen; Gleiches gilt für Frauen, die schon einmal mit Herz-Kreislauf-Erkrankungen, Schlaganfall oder Herzinfarkt zu tun hatten, mit Thrombosen, besonders der tiefen Venenthrombose, oder schweren Lebererkrankungen. Zudem versteht es sich von selbst, dass die HET für Frauen, die schwanger sind oder es werden wollen, nicht in Frage kommt. Sie sehen, damit sind schon viele Frauen «aussortiert».

Gegenanzeigen zur Hormonersatztherapie für die Wechseljahre

Symptome	Was tun?
Vaginale Blutungen unbekannter Ursache	Keine HET
Schwangerschaft (bestätigt oder Verdacht)	Keine HET
Lebererkrankungen	Keine HET
Persönliche Vorgeschichte mit Brust-, Gebärmutter- oder Eierstockkrebserkrankung oder sonstigen östrogenabhängigen Tumoren	Keine HET
Persönliche Vorgeschichte mit Herzinfarkt, Angina, Bypass-Operation, Angioplastie / Stent, Schlaganfall oder transitorischer Ischämischer Attacke (TIA)	Keine HET
Thromben (Blutgerinnsel) in Beinen oder Lunge	Keine HET
Bekannte Neigung zu Thrombenbildung und / oder positiver Test auf Faktor-V-Mutation Typ Leiden	Keine HET
Unbehandelter Bluthochdruck	Keine HET
Brustkrebs oder Brustkrebsrisiko bei mindestens einer Verwandten ersten Grades	Möglichst nicht hormonelle Therapie
Triglyceride erhöht	Kein orales Östrogen, möglichst transdermale Gabe
Erkrankungen der Gallenblase	Kein orales Östrogen, möglichst transdermale Gabe

Wenn Sie all diese Kontraindikationen (Gegenanzeigen) für sich ausschließen konnten, bleiben noch Ihr Alter (vor allem in Beziehung zum Zeitpunkt der Menopause) und die Frage, ob Sie eine Hysterektomie hinter sich haben, sowie zahlreiche weitere Faktoren (etwa Ihre persönliche und Ihre familiäre Krankengeschichte, das Rauchverhalten und der Bedarf an Empfängnisverhütung). All dies sollte in Ihre Entscheidung mit einfließen. Auch Aspekte wie die Kosten einer Therapie und die Frage, wer diese übernimmt, spielen eine Rolle bei der Risiko-Nutzen-Einschätzung und sollten gemeinsam mit Ihrer Ärztin bzw. Ihrem Arzt sorgfältig erörtert und gegeneinander abgewogen werden.

Ich möchte noch einmal unterstreichen, dass eine HET in erster Linie Abhilfe bei Hitzewallungen, nächtlichen Schweißausbrüchen und Scheidentrockenheit schaffen soll. Sie wird nicht zur Prävention von Herz-Kreislauf-Erkrankungen, Alzheimer-Krankheit, kognitivem Abbau oder sonstigen Leiden empfohlen. Das wird sich vielleicht ändern, wenn wir mehr Informationen gewinnen, doch bislang ist die HET nicht die beste Behandlung für diese genannten Leiden.

Die folgenden Tabellen und Graphiken fassen die hilfreichsten verfügbaren Belege und Empfehlungen bezüglich HET in den Wechseljahren zusammen. So hilfreich sie auch bei der Entscheidung sein mögen, sie sollen auf keinen Fall das Gespräch mit Ihrer Ärztin oder Ihrem Arzt ersetzen, sondern nur einen Einstieg bieten, um ein recht kompliziertes Thema mit Ihrer Ärztin oder Ihrem Arzt zu besprechen. Gemeinsam können Sie dann herausfinden, welche Behandlung für Sie persönlich am sichersten und hilfreichsten ist: Mit welcher Medikation sollten Sie beginnen, und wie wäre der beste Behandlungsverlauf?

Zuvor aber sollten Sie Folgendes abklären:

- Sind Sie in den Wechseljahren? Falls Sie diese Frage überrascht, wird folgende Information Sie vielleicht noch mehr überraschen: Viele Frauen stellen fest, dass sie nicht oder nicht sicher wissen, ob bei ihnen die Wechseljahre eingesetzt haben, im vollen Gange sind oder ob sie diese bereits hinter sich haben. Zugegeben, die Sache ist nicht so eindeutig, wie man meinen könnte. Die folgende Tabelle listet Faktoren auf, die den Zyklus unterbrechen können, was oftmals dazu führt, dass Frauen sich nicht sicher sind, ob es sich um eine Unterbrechung oder tatsächlich um die Wechseljahre handelt:

Mögliche Ursachen für das Ausbleiben der Menstruation

Unerwartete Schwangerschaft	Gerade als Sie dachten, Sie wären nun alt genug für Sex ohne Verhütungsmittel … Überraschung!
Intrauterinpessar (Hormonspirale); Empfängnisverhütung per Spritze	Manche Intrauterinpessare und Injektionen zur Verhütung können die Gebärmutterblutung verhindern, ohne dass sie die Wechseljahre auslösen. In diesem Fall bleibt Ihr Östrogenspiegel normal, bis Sie in die Wechseljahre eintreten.
Verhütungspille (sog. Antibabypille)	Hormonelle Kontrazeptiva verhindern nicht den Untergang von Follikeln (Follikelatresie); selbst wenn Sie nicht bluten, verursacht also die Verhütung nicht die Wechseljahre oder beschleunigt deren Einsetzen.
Endometriumablation	Bei diesem Eingriff wird die Uterusschleimhaut (Endometrium) abgelöst, was bewirkt, dass keine oder kaum noch Blutungen auftreten, ohne dass die Wechseljahre eingeleitet werden. Der Östrogenspiegel bleibt normal, bis die natürliche Menopause erreicht ist.
Primäre Ovarialinsuffizienz (POI)	Jüngere Frauen mit POI zeigen nur gelegentliche oder gar keine Blutungen, auch schon als Teenager. Oft tritt die Menopause verfrüht ein.
Hysterektomie	Frauen, die sich den Uterus, nicht aber die Eierstöcke operativ haben entfernen lassen, haben keine Periode mehr, doch ihre Wechseljahre setzen erst im entsprechenden Alter ein. Die Operation verändert jedoch die Durchblutung der Ovarien, was zu geringeren Hormonspiegeln führen kann.
Ovariektomie	Die operative Entfernung der Eierstöcke (Ovariektomie) verursacht eine sofortige Menopause, auch wenn die Gebärmutter nicht entfernt wird. Die Entfernung nur eines Ovars wird wahrscheinlich keine vorzeitige Menopause nach sich ziehen, kann aber zu verfrühten Wechseljahressymptomen führen.
Chemotherapie und / oder Bestrahlung	Beide Behandlungsformen können eine vorübergehende oder bleibende Wechseljahressymptomatik nach sich ziehen. Auch wenn diese nicht der natürlichen Entwicklung entspricht, geht sie mit vielen der typischen Symptome einher.

- Ermitteln Sie Ihr Alter bei Eintreten der Menopause: Sie haben die Menopause bereits hinter sich, wenn Ihre letzte Monatsblutung mindestens zwölf Monate zurückliegt. Wenn dies auf Sie zutrifft, notieren Sie Ihr Alter zum Zeitpunkt Ihrer Menopause (letzte Monatsblutung): ____________
- Kalkulieren Sie Ihr kardiovaskuläres Erkrankungsrisiko (etwa das Risiko, innerhalb der nächsten zehn Jahre eine Herz-Kreislauf-Erkrankung, kurz HKE zu entwickeln oder einen Schlaganfall zu erleiden), z.B. mit Hilfe der Risikorechner der Deutschen

Herzstiftung oder der Assmann-Stiftung.[38] Notieren Sie Ihr persönliches Risiko: ______________________

- Kalkulieren Sie Ihr Risiko, an Brustkrebs zu erkranken, z. B. mit Hilfe der Angebote des Instituts für Qualität und Wirtschaftlichkeit im Gesundheitswesen (IQWiG).[39] Ist Ihr Risiko hoch, mittel oder gering? Notieren Sie es hier: ______________________

Die wichtigsten Informationen liegen nun vor, sodass wir der Frage nachgehen können, welche Behandlung für Sie die beste sein könnte. Die Abbildung «Wegweiser zur passenden Therapie»[40] hilft Ihnen, den besten Weg zu finden. Beantworten Sie die Fragen mit «Ja» oder «Nein» und folgen Sie den Pfeilen. Falls sich herausstellt, dass Sie besser auf eine HET verzichten sollten, weist Sie das Diagramm auf die sicherste Alternative hin. Die HET wird, wie schon erwähnt, beispielsweise für Brustkrebspatientinnen nicht empfohlen. Für sie sind andere Optionen sicherer, etwa niedrig dosierte Antidepressiva, Clonidin oder Gabapentin. Frauen mit Brustkrebs-Vorgeschichte, die Tamoxifen einnehmen, sollten jedoch SSRI-Antidepressiva vermeiden, da diese nachweislich die Wirkung von Tamoxifen beeinträchtigen. Ein SNRI wie Venlafaxin dürfte in solchen Fällen die sicherste Wahl sein. Das Diagramm wird Ihnen einen gangbaren Weg aufzeigen – den Sie dann, um es noch einmal zu betonen, mit Ihrer Ärztin oder Ihrem Arzt besprechen sollten.

Wenn das Diagramm darauf hindeutet, dass eine HET für Sie in Frage kommt, gehen Sie zur Abbildung «HET – ja oder nein?» weiter; dort erfahren Sie, ob die Therapie für Sie auch im Hinblick auf Ihre Gehirngesundheit hilfreich ist und welche Formulierung für Sie die beste sein könnte.

Wegweiser zur passenden Therapie

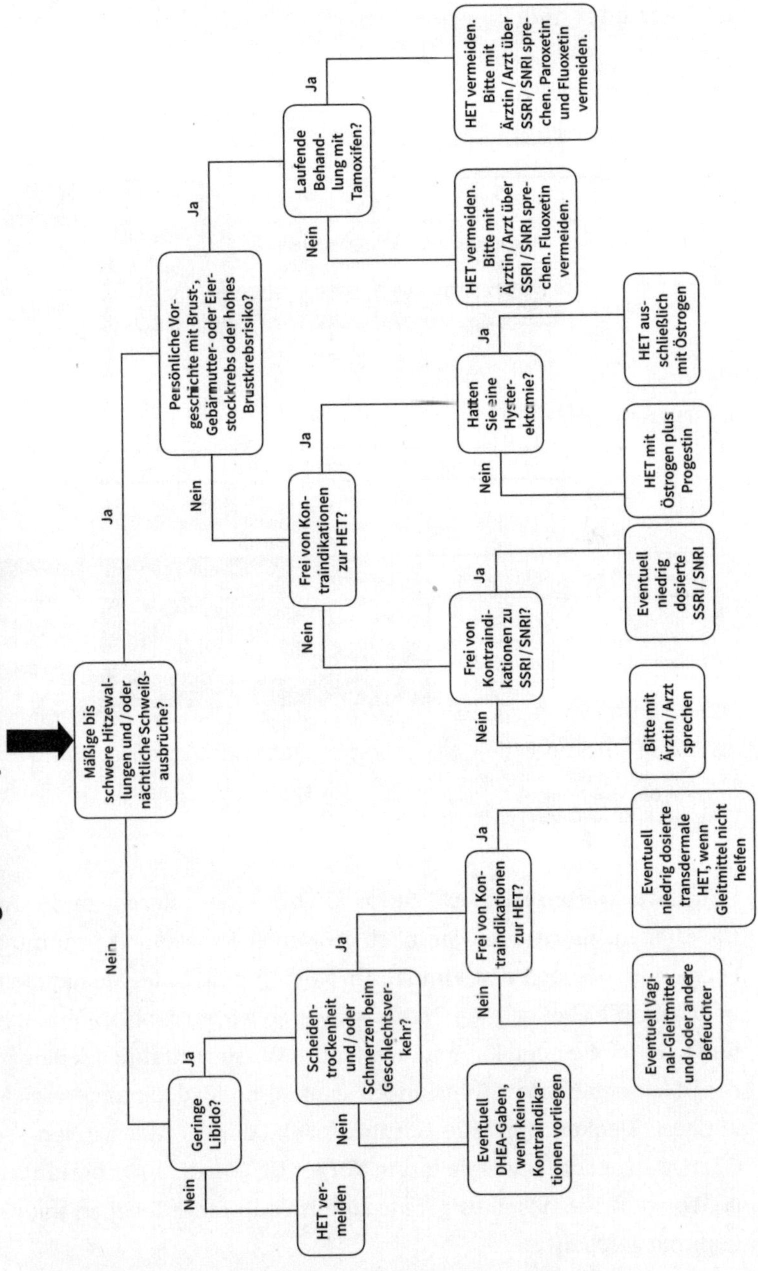

HET – ja oder nein?

Keine Hysterektomie

HKE-Risiko	Jahre seit der Menopause: ≤5	6–10	>10	Demenzrisiko
niedrig (<5 %)	ÖPT indiziert	ÖPT indiziert	ÖPT vermeiden	höher
mittel (5–10 %)	ÖPT indiziert (evtl. transdermal)	ÖPT indiziert (evtl. transdermal)	ÖPT vermeiden	moderat
hoch (>10 %)	ÖPT vermeiden	ÖPT vermeiden	ÖPT vermeiden	geringer

Nach Hysterektomie

HKE-Risiko	Jahre seit der Operation: 1–5	5–10	>10 o. jenseits des natürl. Menopause-Alters	Demenzrisiko
niedrig (<5 %)	ÖPT indiziert	ÖPT indiziert	ÖPT vermeiden	höher
mittel (5–10 %)	ÖPT indiziert	ÖPT indiziert	ÖPT vermeiden	moderat
hoch (>10 %)	mit Ärztin / Arzt besprechen	mit Ärztin / Arzt besprechen	ÖT vermeiden	geringer

ÖPT = Östrogen-Progestin-Therapie
ÖT = reine Östrogen-Therapie
HKE = Herz-Kreislauf-Erkrankung

Halt, bitte warten Sie noch! Bevor Sie mit einem Rezept in die Apotheke eilen, möchte ich Sie noch zu einem Experiment ermuntern: Versuchen Sie doch erst einmal, Ihre Symptome ohne Medikamente in den Griff zu bekommen. Natürlich werde ich Sie dabei unterstützen und in den folgenden Kapiteln wertvolles Wissen mit Ihnen teilen, mit dem Sie vergleichbare Wirkungen ganz ohne Medikamente erzielen können. Denken Sie bitte darüber nach, diesen Alternativen eine Chance zu geben, bevor Sie Ihrem Körper HET-Medikamente zuführen. Ja, ich weiß, Sie haben es gerade so durch all diese Tabellen und Diagramme geschafft …

Ich möchte noch einmal wiederholen, dass verschreibungspflichtige Medikamente oft viele potenziell gefährliche Nebenwirkungen haben, und das Letzte, was wir alle brauchen, ist der Austausch von einer negativen Nebenwirkung gegen irgendeine andere. Ein weiterer Grund, sich auch jenseits des Östrogenersatzes umzuschauen, ist die Tatsache, dass Östrogen nicht immer freundlich und hilfreich ist – besonders, wenn es nicht Ihr eigenes ist. Es ist nichts verloren, wenn Sie zunächst einmal mit den sichereren Strategien beginnen, die den Hormonhaushalt vor allem mit Hilfe von Ernährung, Bewegung und anderen natürlichen Therapien wieder ins Lot bringen wollen. Man weiß, dass diese Methoden die Hormonproduktion im Gehirn und im Körper anregen und zugleich das Gedächtnis verbessern, unser Denkvermögen steigern, die Resilienz stützen und zu guter Letzt auch noch das Demenzrisiko für alle Frauen senken, ganz gleich, wie bei ihnen der Stand der Dinge ist. Zu bedenken ist auch, dass Sie, selbst wenn Sie sich schon für die HET entschieden haben, vielleicht doch eine Alternative brauchen. Sobald die HET abgesetzt wird, kehren die Hitzewallungen oft zurück, selbst Jahre nach der Menopause. Wie auch immer man die Sache also betrachtet, alternative Optionen sind Ihre Freunde – Freunde, die Ihnen dauerhaft zur Seite stehen.

Ob Sie also für die HET in Frage kommen und an ihr interessiert sind oder nicht, die folgenden Kapitel bieten wissenschaftlich fundierte, nicht pharmakologische Therapien für Wechseljahressymptome. Diese Lösungen zielen auf die Symptome ab, die ihren Ursprung im Gehirn haben, und das sind die Symptome, mit denen die meisten von uns zu tun haben. Im Idealfall würde ich Sie gerne dazu bringen, diesen Empfehlungen *mindestens drei Monate lang* zu folgen, bevor Sie sich der HET oder Antidepressiva zuwenden (es sei denn natürlich, andere medizinische Gründe sprechen dagegen – klären sie dies bitte vorher mit Ihrer Ärztin bzw. Ihrem Arzt ab). Für viele Patientinnen ist das Ändern von Lebensgewohnheiten ungemein hilfreich, um mit unangenehmen Symptomen wie Hitzewallungen und nächtlichen Schweißausbrüchen zurechtzukommen – und das, ohne sich den Nebenwirkungen neuer Medikamente auszusetzen. Es gibt also nichts zu verlieren – die Sache ist ein echter Selbstläufer!

KAPITEL 9

Nahrung für die kleinen grauen Zellen

Uns in der westlichen Welt interessiert an der Ernährung oft mehr, wie sie sich auf unsere Linie auswirkt, als welche gesundheitlichen Auswirkungen sie hat. Häufig vergessen wir dabei vollkommen, dass das, was wir essen, darüber entscheidet, ob wir unser Leben unbeschwert genießen können oder nicht. Während wir uns den Kopf darüber zerbrechen, wie wir eine äußerlich «gute Figur» erreichen können, denken wir oft gar nicht daran, dass unsere Ernährung dazu dient, unsere innere Gesundheit (auch die unseres Gehirns) aufrechtzuerhalten. Nahrung soll all unsere Körpersysteme unterstützen, und sie wirkt sich tagtäglich auch auf unsere Gehirngesundheit aus, selbst wenn wir uns dessen gar nicht bewusst sind.

Wir alle nutzen Nahrung intuitiv, um unser Gemüt zu beruhigen und den Kopf frei zu machen. Sind wir niedergeschlagen, greifen wir nach der Schokolade, sind wir müde, trinken wir noch einen Kaffee. Es gibt endlos viele Beispiele dafür, wie die Nahrung, die wir zu uns nehmen, unsere geistige Verfassung beeinflusst und dabei einen Dominoeffekt auslöst, der sich auf unser Denken, Erinnern und Handeln auswirkt.

Wie wir heute wissen, ist das Gehirn von allen Organen unseres Körpers dasjenige, das unter unausgewogener Ernährung am meisten leidet. Von seiner unverkennbaren Architektur bis hin zu seiner ganz besonderen Arbeitsweise schreit es geradezu nach dem richtigen Treibstoff, so wie kein anderer Teil unseres Körpers – darauf bin ich bereits in meinem ersten Buch *Brain Food* detailliert eingegangen. Kurz gesagt ist das Gehirn unser metabolisch aktivstes und somit hungrigstes Organ; es verbraucht mehr als 20 Prozent der gesamten Energieausbeute unseres Körpers. Noch einzigartiger wird es durch die Tatsache, dass die Zellen in unserem Gehirn unersetzlich sind. Anders als im übrigen Körper, wo Zellen kontinuierlich erneuert und ersetzt werden, bleibt uns die große Mehrheit der Gehirnzellen vom Anfang bis zum Ende erhalten.[1] Das erklärt natürlich, dass eine besondere Pflege und Ernährung für das Gehirn unerlässlich ist, damit es erfolgreich ein Leben lang für uns tätig sein kann.

Die Nahrungsmittel, die wir mit jeder Mahlzeit aufnehmen, werden in Nährstoffe aufgespalten; diese treten in den Blutstrom über und gelangen so in das Universum unseres Nervensystems. Dort angekommen, sollen sie geleerte Speicher wieder auffüllen, die richtigen Zellreaktionen auslösen und schließlich selbst Teil des Gehirngewebes werden – daran sollten Sie denken, wenn Sie das nächste Mal nach einem Schokoriegel statt nach einem Apfel greifen. Was von beiden Sie auch wählen, es wird ein integraler Bestandteil Ihrer Gehirnfunktion.

Ein ganzer Schwung neuerer Forschungsarbeiten, darunter meine eigenen, verweist auf die wichtige Korrelation zwischen gesunder Ernährung und gesundem Gehirn. In der richtigen Menge aufgenommene Speisen aus den richtigen Quellen haben einen deutlichen, messbar positiven Effekt auf die Gehirngesundheit und -funktion. Die richtige Ernährung stellt sicher, dass unser Gehirn länger leistungsfähiger bleibt und – ganz unabhängig vom Alter – widerstandsfähiger und aktiver ist. Außerdem kann eine gesunde Ernährung viel zu unserer Energie, Herzgesundheit und hormonellen Ausgeglichenheit beitragen und zugleich viele der verbreiteten Beschwerden abwenden, mit denen sich die meisten erwachsenen Frauen abplagen – vom trägen Stoffwechsel über Schlafstörungen bis hin zu Ängsten. Was wir essen, ist überdies ein machtvoller epigenetischer Hebel,[2] mit dem Hunderttausende Gene an- oder abgeschaltet werden können; das kann dabei helfen, das genetische Risiko für eine den Geist zerstörende Krankheit wie Alzheimer möglichst gering zu halten.

Leider aber herrscht auf dem Gebiet der Ernährung dieselbe beschränkte Sichtweise wie in der wissenschaftlichen Forschung generell. Kaum jemand berücksichtigt, inwiefern das biologische Geschlecht unsere Bedürfnisse hinsichtlich der Ernährung betrifft – einzige Ausnahme: die schwangere Frau. Doch Frauen und Männer unterscheiden sich durchaus in der Funktionsweise ihres Körpers und Gehirns, und dies bringt unterschiedliche Anforderungen an die Ernährung mit sich. In diesem Kapitel werden wir uns mit Forschungsergebnissen zu Ernährung und Gehirngesundheit bei Frauen und Männern beschäftigen; Kapitel 10 bietet dann Anleitungen und Tipps dazu, welche Nahrungsmittel und Nährstoffe wichtig und welche unbedingt zu meiden sind.

Äpfel, Birnen und die Frage nach der Energie

Die Tatsache, dass Männer und Frauen bei einer Diät oft nicht dieselben Ergebnisse erzielen, ist wahrscheinlich jeder Frau bekannt, die schon einmal abnehmen wollte. Wenn eine Frau sagt, «ich mache eine Diät», dann meint sie es normalerweise ernst. Wahrscheinlich isst sie fortan besonders viel Grünes, von rohem Broccoli bis hin zum Weizengrasdrink. Vielleicht verbannt sie sogar Zucker, Brot und Butter komplett von ihrem Speiseplan. Sie verringert die Portionen auf ihrem Teller und entwickelt gleichzeitig neue, gesunde Mahlzeiten für ihre ganze Familie. Dann stellt sie sich hoffnungsfroh auf die Waage – und muss feststellen, dass sich nicht viel getan hat. Vielleicht sind ein paar Pfunde gepurzelt, doch hat sie nicht so viel abgenommen, wie sie es bei all der Quälerei verdient hätte. Ihr Lebenspartner dagegen hat eine Woche lang keine Limonade getrunken und scheint fünf Kilogramm abgenommen zu haben. Welche Ungerechtigkeit! Sind Männer bei

Diäten wirklich im Vorteil, oder handelt es sich bloß um eine optische Täuschung?

Offenbar ist es von beidem etwas. Frauen und Männer haben recht unterschiedliche metabolische Anforderungen, die nicht nur ihre Gesundheit und ihr Wohlbefinden beeinflussen, sondern auch, wie sie auf Diäten reagieren.[3] Von ihrer Figur ganz zu schweigen.

Wie wir wissen, beeinflussen genetische und hormonelle Faktoren die Verteilung des Körperfetts bei Männern und Frauen. Männer haben in der Regel mehr Viszeralfett (Bauchfett), das in der Bauchhöhle die Organe umgibt, während Frauen eher mehr peripheres Unterhautfettgewebe haben, das bevorzugt an Hüfte und Gesäß sitzt. So kommt es zu der typischen «Apfel»- bzw. «Birnenform» der Körper. Durch die Apfel-Silhouette der Männer ist ihnen ein Gewichtsverlust vielleicht schneller anzusehen, da das Fett so lokal begrenzt ist. Gleichzeitig aber ist die Apfelform gefährlicher, denn zu viel Bauchfett erhöht das Risiko für Herz-Kreislauf-Erkrankungen, Schlaganfall, Diabetes und sogar manche Krebsformen.

Die Birnenform der Frauen ist zwar aus gesundheitlicher Sicht weniger riskant, aber von der Pubertät bis zur Menopause haben Frauen einen höheren Körperfettanteil als Männer – selbst wenn sie weniger Kalorien, sprich: weniger Nahrung zu sich nehmen. Ein gesunder Körperfettanteil bei Frauen liegt bei 20 bis 25 Prozent; für Männer werden dagegen 10 bis 15 Prozent empfohlen. Kurzum, der Körperfettanteil einer normalgewichtigen Frau ähnelt dem eines als übergewichtig eingestuften Mannes. Männer sind meist schlanker als Frauen, weil sie mehr Muskelmasse haben. Je höher der Anteil der Muskulatur, desto mehr Fett verbrennt man. Das vorherrschende männliche Hormon Testosteron kurbelt zudem die Synthese von Proteinen und «magerer» Körpermasse (engl. *lean body mass*) an, was wiederum den Stoffwechsel des Mannes anregt. Ob es uns gefällt oder nicht, Männer verbrennen tagein, tagaus mehr Kalorien als wir, selbst wenn sie gerade nichts tun. Dieser beschleunigte Stoffwechsel ist auch dafür verantwortlich, dass sie schneller und deutlicher auf Diäten ansprechen.

Das weibliche Östrogen dagegen tut uns hinsichtlich des Abnehmens keinen Gefallen. Frauen haben nicht nur einen höheren Körperfettanteil als Männer, nein: Das Östrogen reduziert auch noch die Fähigkeit der Frau, Fett zu verbrennen. Stattdessen liegt unsere besondere Stärke im Anlagern *und* Speichern von Fett!

Als wir noch Jäger und Sammler waren, ja selbst noch in der Frühzeit als Ackerbauern entwickelten sich unsere Körper so, dass sie Energie in Form von Fett speicherten, schließlich konnte die nächste Hungerphase sonst durchaus unsere letzte sein. Diese Fähigkeit diente wahrscheinlich vor allem dazu, gesund durch eine Schwangerschaft und die anschließende Stillzeit zu kommen. Angesichts der gefährlichen Nahrungsknappheit war das für die prähistorischen Frauen zweifellos ein großer Vorteil. Heute jedoch herrscht um uns ein enormes Überangebot an energiereicher Nahrung, und es gibt zahllose Gelegenheiten, diese zu essen. Dennoch stecken wir weiterhin in einem Körper, der evolutionär noch nicht dahin gehend angepasst ist, diesen Überschuss zu verbrennen.

Frauenkörper sind somit Fett anreichernde, Kohlenhydrate verarbeitende Maschinen. Das verdanken wir zum Teil der positiven Wirkung von Östrogen auf das Insulin, jenem Hormon, das hilft, Zucker aus dem Blutkreislauf zu entfernen und so einen gleichmäßigen Blutzuckerspiegel zu bewahren. Selbst bei gesunder kohlenhydratreicher Ernährung verbrennen die meisten Frauen diese Extra-Kohlenhydrate direkt (während Männer sie in Form von Glykogen in ihrer Muskulatur speichern).

Alles läuft recht gut, bis sich die Frau ihren Vierzigern nähert und die Hormonspiegel allmählich sinken. Dann werden zweierlei Dinge wahrscheinlicher: Ihr Stoffwechsel verlangsamt sich, und zugleich gerät ihr Insulin ins Wanken. Interessanterweise ist daran das Gehirn genauso «schuld» wie die Ernährung.[4] Der Rückgang des Östrogens hat auch im Hypothalamus eine nachteilige Wirkung; so wird die Fähigkeit des Gehirns reduziert, Kohlenhydrate zu verbrennen und die Verteilung des Körperfetts zu regulieren. All dies bewirkt, dass wir zunehmen und unser Bauchumfang wächst. Viele Frauen legen daher in den Wechseljahren zwei bis fünf Kilo an Gewicht zu. Das ist kein zufälliger Vorgang, sondern sozusagen Schicksal, denn der weibliche Körper ist darauf programmiert, mit sinkendem Östrogenspiegel sogar noch mehr Fett zu speichern – jetzt allerdings in Form von Bauchfett. Warum? Viszeralfett bildet Estron, das «Reserve-Östrogen» der Frauen nach der Menopause.

Augenblick mal: Ist Viszeralfett also etwas Gutes?

Nun, der Weg ins Verderben ist manchmal mit guten Absichten gepflastert. Die Zunahme des Bauchfetts geht mit einem erhöhten Risiko für Herz-Kreislauf-Erkrankungen, Diabetes und Fettleibigkeit einher – alles nach der Menopause zu beobachten.[5] Die Ironie der Situation ist Ihnen sicher nicht entgangen: Genau in dem Augenblick, da unser Gehirn und unser Körper nach mehr Kalorien und Nährstoffen verlangen, versuchen viele Frauen stattdessen, überzählige Pfunde loszuwerden.

Die Herausforderung für Frauen besteht darin, ihren Stoffwechsel stabil zu halten, und das ist alles andere als einfach. Entscheidend ist hier, Wege zu finden, sich mit viel Energie zu versorgen und zugleich die Dinge nicht aus dem Ruder laufen zu lassen. Wichtiger als je zuvor ist es dabei, sich bewusst zu ernähren.

Selbstverständlich geht das Thema Gewichtszunahme alle Menschen an, nicht nur Frauen. Doch der weibliche Körper ist für derlei Veränderungen buchstäblich geschaffen, mehr als der des Mannes. Er durchläuft geradezu eine Metamorphose: Der kindliche Körper verändert sich in der Pubertät dramatisch, entwickelt und differenziert sich dann weiter und wird während einer Schwangerschaft quasi zu einer mobilen Unterkunft. Nach der Geburt des Kindes nimmt er rasch wieder eine andere Form an, um dieses zu versorgen, und noch einmal, wenn die Versorgung abgeschlossen ist. In den Wechseljahren findet erneut ein Veränderungsprozess statt, und als wäre das noch nicht genug, nochmals im hohen Alter.

So großartig wir in dieser Hinsicht auch sein mögen, es ist nicht immer angenehm, eine solche Formwandlerin zu sein. Superkräfte wie diese erfordern Respekt und Aufmerksamkeit, die ihnen aber oft verwehrt bleiben. Höchste Zeit also, uns selbst gegenüber freundlich und fürsorglich zu sein und herauszufinden, wie wir jede dieser speziellen Veränderungen auf möglichst gesunde Weise absolvieren können.

Lieber ganz klassisch

«In einer Welt voller Trends möchte ich ein Klassiker bleiben.» Hut ab vor Model, Designerin und Unternehmerin Iman Abdulmajid für dieses berühmte Zitat, mit dem sie deutlich machte, dass die neuesten Trends oft nicht mit dem mithalten können, was sich über lange Zeit bewährt hat. Das gilt genauso auf dem Gebiet der Ernährung. Oft jagt ein extremer Diättrend den nächsten, manchmal aus keinem anderen Grund als dem, dass er durch eine prominente Person oder die Medien allgemein verbreitet wird. Ob vegane oder glutenfreie Ernährung, fettfrei oder ketogen, die Suche nach der «Wunderdiät» hört einfach niemals auf. Doch Achtung: Viele angesagte Diäten fußen nicht auf wissenschaftlichen Erkenntnissen (außer denen des Marketing, selbstverständlich).

Und, schlimmer noch: Kaum eine dieser Diäten, ja vielleicht keine von ihnen berücksichtigt in angemessener Weise die weibliche Physiologie. Wenn es eine Sache gibt, die wir aus klinischen Studien gelernt haben, dann jene, dass Extremdiäten bei Frauen auf lange Sicht nicht funktionieren. Nicht nur, dass sie nicht die versprochenen Ergebnisse erzielen – diese Diäten können auch die fein abgestimmten Abläufe in unserem hochspezialisierten Körper durcheinanderbringen.

Kehren wir noch einmal zu der uns bereits bekannten Women's Health Initiative zurück, die vor Jahren so viel Verwirrung hinsichtlich der Hormonersatztherapie (HET) stiftete. Ironischerweise stammt vieles von dem Wissen darüber, welche Diäten bei Frauen nicht funktionieren, aus dieser Studie. Unter ihren zahlreichen Teilstudien war auch eine Untersuchung zur Ernährungsmodifikation (engl. *dietary modification*), kurz WHI-DM genannt. Diese Studie ist bis heute die umfangreichste klinische Untersuchung zur Ernährungsumstellung bei Frauen.[6]

Die Studie begann 1993, am Höhepunkt des Hypes um fettarme, stärkereiche Ernährung. In jedem Supermarktgang sprangen einen auf vielen Produkten die Begriffe «low-fat» («fettarm») oder «fat free» («ohne Fett») an. Fett wurde zum Bösen erklärt, und somit galt Fettarmes als «einzig richtig», als Allheilmittel für alles, was uns plagte, von Herz-Kreislauf-Erkrankungen und Krebs bis hin zur geradezu epidemischen Fettleibigkeit. Jener Zeit entsprechend, wandten die Forscher der WHI-DM diesen Ernährungsansatz bei ihrer Untersuchung an.

Mehr als 48 000 Frauen in der Postmenopause nahmen an der Studie teil. Nach dem Zufallsprinzip wurde 40 Prozent von ihnen eine fettarme Ernährung verordnet. Die anderen Frauen ernährten sich weiter wie gewohnt. Bei der Fettarm-Gruppe war die Ernährung so konzipiert, dass sie insgesamt nur 20 Prozent der aufgenommenen Gesamtkalorien als Fett zu sich nahmen. Acht Jahre später überprüften die Forscherinnen und Forscher, wie viele Frauen in jeder Gruppe einen Herzinfarkt, Schlaganfall oder eine andere Herz-Kreislauf-Erkrankung entwickelt hatten. Sie ermittelten nicht nur die Gesamtzahl an Brust- und Darmkrebsfällen, sondern auch Parameter wie Gewichtszunahme, Cholesterinspiegel und natürlich Hitzewallungen. Die Ergebnisse waren wiederum enttäuschend. Die Frauen, die sich fettarm ernährten, zeigten keine erhöhte Widerstandsfähigkeit gegen Krebs[7] oder Herz-Kreislauf-Erkrankungen.[8] Zudem erlebten sie Hitzewallungen in der üblichen Häufigkeit und Stärke, und nicht zuletzt hatten sie auch nicht nennenswert abgenommen.

Die WHI-DM war jedoch von Anfang an umstritten. Unter anderem war die überwiegende Mehrheit der teilnehmenden Frauen in ihren Sechzigern und Siebzigern, als die Studie begann. In diesem Lebensalter war es vielleicht zu spät, um mit einer Umstellung der Ernährung das Risiko für Herz-Kreislauf-Erkrankungen und andere chronische

Leiden zu verringern. Vor allem aber wurde der Diätplan selbst grundlegend in Frage gestellt. Damals bedeutete eine fettarme Ernährung meist, dass man viele Kohlenhydrate zu sich nahm, etwa in Form von insgesamt sechs Portionen Getreide am Tag. Schlimmer noch: In der Hoffnung, die Aufnahme von Fett zu reduzieren, griffen diese armen Frauen höchstwahrscheinlich auf die damals neuesten fettarmen und fettfreien Lebensmittel zurück, von denen wir heute wissen, dass sie hoch verarbeitet sowie voller versteckter Zucker und Zusatzstoffe sind.

Nach meiner Erfahrung ist es außerdem nicht klug, im Zeitraum um die Menopause auf eine strikt fettarme Ernährung umzustellen – gerade dann nämlich verlangt der Körper der Frau nach mehr Fett, um Östrogen zu bilden. Heute weiß man, dass der Östrogenspiegel von Frauen, die sich sehr fettarm ernähren, oft dramatisch absinkt.

Letztlich unterstrich diese teure Studie eine wichtige Erkenntnis: Folgen Sie nicht einfach irgendwelchen Trends! Die WHI-DM war ein weiterer Nagel zum Sarg der fettarmen, stärkereichen Trenddiät, die damals die USA beherrschte. Doch statt die neuen Erkenntnisse dafür zu nutzen, wieder für eine ausgewogene Ernährung zu plädieren, schlachteten die Medien diese enttäuschenden Ergebnisse aus und befeuerten das Aufkommen eines weiteren Trends, der berühmten Atkins-Diät. Diese war lediglich ein Vorläufer einiger fettreicher Ernährungstrends von heute.

Frauen hatten unter den nachteiligen Auswirkungen dieses extremen Wandels der Empfehlungen besonders zu leiden, denn es ist nicht sicher und zweifellos keine gute Idee, sich mit fettigen Nahrungsmitteln wie Speck und Butter vollzustopfen. Da der weibliche Körper Fett nur in begrenztem Umfang «gut» verwenden kann (also beispielsweise entgegen unserem angeborenen Talent zum «Ansetzen»), gibt es eindeutige biologische Gründe dafür, warum Frauen nicht maßlos fettige Nahrung zu sich nehmen sollten.

Dennoch probieren viele Frauen heute fettreiche oder «ketogene» Diäten aus, in der Hoffnung, schnell Gewicht zu verlieren und ihre

Gesundheit zu verbessern. Diese Diäten basieren auf dem Prinzip, dass eine sehr kohlenhydratarme oder gar kohlenhydratlose Ernährung den Körper dazu zwingt, mehr Fett zu verbrennen, was zu einer schlankeren Taille oder mehr Sportlichkeit verhilft – oder auch nicht.

Was die Gehirngesundheit angeht, gibt es keine klaren Belege dafür, dass eine fettreiche Ernährung die Kognition fördert. Aktuell liegen nur fünf Studien zu Auswirkungen von ketogenen Diäten auf die menschliche Kognition vor, die jeweils nur recht kleine Versuchsgruppen umfassten.[9] Die größte klinische Studie mit etwa 100 Patienten wurde 2017 unterbrochen, als die Gabe von Tricaprylin (eine Ketonquelle) bei Patienten mit milden Alzheimer-Symptomen die Kognition nicht verbesserte. Gegenwärtig gibt es keine klinischen Studien mit jüngeren Testpersonen; es fehlen auch Beobachtungsstudien, die eine fettreiche Ernährung mit einer verbesserten Kognition oder einem geringeren Alzheimer-Risiko in Verbindung bringen. Im Moment besteht also kein Anlass zu glauben, dass die Aufnahme von mehr Fett unserem Gehirn guttut.

Was also sollen wir essen?

Eines steht fest: Körper und Gehirn brauchen alle Arten von Nährstoffen, um gesund zu sein, auch Kohlenhydrate und Fette. Wenn eine Diät empfiehlt, eine dieser Nährstoffgruppen komplett wegzulassen, seien Sie vorsichtig. Derlei ist nicht nur unklug, sondern kann auf lange Sicht auch Ihre Gesundheit schädigen. Tatsächlich brauchen wir gar keine «Diät». Die meisten Diäten konzentrieren sich darauf, bestimmte Nahrungsmittel oder Nährstoffe wegzulassen, was es unmöglich macht, sie auf Dauer fortzuführen; sie sind nicht alltagstauglich und bewirken, dass man aufgibt oder gar an Gewicht zulegt. Was wir brauchen, ist eine neue Art zu essen und uns zu ernähren, die wir bequem ein Leben lang beibehalten können.

Im folgenden Kapitel beschäftigen wir uns mit einem ausgewogenen, abgerundeten Ernährungsplan, extra dafür ausgetüftelt, bedeutende und beständige Ergebnisse für Frauen zu erzielen. Zunächst aber wollen wir den Streit um Kohlenhydrate und Fette beenden und uns einen Überblick darüber verschaffen, wie eine gesunde Ernährung für Frauen aussieht.

Gute und schlechte Kohlenhydrate und Fette

Alle Belege deuten darauf hin, dass man sein Augenmerk nicht einfach nur auf *die* Kohlenhydrate oder *die* Fette richten sollte, sondern vielmehr auf die unterschiedlichen *Arten* von Kohlenhydraten und Fetten, die wir essen, und ebenso darauf, woher sie stammen. Manche Kohlenhydrate fördern beispielsweise den weiblichen Stoffwechsel, während andere unseren Insulinspiegel entgleisen lassen. Desgleichen fördern manche Fette die Hirnfunktion, während andere unserem Gehirn schaden und unseren Hormonhaushalt durcheinanderbringen können, vor allem, wenn man sie in großen Mengen aufnimmt. Kurzum, die Qualität unserer Ernährung – und ihre Fähigkeit, unsere Anforderungen hinsichtlich Nährstoffen zu erfüllen – ist das, worauf es ankommt.

Fettreiche Diäten sind derzeit «in aller Munde», daher möchte ich zunächst einige Mythen rund um Fette und die Gesundheit von Frauen entkräften. Erst einmal sei gesagt, dass es viele Arten von Fetten gibt, die jeweils unterschiedlich auf Körper und Gehirn wirken. Zahlreiche Forschungsergebnisse deuten darauf hin, dass weniger der Gesamtanteil der Fette in der Ernährung, sondern vielmehr deren Art entscheidend für die Einschätzung gesundheitlicher Risiken bei Frauen ist.

Kurz und knapp gesagt, sind Fette (genauer: ihre Fettsäuren) entweder gesättigt (wie in Butter, Fleisch, Milchprodukten und bestimmten Ölen, wie Kokosöl) oder ungesättigt. Ungesättigte Fette können einfach ungesättigt (wie in Oliven oder Avocados) oder mehrfach ungesättigt sein (dann abgekürzt als PUFA bezeichnet, z. B. in Fisch, Muscheln sowie verschiedenen Nüssen und Saaten). Die Natur liefert uns nur Versionen dieser Fette, denen wir vertrauen können, doch industriell hergestellte Zubereitungen panschen oft herum, indem sie etwa ungesättigte Öle hydrieren, um sie zu härten – dabei entstehen die sogenannten Transfette.

Forschungen speziell an Frauen ergaben, dass ungesättigte Fette, besonders die mehrfach ungesättigten (PUFA), deren Gesundheit sehr zuträglich waren, was sich in einem jeweils verringerten Risiko für Demenz, Herz-Kreislauf-Erkrankungen, Krebs, Fettleibigkeit und Diabetes niederschlug. Transfette dagegen, so die schlechte Nachricht, zeigten genau den gegenteiligen Effekt. Ein Übermaß an gesättigten Fetten kann ebenfalls schädlich sein, besonders wenn diese aus tierischen Quellen stammen.

Die Größenordnung des Problems wird deutlich, wenn wir auf die Ergebnisse der Nurses' Health Study blicken, einer der größten prospektiven Längsschnittstudien zur Ernährung bei Frauen. Von den 75 000 teilnehmenden Frauen zeigten jene, die größere Mengen an Transfetten zu sich nahmen, ein um 33 Prozent erhöhtes Risiko für Herz-Kreislauf-Erkrankungen.[10] Der Verzehr von mehr ungesättigten Fetten bewirkte das Gegenteil; hier war das Risiko um mehr als 25 Prozent geringer. Besonders deutlich waren diese Effekte bei Frauen unter 65 Jahren; bei diesen erhöhte die Aufnahme von Transfetten das Herzinfarktrisiko um ganze 50 Prozent. Nach Einschätzung der Autoren dieser Studie könnte bei einer typischen Ernährung mit 1500 Kalorien am Tag das Risiko für Herz-Kreislauf-Erkrankungen bei Frauen um bis zu 67 Prozent gesenkt werden, wenn man drei Gramm Transfette gegen drei Gramm ungesättigter Fette austauschen würde.[11] In konkreten Mengen ausgedrückt, würde dies einer typischen Portion Kartoffelchips entsprechen, die man gegen eine Handvoll Mandeln austauscht. Desgleichen müssten Sie nur acht Gramm gesättigter Fette (etwa 60 Gramm Speck oder eine Scheibe Cheddarkäse) gegen dieselbe Menge ungesättigter Fette (etwa 120 Gramm Lachs) austauschen, um Ihr Risiko für Herz-Kreislauf-Erkrankungen zu halbieren.

Die Art von Fett, die wir aufnehmen, hat auch entscheidenden Einfluss darauf, ob wir die Alzheimer-Krankheit entwickeln oder nicht.

Etliche Studien ergaben, dass Personen, die täglich zwei Gramm oder mehr Transfette zu sich nahmen, ein doppelt so hohes Demenzrisiko hatten wie Personen, die weniger als zwei Gramm davon verzehrten.[12] Diese Menge mag gering wirken, doch die meisten Testpersonen in diesen Studien aßen mindestens zwei Gramm am Tag, die Mehrheit von ihnen sogar regelmäßig mehr als die doppelte Menge. Ähnliche Befunde wurden für gesättigte Fette ermittelt, besonders wenn diese aus rotem Fleisch und Milchprodukten stammten. Wer mehr als 13 Gramm gesättigte Fette pro Tag zu sich nahm, entwickelte mit fast doppelt so hoher Wahrscheinlichkeit kognitive Beeinträchtigungen wie jene, die nur halb so viel davon aufnahmen.[13]

Wer dagegen mindestens zwei Gramm mehrfach ungesättigte Fette pro Tag zu sich nahm, hatte ein um 70 Prozent geringeres Alzheimer-Risiko als Personen, die weniger davon aufnahmen.[14] Das passt zu den Angaben Tausender nicht dementer älterer Personen, die die These unterstützen, dass eine Ernährung mit wenigen mehrfach ungesättigten Fetten die Alterung des Gehirns vorantreibt, während eine Ernährung mit vielen mehrfach ungesättigten Fetten unsere Gehirnzellen langfristig schützt.[15] Falls Sie noch einen weiteren Anstoß brauchen: Unsere Gehirnuntersuchungen mit bildgebenden Verfahren ergaben, dass Frauen, deren Ernährung in jüngeren und mittleren Jahren viele ungesättigte Fettsäuren enthielt, nicht nur die höchste Gehirnaktivität, sondern auch das geringste Ausmaß an Alzheimer-Plaques zeigen.[16] Jene Frauen, deren Ernährung mehr Transfette und gesättigte Fette enthielt, zeigten dagegen eine geringere Gehirnaktivität und einen stärkeren Abbau von Gehirngewebe.

Ungesättigte Fette sind also in, und Transfette sind definitiv out. Bei gesättigten Fetten ist es wichtig, Maß zu halten und darauf zu achten, aus welcher Quelle sie kommen. Die meisten Studien, die negative Effekte von gesättigten Fetten beschrieben, fokussierten sich auf Fette tierischer Herkunft. Allerdings gibt es immer mehr Belege dafür, dass pflanzliche Fette, sowohl gesättigte als auch ungesättigte, wegen ihrer positiven Wirkungen auf unseren Hormonhaushalt die weibliche

Gesundheit besonders fördern. So wurde das Ersetzen von tierischen Fetten[17] wie Butter durch bestimmte pflanzliche Öle (z. B. Olivenöl) bei Frauen mit einem stark reduzierten Risiko für Herz-Kreislauf-Erkrankungen, Diabetes und Brustkrebs in Verbindung gebracht.

Der Effekt, den Nahrungsfette auf das Brustkrebsrisiko haben, verdient besondere Erwähnung. Es gibt den verbreiteten Irrtum, dass sich Patientinnen kohlenhydratarm ernähren sollten, um den Krebs «auszuhungern». Diese Vorstellung kann jedoch insofern irreführend sein, als sie vermuten lässt, dass eine fettreiche Ernährung von Vorteil sei. Nun, zunächst einmal ist zu prüfen, um welche Art von Krebs es sich handelt. Schon lange wissen wir, dass eine an tierischen Fetten reiche Ernährung das Risiko für Krebsarten, die mit Geschlechtshormonen im Zusammenhang stehen (wie Brust-, Gebärmutter- und Eierstockkrebs[18]), erhöhen kann. Bei der Nurses' Health Study zeigten Frauen, die (vor allem im jungen Erwachsenenalter) viel Nahrung tierischer Herkunft zu sich genommen hatten, ein dreimal höheres Brustkrebsrisiko als jene, die mehr pflanzliche Öle verzehrt hatten.[19] Rotes Fleisch und fettreiche Milchprodukte waren auch hier die Hauptschuldigen. Bei der Women's Health Initiative wiederum wurde festgestellt (auch wenn eine fettarme Ernährung nicht die Lösung war), dass Frauen in der Postmenopause, die in der Gruppe mit wenig aufgenommenen Nahrungsfetten waren, offenbar eher ein niedrigeres Risiko für Brustkrebs sowie bei einer Krebserkrankung höhere Überlebensraten zeigten.[20]

Diese Effekte sind wahrscheinlich darin begründet, dass tierische Fette die Aktivität eines bestimmten Transportmoleküls namens «Sexualhormonbindendes Globulin» (kurz SHBG) unterdrücken können. SHBG zirkuliert im Blut und sorgt dafür, dass der Östrogenspiegel im Rahmen bleibt. Eine gestörte SHBG-Funktion kann zu einer überschießenden Östrogenbildung führen, die besonders für Krebspatientinnen nicht gut ist. Studien ergaben, dass Frauen mit für Östrogen empfänglichen Krebsarten bei fettreicher Ernährung oft einen niedrigen SHBG-Spiegel und ungewöhnlich hohe Spiegel an «schlechten» Östrogenen im Körper aufwiesen.[21]

Letztendlich sollten wir unseren Fettkonsum komplett überdenken. Statt Fette generell wie die Pest zu meiden oder aber sie massenhaft in uns hineinzustopfen, sollten wir selektiver vorgehen. Unser Ziel ist es, die Vorteile der guten, gesunden Fette zu nutzen und zugleich möglichst wenig von den weniger gesunden aufzunehmen. Im folgenden Kapitel beschäftigten wir uns damit, wie das geht.

Nun zu den Kohlenhydraten. Ihr Ruf wird derzeit immer schlechter; gehen wir also gleich einmal auf einige Dinge ein, die Ihnen vielleicht Sorgen machen. Forschungen ergaben, dass bei Frauen eine Ernährung, die Kohlenhydraten den Vorzug vor (schlechten) Fetten gibt, die Gesundheit deutlich fördert.

Oben erwähnte ich bereits, dass es die Gesundheit von Frauen enorm voranbringt, wenn sie auf Transfette und gesättigte Fette zugunsten von mehrfach ungesättigten Fetten verzichten. Und wie sich herausgestellt hat, ist es eine sehr gute Idee, noch mehr von jenen Fetten durch Kohlenhydrate zu ersetzen, senkt dies doch bei Frauen das Herzinfarkt- und Schlaganfallrisiko in späteren Lebensjahren[22]. Wenn man bei einer Ernährung mit 1500 Kalorien pro Tag nur drei Gramm Transfette durch sieben Gramm Kohlenhydrate ersetzte, zog dies bei Frauen einen Rückgang des Risikos für Herz-Kreislauf-Erkrankungen um 93 Prozent nach sich. Das entspricht dem Austausch von einer Portion Kartoffelchips gegen 30 Gramm Naturreis. Ersetzte man zusätzlich acht Gramm gesättigter Fette durch 19 Gramm Kohlenhydrate, ging das Risiko um weitere 17 Prozent zurück. Das entspräche beispielsweise drei Scheiben Speck, die man gegen einen kleinen Apfel eintauscht. Wie zahlreiche andere Studien ergaben, bewirkt eine erhöhte Kohlenhydrataufnahme bei gleichzeitiger Minimierung dieser Fette einen Rückgang des Risikos für Diabetes vom Typ 2[23], Krebs[24] und Demenz[25].

Allerdings macht es hier einen großen Unterschied, was für eine Art von Kohlenhydraten Sie zu sich nehmen. Bei genauerer Betrachtung wird klar, dass Kohlenhydrate statt Fetten zwar generell die Gesundheit förderten, die besten Ergebnisse aber durch den Verzehr von «guten Kohlenhydraten» erzielt wurden.[26]

Sie ahnen wahrscheinlich schon, was «gute» und «schlechte» Kohlenhydrate sind. Diese Attribute spiegeln wider, welchen Effekt die Kohlenhydrate jeweils auf unseren Blutzuckerspiegel haben. Gute oder komplexe Kohlenhydrate (genauer: die entsprechenden kohlenhydratreichen Nahrungsmittel) haben eine geringe glykämische Last, was bedeutet, dass sie weniger Zucker und mehr Ballaststoffe enthalten. Zudem sind die Zucker meist naturbelassen und liegen nicht als raffinierter (verarbeiteter) weißer Zucker vor. Gute Beispiele sind eine Handvoll Erdbeeren oder eine Scheibe Vollkornbrot. Diese Ausgewogenheit von Zucker und Ballaststoffen ist ideal, um unser Gehirn mit der nötigen Energie zu versorgen und gleichzeitig unseren Blutzuckerspiegel stabil zu halten.

Schlechte Kohlenhydrat-Nahrungsmittel dagegen haben eine hohe glykämische Last; sie enthalten viel (oft raffinierten) Zucker und wenig bis gar keine Ballaststoffe. Dieses Ungleichgewicht lässt den Blutzuckerspiegel in die Höhe schießen, sodass das Insulin im Körper mit dem Abbau kaum hinterherkommt. Zugleich steigern solche Lebensmittel noch unseren Appetit auf Süßes, weil auf den raschen Anstieg des Blutzuckers nach ihrem Verzehr ein ebenso rascher Abfall folgt. Auch wenn der weibliche Körper Kohlenhydrate prinzipiell effizient verbrennen kann, können zu viele Nahrungsmittel mit hoher glykämischer Last doch irgendwann die Bauchspeicheldrüse (Pankreas) überfordern. Dann kommt es zu einem chronisch hohen Blutzuckerspiegel, der dazu führt, dass Zellen resistent gegen Insulin werden. Mit dem Alter und den Wechseljahren geht die Sensitivität für Insulin weiter zurück; daher sind solche Lebensmittel eine ernste Bedrohung für unseren Körper, unser Gehirn und unseren Hormonhaushalt, besonders wenn wir jenseits der vierzig sind. Wie bereits beschrieben, verursacht eine Insulinresistenz Entzündungen, und sie ist ein Risikofaktor für Stoffwechselerkrankungen, Typ-2-Diabetes- und Herz-Kreislauf-Erkrankungen – die alle wiederum das Demenzrisiko erhöhen. Wie Forschungen ergaben, steigt mit dem Blutzuckerspiegel auch das Risiko für eine Demenz, und das auch bei Personen, die keinen Diabetes haben.[27] Zwar gibt es Medikamente gegen hohe Blutzuckerwerte und Insulinresistenz, doch bieten diese nicht die Vorteile, die eine gesunde Ernährung mit sich bringt.

Die ungesüßte Wahrheit lautet also im wahrsten Sinne des Wortes: Wenn wir als Frauen gesund bleiben wollen, sollten wir auf schlechte Kohlenhydrate verzichten. Um Verwechslungen auszuschließen: Lebensmittel mit hoher glykämischer Last sind unter anderem alle verarbeiteten Lebensmittel, auch raffinierter Zucker selbst sowie verarbeitete Getreideprodukte wie Sandwich- und Weißbrot, Bagels und dergleichen, alle Limonaden und gesüßten Getränke und zuckerreiche Lebensmittel und Snacks wie Süßigkeiten, Kekse, Kuchen und Gebäck sowie Cracker. Diese Nahrungsmittel sollten wir möglichst weitgehend von unserem Speiseplan verbannen und durch ballaststoffreiche Nahrungsmittel mit geringer glykämischer Last ersetzen; im folgenden Kapitel erfahren Sie mehr darüber. Zunächst einmal möchte ich Ihre Aufmerksamkeit auf ein bestimmtes Ernährungsmuster lenken, das nicht nur die guten Kohlenhydrate und Fette maximiert, sondern auch die einzige wissenschaftlich bestätigte Diät ist, die bei Frauen funktioniert.

Ein Klassiker: die Mittelmeer-Diät

Umfangreiche Forschungsergebnisse deuten darauf hin, dass die sogenannte Mittelmeer- oder Kreta-Diät ein Paradebeispiel für eine der weiblichen Gesundheit zuträgliche Ernährungsweise ist.[28] Angeblich gibt es sie schon seit Jahrtausenden. Im Gegensatz zu anderen Diäten ist sie nicht von einem Promikoch ausgetüftelt oder von den Medien hochgejubelt worden. Sie steht vielmehr für das Ergebnis einer über Jahrtausende entwickelten Lebensweise verschiedener mediterraner Zivilisationen. Von den alten Ägyptern, Griechen und Römern bis zu den Arabern und Türken hat jede (Ess-)Kultur ihre Spuren in dieser wunderbaren Küche hinterlassen. Indem sie sich miteinander austauschten und diesen oder jenen Trick bei den anderen abguckten, lernten diese Völker, die besten Nahrungsquellen im reichen Mittelmeerraum zu nutzen; das ließ nicht nur ihre Kulturen wachsen und blühen, sondern förderte auch ihre Gesundheit. Die Frauen dieser Regionen sind gute Beispiele für diese positiven Effekte, denn sie rangieren hinsichtlich ihrer Lebenserwartung bis heute weltweit auf den vorderen Plätzen.[29]

Besonders überzeugende Belege, die für die Mittelmeer-Diät sprechen, stammen aus Studien, die deren Wirkung auf die Telomerlänge untersuchten. Telomere sind repetitive DNA-Sequenzen an den Enden unserer Chromosomen, deren Länge einen Hinweis auf die Zellalterung geben. Wie eine Studie mit fast 5000 teilnehmenden Frauen ergab, waren die Telomere umso länger, je konsequenter sich die Frauen mediterran ernährten, und lange Telomere deuten auf eine hohe Lebenserwartung hin.[30] Kurzum, die Frauen, die sich nach der Mittelmeer-Diät ernährten, waren biologisch jünger als diejenigen, die das nicht taten.

Vielleicht als Folge davon entwickeln Frauen, die sich mediterran ernähren, seltener Diabetes, Fettleibigkeit und Herz-Kreislauf-Erkrankungen; zudem ist ihr Risiko für kognitive Beeinträchtigungen und die Alzheimer-Krankheit im Alter deutlich reduziert. Ein Beispiel: Eine große Studie mit mehr als 78 000 teilnehmenden Frauen ergab, dass jene, die sich mediterran ernährten, ein um 24 Prozent geringeres Risiko für Herz-Kreislauf-Erkrankungen und ein um 26 Prozent niedrigeres Schlaganfallrisiko hatten als jene, die sich typisch westlich ernährten, also mit viel verarbeiteten Lebensmitteln, Fleisch, Süßigkeiten und gesüßten Getränken.[31] Bei Frauen, die die mediterrane Ernährung noch mit regelmäßiger Bewegung ergänzten, ging das Risiko sogar um ganze 83 Prozent zurück.

Klinische Studien belegen überdies, dass die Mittelmeer-Diät viel zur Prävention von Krankheiten beiträgt. PREDIMED (abgekürzt aus Prevención con Dieta Mediterránea), die größte Studie zum Thema,[32] wies insgesamt 772 asymptomatischen Personen mit Risiko für Herz-Kreislauf-Erkrankungen willkürlich eine von drei Ernährungsformen zu: eine mit nativem Olivenöl extra ergänzte mediterrane Diät, eine mit Nüssen ergänzte mediterrane Diät oder eine fettarme Diät. Drei Jahre später hatten beide mediterrane Ernährungsformen das Herzinfarkt- und Schlaganfallrisiko der Testpersonen reduziert, den Blut-Glukosespiegel verbessert, den Blutdruck stabilisiert und die Cholesterinwerte gesenkt. Das Sahnehäubchen: Diese Patienten zeigten auch einen weitaus geringeren Rückgang der kognitiven Fähigkeiten als diejenigen mit der fettarmen Diät.[33]

Unter anderem wegen ihrer positiven Wirkung auf das Herz tut die mediterrane Ernährung auch unserem Gehirn sehr gut. In einer Reihe von Studien, bei denen wir die Gehirne von Hunderten von Teilnehmern mit bildgebenden Verfahren untersuchten, ermittelten wir, dass diejenigen mit mediterraner Ernährung gesündere und jünger wirkende Gehirne hatten als gleichaltrige Personen, die sich typisch westlich ernährten.[34] Die Gehirne derjenigen, die sich nach westlichem Muster ernährten, schienen schneller zu schrumpfen und waren den anderen in der Alterung um schätzungsweise fünf Jahre voraus.[35] Noch auffälliger war, dass zwar noch keine der Testpersonen erkennbare kognitive Beeinträchtigungen zeigte, diejenigen mit der westlichen Ernährungsweise aber bereits mehr Alzheimer-Plaques in sich trugen, als für ihr Alter normal war, während jene, die sich mediterran ernährten, keine Plaques hatten. Diese positiven Effekte waren bei weiblichen Testpersonen ausgeprägter als bei männlichen, aber auch bei diesen deutlich erkennbar. Das stimmte mit vielen Studien überein, die hier ein reduziertes Demenzrisiko sowohl bei Männern als auch bei Frauen fanden.[36] Männer mögen vom Mars sein und Frauen von der Venus, aber hier auf der Erde profitieren beide von der richtigen Ernährung.

Die Mittelmeer-Diät wird überdies durchgängig mit einem reduzierten Brustkrebsrisiko bei Frauen in Verbindung gebracht. Dieser Effekt geht zum Teil auf ihren hohen Gehalt an Ballaststoffen zurück. Während tierische Fette die Aktivität des SHBG-Moleküls, das das Östrogen in Schach hält, beeinträchtigt, fördern Ballaststoffe dessen Wirkung und sorgen so für einen günstigen, ausgewogenen Östrogenspiegel.[37] Das ist nicht nur im Hinblick auf das geringere Brustkrebsrisiko wichtig, sondern dämpft auch die Wechseljahressymptome, die Patientinnen oft als Folge der Krebstherapie erdulden müssen. Die bereits erwähnte PREDIMED-Studie wies nach, dass in einer Gruppe von 4152 Frauen ohne persönliche Brustkrebs-Vorgeschichte eine langfristige mediterrane Ernährung das Risiko des Auftretens von Brustkrebs halbierte.[38] Die Women's Healthy Eating and Living Study wiederum berichtete, dass bei 2198 Frauen, die wegen Brustkrebs im Frühstadium behandelt wurden, jene mit ballaststoffreicher Ernährung binnen nur eines Jahres weniger schwere Hitzewallungen zeigten.[39]

Doch damit nicht genug. Frauen, die sich mediterran ernähren, haben offenbar weniger und mildere Wechseljahressymptome. Bei einer umfangreichen Studie mit 6040 teilnehmenden Frauen im Alter von 50 bis 55 Jahren zeigten diejenigen, die sich so ernährten, einen Rückgang von Hitzewallungen und nächtlichen Schweißausbrüchen um 20 Prozent.[40] Interessanterweise fanden sich bei jenen, die mehr Obst (besonders Erdbeeren, Ananas und Melonen) aßen, häufiger überhaupt keine Symptome. Bei Frauen dagegen, die sich in typisch westlicher Manier ernährten, war die Wahrscheinlichkeit für Hitzewallungen und nächtliche Schweißausbrüche im Verlauf der Wechseljahre um 23 Prozent höher.

Den stärksten positiven Effekt erzielt man wohl, wenn man sich schon in jungen Lebensjahren mediterran ernährt, doch Forschungen zeigen, dass ein Umschwenken auf eine gesündere Ernährung zu jeder Zeit Vorteile mit sich bringt. Wie eine Studie mit 10 000 Frauen ergab, war die Wahrscheinlichkeit, älter als 70 Jahre zu werden, bei jenen, die erst im mittleren Alter mit der Mittelmeer-Diät begonnen hatten, viel höher als bei denen, die sich nicht so gesund ernährten. Zudem zeigten jene Frauen nicht die übliche Belastung durch chronische und mentale Erkrankungen.[41]

Vielleicht fragen Sie sich bereits, was an dieser Ernährungsweise so außergewöhnlich ist?

Man spricht zwar von der «Mittelmeer-Diät», tatsächlich aber handelt es sich nicht um eine Diät im Sinne eines Abnehmplans, bei dem man auf vieles verzichten muss. Sie ist vielmehr eine Lebensweise mit nachhaltigen (und nahrhaften) Elementen und Ansichten. Diese Lebensweise erzeugt zudem weniger Stress als der Lebensstil, der sonst in einem Großteil der westlichen Welt gepflegt wird. Ein anschauliches Beispiel dafür ist die mediterrane Einstellung zum Essen selbst. Mahlzeiten werden nicht hastig im Vorübergehen eingenommen, sondern gemeinsam mit der Familie am Tisch sitzend, und niemand käme auf den Gedanken, bei so vielen Köstlichkeiten auf dem Tisch gleichzeitig Fernsehen zu schauen.

Entscheidend ist natürlich auch die Qualität der Nahrungsmittel. In meinem Buch *Brain Food* habe ich die Mittelmeer-Diät als «frisch und von der Sonne geküsst» beschrieben, und das sehe ich immer noch so. Die mediterrane Küche zelebriert das Essen. Mal gibt es vielleicht mit Olivenöl beträufelte Artischocken oder mit Knoblauch und Petersilie sautierte Champignons, dann wieder gedünsteten Mangold mit Basilikum und Pinienkernen auf frischgebackenem Brot. Die Gerichte, die hier täglich auf dem Speiseplan stehen, sind allesamt farbenfroh, wohlduftend und überwiegend vegetarisch. Wenn Sie an Pizza und Pasta denken – keine Sorge, davon gibt es auch genug. Doch die Hauptrolle auf dem Teller spielen Gemüse und Hülsenfrüchte, Vollkornspeisen, Obst und Nüsse, alles mit einem Schuss nativem Olivenöl extra. Auch Fisch und Meeresfrüchte sind stark vertreten, während andere magere Proteinlieferanten, wie Geflügel, in Maßen gegessen werden. Rotes Fleisch und besondere Käsesorten kommen gelegentlich ebenfalls auf den Tisch, etwa bei einer besonderen Sonntagsmahlzeit. Das Essen, oft mit einem Glas Rotwein genossen, findet mit einem starken Espresso seinen Abschluss. Ich würde lügen, wenn ich sagte, dass Schokolade, Kuchen und Gebäck hier nie unseren Weg kreuzen (Stichwort *gelato*), doch häufiger gibt es einen frischen Obstsalat als Nachspeise.

Vom Nährwert her betrachtet, ist die mediterrane Kost reich an Ballaststoffen und komplexen Kohlenhydraten, sie enthält Fette (meist ungesättigt und pflanzlicher Herkunft) in Maßen und viele Vitamine und Mineralien – all das kommt offenbar den Bedürfnissen des weiblichen Körpers sehr entgegen. Und natürlich müssen Sie nicht nach Italien oder Griechenland ziehen, um so zu essen wie die Menschen des Mittelmeerraumes. Ich verbringe nun schon mein halbes Erwachsenenleben in New York und konnte mich dennoch ohne Probleme nach den Prinzipien der mediterranen Kost ernähren, während ich gleichzeitig wahre Nährstoffbomben wie Avocados und Süßkartoffeln genoss, die mir ganz neu waren. Das Schöne an der Mittelmeer-Diät ist, dass sie in jedem Land genossen und leicht an jedermanns Ansprüche und Geschmack angepasst werden kann. Im folgenden Kapitel gebe ich genau dazu Tipps – und im Anhang finden Sie für den Anfang einen Wochen-Ernährungsplan mit leckeren Rezepten. Es braucht nicht mehr als acht einfache Schritte.

KAPITEL 10

In acht Schritten zum wohlgenährten Gehirn

In diesem Kapitel beschreiten wir den Weg zu einem gut ernährten, aktiven und widerstandsfähigen Gehirn. Basierend auf belastbaren Forschungsergebnissen und randomisierten klinischen Studien *an Frauen* soll diese Art, sich zu ernähren, die Aufnahme von Nährstoffen maximieren, die für unser Gehirn gesund sind. Insbesondere sollen so unser Gehirn jung gehalten, unser Hormonhaushalt ausgeglichen sowie unsere Energie gesteigert und die Stimmung gehoben werden; zugleich reduziert diese Ernährung Wechseljahressymptome, sie schützt unser Herz und stärkt das Immunsystem. Eine Auflistung aller benötigten Nährstoffe und der Nahrungsmittel, in denen sie enthalten sind, findet sich ebenso wie eine Reihe von Empfehlungen, wie man diese am besten kombiniert, um möglichst anhaltend gesund zu bleiben.

Schritt 1: Umgang mit Kohlenhydraten

Wie schon in Kapitel 9 erwähnt, kommen Kohlenhydrate aus unterschiedlichen Quellen. Dies sind meine drei goldenen Regeln zum Verzehr von Kohlenhydraten:

1. Gemüse und Obst sind Kohlenhydrat-Nahrungsmittel. Jede Ihrer Mahlzeiten sollte zur Hälfte aus Gemüse bestehen.
2. Vollkorn ist in, verarbeitetes Getreide (Weißmehl, weiße Pasta, Weißbrot) ist out.
3. Hülsenfrüchte und Stärkelieferanten wie Süßkartoffeln sind ebenfalls exzellente Quellen guter Kohlenhydrate.

Bunt wie der Regenbogen

Bei dem Wort Kohlenhydrate denken die meisten Menschen an Brot und Kartoffeln. Doch Obst und Gemüse sind ebenfalls reich an Kohlenhydraten, und beide sind für unsere Gesundheit unerlässlich. Sie enthalten nicht nur viele gute Kohlenhydrate, sondern auch viele Vitamine, Mineralien und verschiedene pflanzliche Nährstoffe, die im gesamten Körper schädlichen Entzündungen entgegenwirken und unsere Gehirnzellen im Erwachsenenalter widerstandsfähig halten.

Die Ironie besteht darin, dass die meisten Menschen zwar Kalorien im Übermaß zu sich nehmen, zugleich aber mit den entscheidenden Mikronährstoffen unterversorgt sind, die unser Gehirn braucht und die meist in ganz normalen pflanzlichen Nahrungsmitteln zu finden sind. Wir alle wissen, dass uns Obst und Gemüse guttun, und dennoch ergaben Untersuchungen der US-amerikanischen Centers for Disease Control and Prevention, dass nur jeder zehnte Erwachsene das Minimum der empfohlenen Tagesmenge an Obst und Gemüse zu sich nimmt. Um dem entgegenzuwirken, empfehlen die meisten Ernährungsexperten, «nach den Farben des Regenbogens» zu essen, also Früchte und Gemüsearten aller möglichen Farben zu verzehren.

Unter diesen ragen einige in ihren Eigenschaften weit heraus: dunkelgrünes Blattgemüse, wie Spinat, Mangold und Grünkohl, sowie Kreuzblütler wie Blumenkohl und Broccoli. Diese Gemüse sind reich an Vitaminen, Mineralien und Ballaststoffen, außerdem enthalten sie krankheitsabwehrende Substanzen, die wir brauchen, um unser Nervensystem in Schuss zu halten. Groß angelegte Studien ergaben, dass

Personen, die täglich ein bis zwei Portionen Blattgemüse verzehren, weniger Gedächtnisprobleme und kognitiven Leistungsverlust zeigen als Personen, die nur selten gesundes Grünzeug dieser Art zu sich nehmen.[1] Man stelle sich vor: Isst man täglich einen Salat, kann man sein Gehirn um bis zu elf Jahre «jünger» erhalten! Gemüse mit niedriger bis mittlerer glykämischer Last, wie Zwiebeln, Rote Bete, Kürbis und Karotten, sind ebenfalls erste Wahl.

Oft heißt es, wir sollten die Finger von Obst lassen, weil es so viel Zucker enthält – Moment, nicht so schnell. Viele Früchte stärken ganz besonders das Gedächtnis und die mentale Leistungsfähigkeit, weil sie viele Vitamine und Antioxidanzien enthalten; Letztere stellen sich wirkungsvoll dem Alterungsprozess entgegen. Wenn Sie Zucker vermeiden wollen, halten Sie sich an Obst mit niedriger glykämischer Last, wie Beeren, Äpfel, Zitronen, Orangen und Grapefruit, und essen Sie Weintrauben, Mango und anderes Obst mit hoher glykämischer Last nur ab und zu. Wie eine Studie mit mehr als 16 000 teilnehmenden Frauen ergab, ging bei jenen, die regelmäßig flavonoidreiche Beeren (wie Blau- und Erdbeeren) aßen, der kognitive Abbau langsamer vonstatten als bei jenen, die solche Beeren nicht aßen.[2] Besonders mindestens eine Portion Blaubeeren und zwei Portionen Erdbeeren pro Woche erhielten die Gehirne dieser Frauen um bis zu zweieinhalb Jahre jünger.

Immer noch nicht überzeugt? Wie würde Ihnen das passen: Frauen, die mehr Obst und Gemüse aßen, waren im Durchschnitt weniger übergewichtig oder fettleibig und zeigten deutlich weniger Wechseljahressymptome, während bei Frauen, die wenig pflanzliche Nahrungsmittel, aber viel Fleisch und verarbeitete Lebensmittel verzehrten, die genannten Eigenschaften viel häufiger zu finden waren.[3]

Ballaststoffe sind unsere Freunde

Was macht komplexe Kohlenhydratquellen eigentlich … komplex? Da Nährstoffangaben nicht immer Aufschluss über die Art der in einem Lebensmittel enthaltenen Kohlenhydrate geben, hier eine kurze Zusammenfassung. Die Gruppe der Kohlenhydrate umfasst unter anderem die Ballaststoffe, Stärke und Zucker. Ballaststoffe und Stärke zählen zu den komplexen oder langkettigen Kohlenhydraten (Polysacchariden), während die süßen Zucker nur aus einem oder zwei Elementen bestehen (Mono- oder Disaccharide). Die Ausgewogenheit dieser Nährstoffe ist es, die ein Kohlenhydrate lieferndes Nahrungsmittel «komplex» macht oder nicht.

Wir müssen aktiv werden und bewusst handeln, wenn wir uns als Frau in Bestform erhalten wollen – und der erste wichtige Schritt besteht darin, sein Herz für Ballaststoffe zu entdecken. Umfangreiche Forschungen ergaben, dass Ballaststoffe in der weiblichen Ernährung eine entscheidende Rolle spielen. Ballaststoffe sind Kohlenhydrate, die der Körper nicht bzw. nur eingeschränkt verdauen kann. Warum ist das gut? Ballaststoffreiche Nahrungsmittel werden nicht nur langsamer verdaut, sondern sättigen auch besser als solche mit einfachen Kohlenhydraten. Das hilft dabei, nicht zu viel zu essen. Zudem fördern sie so die Verdauung und einen gesunden Cholesterinspiegel. Überdies weiß man, dass Ballaststoffe ausgleichend auf den Östrogenspiegel wirken und auch an der Stabilisierung vom Blutzucker- und Insulinspiegel beteiligt sind, was wiederum für einen ausgeglichenen Hormonhaushalt wichtig ist.

Leider liegt die durchschnittlich verzehrte Tagesmenge an Ballaststoffen in vielen westlichen Ländern nur bei 10–15 Gramm (in Deutschland unter 22 Gramm), das sind Werte, die im weltweiten Vergleich hinterherhinken. Die meisten US-Amerikaner etwa nehmen nicht einmal die Hälfte der empfohlenen Mindestmenge an Ballaststoffen pro Tag zu sich. Das erklärt auch die enorm hohe Zahl an gastrointestinalen (Magen- und Darm-)Erkrankungen in den USA, von Verstopfung und Reizdarmsyndrom bis hin zu einem recht hohen Darmkrebsrisiko.[4] Nun, wir können das besser. Nehmen Sie viel ballaststoffreiche Nahrung zu sich, damit Ihr Gehirn, Körper und Hormonhaushalt leistungsfähig bleiben.

Aktuell werden in Deutschland 30 Gramm Ballaststoffe pro Tag empfohlen, das ergibt circa 16,7 Gramm pro 1000 Kilokalorien für Frauen und 13 Gramm pro 1000 Kilokalorien für Männer.[5] (In den USA werden sogar nur etwa 25 Gramm pro Tag für Frauen und 38 Gramm pro Tag für Männer angesetzt – warum dort eigentlich weniger für Frauen als für Männer?) Meiner Ansicht nach sollten Frauen mehr Ballaststoffe zu sich nehmen, aber man muss schließlich mit irgendetwas anfangen, und 25 bis 30 Gramm sind nicht schlecht. Was bedeuten sie? Sie könnten beispielsweise 50 Gramm Hafergrütze und fünf Trockenpflaumen zum Frühstück essen (etwa zwölf Gramm Ballaststoffe), einen Salat aus Spinat und Grünkohl mit einer halben Avocado zu Mittag (etwa neun Gramm) und schließlich eine Minestrone mit Hülsenfrüchten am Abend (etwa zwölf Gramm), und brava! Sie haben es geschafft. Und Sie haben noch Spielraum, um Ihr bevorzugtes Protein oder sonst etwas anderes zu ergänzen.

Im Grunde brauchen wir alle Ballaststoffe, die wir kriegen können. Es gibt zwei Arten von Ballaststoffen: wasserlösliche und wasserunlösliche. Erstere lösen sich in Wasser und den Verdauungssäften in unserem Magen-Darm-Trakt. Sie werden dann zu einer gelartigen Substanz, die von Bakterien im Dickdarm verdaut wird und verschiedene Funktionen erfüllt: Sie reduziert die Fett- und Cholesterinaufnahme und verlangsamt die Verdauung von Zuckern; gleichzeitig ernährt sie «gute» Bakterien im Darm. Die wasserunlöslichen Ballaststoffe sind unverdaulich. Sie passieren den Verdauungstrakt mehr oder weniger unverändert und fördern dabei die Darmbewegung und den Abtransport von Abfallprodukten.

Beide Arten von Ballaststoffen sind gut für uns. Die Tabelle «Ballaststoffreiche Ernährung» gibt einige Anregungen, doch hier schon ein kleiner Vorgeschmack: Wasserlösliche Ballaststoffe finden sich in Kartoffeln und Wurzelgemüse (wie Karotten und Roter Bete) sowie jungem Blattgemüse, wie Babyspinat und Brunnenkresse. Weitere gute Quellen sind Kürbisse und die meisten Hülsenfrüchte. Wasserunlösliche Ballaststoffe sind in großblättrigen Gemüsearten wie Spinat, Grünkohl und Mangold enthalten, ebenso in knackigen Blattsalaten wie Radicchio und Rucola (Rauke) sowie in Kreuzblütlern wie Broccoli und Rosenkohl. Dann wären da noch die Süßkartoffel (möglichst mit Schale gegessen) sowie Vollkorngetreide mitsamt der Schale (Kleie) – allesamt wunderbare Beispiele für wasserlösliche, sättigende Ballaststoffe. Auch Obst enthält viele Ballaststoffe! Noch ein Hinweis am Rande: Gekochtes Obst wird sehr wasserlöslich und kann dadurch abführend wirken.

Ballaststoffreiche Nahrungsmittel (nach Ballaststoffgehalt geordnet)

	Menge	Ballaststoffe (g)		Menge	Ballaststoffe (g)
Obst			**Gemüse**		
Himbeeren	100 g	ca. 5	Artischocken	100 g	ca. 11
Brombeeren	100 g	ca. 5	Kürbis, eingemacht	100 g	ca. 10
Birnen	Stück (mittelgroß)	ca. 5,5	Sojabohnen	100 g	ca. 9
Avocado	halbe Frucht	ca. 5	grüne Erbsen, tiefgekühlt	100 g	ca. 5,5
Datteln, Medjool	3 Stück	ca. 4,8	Kürbis	100 g	ca. 5
Äpfel, ungeschält	Stück (mittelgroß)	ca. 4,5	Rosenkohl	100 g	ca. 4,5
Mango	Stück	ca. 5	Spinat	100 g	ca. 4
Bananen	Stück (mittelgroß)	ca. 3	Grünkohl	100 g	ca. 4
Orangen	Stück (mittelgroß)	ca. 3	Sauerkraut, abgetropft	100 g	ca. 3,5
Kiwi	Stück (mittelgroß)	ca. 2,2	Broccoli	100 g	ca. 3
Pflaumen	100 g	ca. 2	Süßkartoffeln	100 g	ca. 3
Erdbeeren	100 g	ca. 2	Rote Bete, gekocht	100 g	ca. 2,5

Getreide / Cerealien			Körner, Nüsse, Samen		
Flohsamen-schalen	100 g	ca. 70	Chiasamen	100 g	ca. 35
Weizenkeime	100 g	ca. 18	Leinsamen	100 g	ca. 22
Pasta, Vollkorn, gekocht	100 g	ca. 9	Kichererbsen	100 g	ca. 21,5
Gerste, Perl-graupen	100 g	ca. 5	weiße Bohnen	100 g	ca. 17
Haferflocken, trocken	100 g	ca. 5	Erbsen	100 g	ca. 17
Quinoa, gekocht	100 g	ca. 4	schwarze Bohnen	100 g	ca. 16
Vollkorn-Weizenbrot	Scheibe	ca. 2	Mandeln	100 g	ca. 15
Naturreis, gekocht	100 g	ca. 1	Linsen	100 g	ca. 11

Alles über Getreide

Die meisten Menschen sind sich wohl darin einig, dass Obst und Gemüse bei einer gesunden Ernährung die Hauptrolle spielen sollten – wie aber verhält es sich mit Getreide? Was die weibliche Gesundheit angeht, belegen viele klinische Studien und Studien zur Krankheitsprävention, dass eine Ernährung mit vielen Vollkornprodukten sowohl bei Frauen als auch Männern entscheidend zur Gehirngesundheit und Alzheimer-Prävention beiträgt.[6] Beobachtungsstudien mit Hunderttausenden teilnehmenden Frauen ergaben zudem, dass jene, die durchweg Vollkornprodukte verzehrten, das niedrigste Risiko für Herz-Kreislauf-Erkrankungen[7] und ein deutlich niedrigeres Risiko für Typ-2-Diabetes[8] aufwiesen.

Viele Menschen (in den USA sogar jede bzw. jeder dritte) wollen jedoch heute das in Weizen, Gerste und Roggen enthaltene Protein Gluten vermeiden und verbannen darum die meisten Getreide bzw. Cerealien von ihrem Speiseplan. Als Neuro- und Ernährungswissenschaftlerin werde ich oft gefragt, ob Getreide schlecht für unser Gehirn seien und man sie deshalb meiden sollte. Meine Antwort: eigentlich nicht.

Gegenwärtig liefern Untersuchungen nach wissenschaftlichen Standards keine schlüssigen Belege dafür, dass der Verzehr von Getreiden das Risiko für einen kognitiven Abbau oder Demenz erhöht; auf dieses Thema gehe ich in meinem Buch *Brain Food* ausführlicher ein. Es gibt keine Studien, die Gluten als Auslöser für kognitive Defizite unter die Lupe nehmen, und keine Beobachtungsstudien, die über negative Assoziationen zwischen dem Verzehr von Getreide und kognitiver Gesundheit berichten (abgesehen von solchen, die sich auf Zöliakie beziehen).

Etwa ein Prozent der Bevölkerung ist von Zöliakie betroffen, einer Glutenunverträglichkeit; diese Personen sollten Gluten tatsächlich meiden. Zwar gehen die Schätzungen auseinander, doch mindestens sechs Prozent der Bevölkerung scheinen eher eine Empfindlichkeit (Sensitivität) als eine Unverträglichkeit gegenüber Gluten zu haben; auch sie sollten vorsichtig mit diesem Inhaltsstoff umgehen. Wenn Sie aber weder eine Unverträglichkeit noch eine Sensitivität aufweisen, hat ein gewisser Anteil an unverarbeitetem Vollkorngetreide durchaus seinen Platz in der gesunden Ernährung.

Eine glutenfreie Ernährung auf eigene Faust kann dagegen mehr schaden als nützen. Mit «auf eigene Faust» meine ich die Tendenz, nicht nur Getreide, sondern Kohlenhydratquellen generell zu reduzieren oder gar ganz wegzulassen. Würden die betreffenden Personen zum Ausgleich genügend ballaststoffreiche Gemüse, Früchte und Hülsenfrüchte essen, wäre das kein Problem – doch aus Untersuchungen an der Bevölkerung wissen wir, dass dies nicht der Fall ist. Im Ergebnis ist die Ernährung vieler Menschen alarmierend arm an Ballaststoffen. Dieser Mangel ist für niemanden zuträglich und kann sehr schädlichen Einfluss auf den weiblichen Hormonhaushalt haben.

Andererseits hat der Wunsch, sich glutenfrei zu ernähren, viele Konsumentinnen und Konsumenten dazu bewegt, sich von verarbeiteten Lebensmitteln abzuwenden und diese durch natürlicherweise glutenfreie Getreide zu ersetzen. Zu diesen zählen unter anderem Reis, Amaranth, Buchweizen, Hirse, Quinoa, Sorghumhirse und Teff (Zwerghirse), allesamt hervorragende Quellen für Ballaststoffe und Glukose, die Energie für das Gehirn liefert.

Halten Sie sich jedoch von den glutenfreien Produkten fern, die auf den Markt geworfen wurden, um Kapital aus diesem Trend zu schlagen! Zu viele davon werden als gesunde Alternativen angepriesen, obwohl es sich schlichtweg um minderwertige, verarbeitete Lebensmittel handelt, die zwar kein Gluten enthalten, dafür aber wie üblich viel Zucker und schlechte Fette sowie verschiedenste künstliche Zusatzstoffe.

Unterm Strich sind, wenn Sie möglichst viel für Ihre kognitive Gesundheit tun und Alzheimer vorbeugen wollen, komplexe Kohlenhydrate und insbesondere Ballaststoffe ein essenzieller Bestandteil des Speiseplans. Ich bin eine erklärte Gegnerin der westlichen Standardernährung mit viel verarbeiteten Kohlenhydraten und Junk Food; Hülsenfrüchte und Getreide aber sind gut für uns. Das ist unter anderem daran erkennbar, dass sie Grundbestandteile der Ernährung der ältesten Völker unseres Planeten sind. Wenn Sie wegen Gluten Bedenken haben und Ihren Konsum einschränken wollen, achten Sie zumindest darauf, zum Ausgleich viel ballaststoffreiche Gemüse, Früchte und Hülsenfrüchte zu essen, konzentrieren Sie sich auf die oben genannten, von Natur aus glutenfreien Getreidearten und bringen Sie hin und wieder eine Süßkartoffel auf den Teller. So sind Sie gut versorgt.

Was gibt es zum Dessert?

Wenn Sie, wie ich, hin und wieder etwas Süßes brauchen, empfehle ich dringend dunkle Schokolade mit einem Kakaogehalt von mindestens 70 Prozent. In Reinform ist dunkle Schokolade ein «Superfood» mit beeindruckend positiver Wirkung auf unsere Gesundheit. Zum einen enthält sie viel Theobromin, ein starkes Antioxidans, das der Zellalterung entgegenwirkt, sowie verschiedene wirksame Flavonole, die das Risiko für Herz-Kreislauf-Erkrankungen senken. Klinische Studien ergaben, dass der Verzehr von Kakao mit hohem Flavonolgehalt bei gesunden Erwachsenen schon nach acht Wochen die Aufmerksamkeit und Merkfähigkeit verbesserte und gleichzeitig die Entzündungs- und Insulinwerte senkte.[9]

Für eine Süßigkeit hat dunkle Schokolade zudem eine niedrige glykämische Last, man kann sie also naschen, ohne dass im Anschluss der Blutzuckerspiegel wieder plötzlich abfällt. Obendrein enthält sie Substanzen, die sogenannten Catechine, die dem Östrogen ähneln und die Auswirkungen sinkender Hormonspiegel abfedern können. Entscheidend ist hier, hochwertige dunkle Schokolade mit wenig (oder ganz ohne) Zucker zu wählen. Leider aber konsumieren wir Schokolade überwiegend als Milch-, Weiße und «Confiserie»-Schokolade oder in Gestalt sonstiger Süßwaren mit Schokogeschmack, in denen sich oftmals nur Spuren von echtem Kakao finden. Reichlich enthalten sind dagegen Zucker, Fette und Zusatzstoffe, was die Sache äußerst ungesund macht.

Als Süßungsmittel sind unbehandelter Honig, Ahornsirup, Stevia, Palm- oder Kokoszucker eine bessere Wahl als raffinierte Zucker oder Süßstoffe. Sie enthalten mehr Vitamine und Mineralien als sämtliche weißen Zucker, strapazieren die Leber weniger und wirken sich auch nicht so stark auf den Blutzuckerspiegel aus.

Schritt 2: Darf ich vorstellen: Phytoöstrogene

Östrogene gelten als die evolutionär gesehen ältesten Hormone, daher findet man sie sowohl im Tier- als auch im Pflanzenreich, und sie wirken über Artgrenzen hinweg. Das bedeutet, dass pflanzliche Östrogene oder Phytoöstrogene im menschlichen Körper wie Östrogen wirken, jedoch sanfter. Die wichtigsten Phytoöstrogene gehören zwei Substanzgruppen an, den Isoflavonen (vor allem in Soja zu finden) und den Lignanen (in vielen Samen, Vollkorn und Hülsenfrüchten enthalten, außerdem in vielen Obst- und Gemüsearten).[10] Eine Ernährung auf pflanzlicher Grundlage ist somit eine exzellente natürliche Östrogen-Ersatztherapie! Der Verzehr dieser Lebensmittel kann zudem nach der

Menopause die Libido fördern und Schmerzen beim Geschlechtsverkehr mindern, was nur wenige Medikamente für sich in Anspruch nehmen können.

Soja steht seit Jahren im Fokus, weil die darin enthaltenen Isoflavone einen positiven Effekt auf Wechseljahressymptome wie etwa Hitzewallungen haben. Klinische Studien deuten darauf hin, dass Isoflavone zur Stabilisierung des Östrogenspiegels beitragen und so Hitzewallungen um bis zu 45 Prozent abmildern können.[11] Soja ist allerdings auch eines der weltweit umstrittensten Nahrungsmittel (und das nicht nur aus ernährungsmedizinischer Sicht). Mal wird es als gesundes Superfood gerühmt, nur um im nächsten Augenblick als krebserregendes Gift geschmäht zu werden.

Hier lohnt es, genauer hinzuschauen; schließlich essen Asiatinnen regelmäßig Sojaprodukte, und ihr Brustkrebsrisiko ist viermal niedriger als das von Frauen der westlichen Welt.[12] Sie leiden auch weniger unter Hitzewallungen und neigen weniger zu Osteoporose und Herz-Kreislauf-Erkrankungen als beispielsweise US-Amerikanerinnen. Wie kann das sein?

Die Sache ist sogar noch rätselhafter. Japan hat weltweit die höchste durchschnittliche Lebenserwartung (90 Jahre bei Frauen, 84 Jahre bei Männern), und die langlebigsten Frauen der Welt leben in der Präfektur Okinawa. In der dortigen Küche bilden Sojaprodukte wie Tofu und Nattō (ein traditionelles japanisches Lebensmittel aus fermentierten Sojabohnen) typische Grundnahrungsmittel. Überdies stammen mehr als 80 Prozent der aufgenommenen Kalorien von Gemüse, Obst und Hülsenfrüchten sowie aus komplexen Kohlenhydraten, wie Vollkorn, Naturreis und Süßkartoffeln. Die Menschen in Okinawa verzehren nur sehr wenig Fleisch, Eier oder Milchprodukte, häufiger jedoch frisch gefangenen Fisch. Die speziellen Zutaten sind zwar unterschiedlich, aber es gibt doch deutliche Parallelen zwischen dieser Ernährungsweise und der Mittelmeer-Diät, die wir im vorigen Kapitel kennengelernt haben. Auch die Ergebnisse sind vergleichbar. Die (über) hundertjährigen Frauen von Okinawa zeigen chronische Krankheiten wie

Alzheimer, Herz-Kreislauf-Erkrankungen oder Krebs deutlich später oder überhaupt nicht. Zwar wirken auch andere Faktoren als die Ernährung darauf ein, doch weist vieles darauf hin, dass Sojabohnen (und generell pflanzliche Nahrungsmittel) für die Gesundheit eine wichtige Rolle spielen. Wie wurde also Soja in Japan zum Helden und in den USA und Europa zum Buhmann?

In der westlichen Welt wurde Soja zunächst beliebt, weil die hochbetagten Frauen aus Okinawa es viel häufiger auf dem Speiseplan haben als Fleisch. In den 1990er Jahren jedoch ergaben einige Studien, dass Isoflavone bei Mäusen, die genetisch so modifiziert wurden, dass sie Brustkrebs entwickelten, das Wachstum der Krebszellen beschleunigten.[13] Das ließ die Sorge aufkommen, dass Isoflavone bei Frauen mit genetischer Prädisposition Brustkrebs auslösen könnten. Viele medizinische Fachleute jedoch empfahlen gleich allen Frauen, Sojaprodukte zu meiden, nur um sicherzugehen.

Im Verlauf der letzten zehn Jahre konnten umfassende Untersuchungen jedoch klären, dass Isoflavone an sich das Brustkrebsrisiko bei Frauen nicht erhöhen.[14] Zwar wird noch weitere Forschung zum Thema benötigt, doch eine Querschnittsanalyse von Studien mit insgesamt 20 000 teilnehmenden Brustkrebspatientinnen deutete darauf hin, dass Isoflavone die Wahrscheinlichkeit für ein Brustkrebsrezidiv nicht erhöhen und in manchen Fällen sogar die Mortalität senken können.[15] Zudem fand man keine negativen Wirkungen von Soja im Zusammenhang mit Endometrium-, Eierstock- und sonstigen Krebsarten.

Chemisch gesehen sind die in Soja gefundenen Phytoöstrogene ziemlich einzigartige Substanzen, denn ihre Wirkung im Körper hängt von dem bereits bestehenden Östrogen-Blutspiegel ab.[16] Haben Sie beispielsweise viel Östrogen im Blut, so wie es auch bei Brustkrebspatientinnen der Fall ist, agieren die Phytoöstrogene als Östrogenblocker (etwa so wie der Wirkstoff Tamoxifen). Sind Sie aber in den Wechseljahren und bilden zu wenig Östrogen, füllen die Phytoöstrogene die Lücke, was einer milden Hormonersatztherapie (HET) gleichkommt. Befunde wie diese bewogen das American Institute for Cancer Research und die American Cancer Society 2013, ihre Haltung zu Soja zu revidieren. Sie schlossen nun, dass selbst Brustkrebspatientinnen gefahrlos isoflavonreiche Sojaprodukte essen können.[17] Gleiches gilt auch für die Empfehlungen in Deutschland.[18] Keine der Institutionen rät jedoch dazu, Isoflavone als Nahrungsergänzungsmittel einzusetzen, da sie eine zu hohe Aufnahme befürchten.[19] Es ist ohne Frage sicherer, Isoflavone aus der Nahrung zu beziehen.

Abgesehen davon sind nicht alle Sojaprodukte gleich. Wie ich bereits in *Brain Food* beschrieben habe, richtet sich die – gute oder schlechte – Wirkung auf die Gesundheit ganz danach, welche Art von Soja Sie zu sich nehmen. Ein Aspekt könnte zumindest zum Teil erklären, warum die Frauen aus Okinawa gesundheitlich profitieren, wir aber nicht. Was ist also der Clou beim Soja?

Unter anderem sind Asiatinnen und Asiaten wahrscheinlich genetisch besser an das Verdauen von Soja angepasst und deshalb weniger Nebenwirkungen ausgesetzt. Hinzu kommt, dass die Soja-, Tofu- und Sojamilchprodukte in Japan ganz anders beschaffen sind als jene, die wir bei uns im Supermarkt finden. Die Japaner essen fast ausschließlich biologisch angebautes Soja. Zudem wird dieses oft fermentiert, wie es etwa bei Miso, Tempeh und Nattō der Fall ist. Offen gesagt, ist dies die einzige Art von Sojaprodukt, die es wert ist, gegessen zu werden. Leider aber sind diese Produkte in der westlichen Welt oft schwer zu bekommen. Leicht zu bekommen sind dafür Sojaprodukte, die (zumindest in den USA, in Deutschland gelten strengere Richtlinien[20]) zu 90 Prozent aus gentechnisch veränderten Sojabohnen bestehen[21] und voller Pestizide und Konservierungsmittel stecken. Dieses eindeutig schlechte Soja ist bis in die Cafés und Supermärkte vorgedrungen. Die schlimmsten Produkte stecken buchstäblich überall. Sojaöl aus schlechtem Soja wird in den USA routinemäßig mehr als 12 000 Lebensmittelprodukten beigemischt, von gängigen Frühstückscerealien und Energieriegeln bis hin zu Snacks und Pasta.[22] Isolierte Soja-Proteine dienen als Emulgatoren, um Milch- und Eiskaffee die gewünschte

Konsistenz zu verleihen. Sojalecithin, einer der heute am häufigsten eingesetzten Lebensmittelzusatzstoffe, findet sich praktisch überall, von Fertiggebäck und Brot bis hin zur Babynahrung. Somit kann es schnell passieren, dass man zu viel von diesem versteckten Soja zu sich nimmt; das kann das Gegenteil von dem bewirken, was bei der Bevölkerung von Okinawa erfolgt, nämlich ein Hormon-Ungleichgewicht bei Frauen und Männern, wahrscheinlich auch Entzündungen und Allergien.

Rätsel gelöst. Wenn Sie mehr Soja essen möchten, um Ihren Östrogenspiegel zu erhöhen, wählen Sie fermentiertes Soja und kleine Mengen. Mit einem Vorbehalt: Soja ist für viele stark allergen; wenn Sie sich unsicher sind, lassen Sie sich vor dem Verzehr ärztlich auf Allergien oder Intoleranzen untersuchen und beraten.

Wie viel Soja können wir gefahrlos essen? Sollen Isoflavone Wechseljahressymptome lindern, müssen wir davon täglich ungefähr 40 bis 50 Milligramm aufnehmen. Das entspricht ungefähr zwei Portionen traditioneller Sojaprodukte, wie eine Portion Tofu mit einer Schale Misosuppe oder einem Teller Edamame, was ungefähr den in Japan verzehrten Mengen entspricht.

Wenn Sie Soja nicht mögen oder kein gutes Soja finden, können andere Nährstoffe den Östrogenspiegel ausgleichen, die Lignane. Diese findet man in verschiedensten pflanzlichen Lebensmitteln, wie Leinsamen, Sesamsamen und Kichererbsen, außerdem Aprikosen, Äpfeln, Yamswurzeln und Olivenöl, um nur einige zu nennen. Die folgende Tabelle führt noch weitere Beispiele auf. Vielleicht überrascht es nicht, dass diese Nahrungsmittel zugleich exzellente Quellen für Ballaststoffe, gute Kohlenhydrate und gute Fette sowie für andere sehr wichtige Nährstoffe sind, auf die wir gleich eingehen werden.

Nahrungsmittel mit hohem Phytoöstrogengehalt
(***** = hoch, * = niedrig)

Sojaprodukte	Obst	Gemüse	Hülsenfrüchte
Sojabohnen*****, Sojanüsse*****, texturiertes Sojaprotein****, Tofu****, Sojamilch****, Sojajoghurt****, Tempeh****, Miso-Paste****, Miso-Suppe****, Soja-Proteinpulver****, Sojasprossen***	Getrocknete Aprikosen***, Pfirsiche***, Getrocknete Datteln***, Erdbeeren**, Himbeeren**, Trockenpflaumen**, Orangen**, Blaubeeren*, Wassermelonen*	Knoblauch***, (Lager-) Kürbis***, Grüne Bohnen***, Alfalfasprossen**, Olivenöl**, Blattkohl**, Broccoli**, Oliven**, Kopfkohl**, Zwiebeln**, Yamswurzel**	Kichererbsen****, Hummus***, Mungbohnensprossen**, Mungbohnen**, Linsen**, Erdnüsse**
	Nüsse und Samen	**Getreide**	**Getränke**
	Leinsamen*****, Sesamsamen****, Pistazien***, Mandeln***, Sonnenblumenkerne**, Walnüsse**, Cashews**, Haselnüsse**	Leinsamenbrot****, Mehrkornbrot****, Weizenbrot***, Roggenbrot**, Sesambrot**	Grüner Tee**, Orangensaft**, Schwarzer Tee**, Rotwein**, Weißwein**

Schritt 3: Das Gehirn schützen mit Antioxidanzien

Von allen Organen des Körpers leidet das Gehirn am meisten unter oxidativem Stress. Damit bezeichnet man die Bildung schädlicher freier Radikaler im Gehirn und im übrigen Körper und unsere Fähigkeit, diesen zu begegnen. Je mehr freie Radikale das Gehirn verkraften muss, umso größer der Schaden.

Doch wir können dem entgegenwirken: mit Antioxidanzien, jenen Vitaminhelden, die sich für uns den schädlichen freien Radikalen entgegenstellen. Zu den wirkungsvollsten Antioxidanzien zählen die Vitamine C und E, Beta-Carotin (die Vorstufe von Vitamin A), Selen und eine Vielzahl von pflanzlichen Nährstoffen wie Lycopin und Anthocyane, die beispielsweise Tomaten und Kirschen ihre schöne intensive

Farbe verleihen. Unsere Forschung mit bildgebenden Verfahren am Gehirn zeigt, dass eine Ernährung, die viele dieser Antioxidanzien enthält, mit einer stabilen Energieversorgung des Gehirns und einer reduzierten Bildung von Alzheimer-Plaques einhergeht, besonders bei Frauen.[23]

Besonders Vitamin E schützt vor kognitivem Abbau. Umfangreiche Studien in Europa und den USA ergaben, dass ältere Personen, die viel Vitamin E zu sich nahmen, ein um fast 70 Prozent geringeres Risiko für das Entwickeln einer Demenz hatten als jene, die das Vitamin in geringen Mengen oder gar nicht aufnahmen.[24] Noch niedriger war das Demenzrisiko, wenn Vitamin E in Kombination mit Vitamin C aufgenommen wurde.[25] Beide Vitamine schützen die Gehirnzellen vor freien Radikalen und verschiedenen weiteren Toxinen; Vitamin E erhöht außerdem die Sauerstofffreisetzung im Gehirn. Es ist auch das einzige Vitamin, das nachgewiesenermaßen Hitzewallungen lindert, vielleicht weil es den Östrogenspiegel reguliert.[26] Nicht von ungefähr liefern Sojabohnen nicht nur Phytoöstrogene, sondern auch viel Vitamin E.

Wenn es im Körper weniger Antioxidanzien gibt als freie Radikale (etwa aufgrund von schlechter Ernährung, Toxineinwirkung oder anderen Faktoren), entfaltet die Oxidation eine schädigende Wirkung im Körper: beschleunigte Zellalterung, geschädigte oder mutierte Zellen, Gewebezerstörung, die Aktivierung schädlicher Gene und ein überlastetes Immunsystem können die Folgen sein. Forschungen deuten darauf hin, dass das weibliche Gehirn für diese negativen Auswirkungen besonders empfindlich sein könnte, speziell in den Wechseljahren; dann kann es zu beschleunigter Zellalterung und einer Beeinträchtigung des Stoffwechsels kommen. Die westliche Lebensweise mit ihren verarbeiteten Lebensmitteln, dem bereitwilligen Medikamentenkonsum und den vielen Chemikalien und Umweltschadstoffen, denen wir ausgesetzt sind, ist offenbar ein regelrechter Nährboden für freie Radikale.

Da viele von uns schon in jungen Jahren starkem oxidativem Stress ausgesetzt sind, brauchen wir mehr denn je die Kraft der Antioxidanzien, will sagen: Wir müssen viele Nahrungsmittel mit einem hohen Gehalt an diesen Substanzen zu uns nehmen. Viele davon haben überdies noch eine entzündungshemmende (antiinflammatorische) und sogar antimikrobielle Wirkung. Da Frauen besonders empfindlich gegenüber Entzündungen und Infektionen sind, trägt eine Ernährung mit solchen Nahrungsmitteln entscheidend zu ihrer Gesundheit bei. Ein weiterer Vorteil des Verzehrs dieser hilfreichen Nährstoffe besteht darin, dass sie über ihre antioxidative und entzündungshemmende Wirkung auch unseren Hormonhaushalt effektiv schützen.

Die Medizin öffnet sich zunehmend der Erkenntnis, dass die besten Mittel zur Reduktion von oxidativem Stress und Entzündungen nicht im Arznei-, sondern im Kühlschrank zu finden sind. Unter den Lieferanten für Antioxidanzien liegen dabei die pflanzlichen Lebensmittel weit vorn. Obst wie Beeren, Orangen, Grapefruit und Äpfel (alle mit niedrigem glykämischem Index) sind exzellente Quellen für diese Nährstoffe. Über Blaubeeren wird viel geredet, doch noch mehr Antioxidanzien liefern Brombeeren und Stachelbeeren. Grüne Blattgemüse und Kreuzblütler (Spinat, Grünkohl, Broccoli, Kopfkohl) sowie Zwiebeln, Karotten, Tomaten und Kürbis sind ebenfalls voll von diesen Kraftpaketen. Artischocken stehen ganz oben auf der Liste; sie enthalten mehr Antioxidanzien als jegliches andere Obst oder Gemüse. Wir erinnern uns: immer schön nach den Farben des Regenbogens essen.

Natives Olivenöl extra und Leinöl enthalten viel Vitamin E und wirken auch hervorragend entzündungshemmend. Die beste Quelle für das seltene antioxidative Mineral Selen sind Paranüsse, doch ist es auch in Reis, Hafer, Champignons und Linsen zu finden. Zudem haben Kräuter, Gewürze und Pulver wie Kakao und Kaffee das höchste antioxidative Potenzial aller Nahrungsmittel. Hilfe naht also in Form von pflanzlicher Kost.

Die unten folgende Tabelle bietet einige Anregungen (es stimmt wirklich, Cranberrysaft kann gegen Harnwegsinfekte helfen!). Und um sicherzustellen, dass wir tatsächlich die nötigen täglichen Mengen dieser hilfreichen Nährstoffe aufnehmen, gibt Kapitel 11 einen Überblick über ausgewählte Nahrungsergänzungsmittel und sonstige Wirkstoffe sowie ihre richtige Dosierung für unterschiedliche Zwecke.

Natürlich ist es genauso wichtig, den Verzehr von entzündungsfördernden Nahrungsmitteln zu meiden oder zumindest zu begrenzen. Zu diesen gehören Speisen mit raffinierten Zuckern, wie herkömmliches Weißbrot und Gebäck, frittierte Speisen, Limonaden und andere gesüßte Getränke, verarbeitetes Fleisch und rotes Fleisch (Rind, Schwein), Margarine, gehärtetes Pflanzenfett und Schmalz sowie die meisten verarbeiteten Lebensmittel. Mehr dazu später.

Lebensmittel mit antioxidativer, entzündungshemmender und antimikrobieller Wirkung

(**** = stark, * = gering)

Nahrungsmittel	antioxidative und entzündungshemmende Wirkung	antimikrobielle Wirkung
Apfel, golden	*	*
Artischocken (gekocht)	*	**
Basilikum (getrocknet)	**	**
Blaubeeren (wild)	*	**
Cranberrys, Cranberrysaft (roh, ungesüßt)	*	***
dunkle Schokolade (mind. 85 % Kakaogehalt)	**	**
Fenchel	*	**
Gojibeeren	*	*
Hibiskustee	*	*
Holunderbeeren (getrocknet)	*	**
Ind. Stachelbeere (Amla)	****	**
Ingwer	**	***
Kakao	***	**
Kidneybohnen	*	*

Knoblauch	*	**
Koriander	*	*
Kreuzkümmel	**	***
Kurkuma	***	***
Nelken	****	****
Olivenöl	**	**
Oregano (getrocknet)	****	****
Pekannüsse	*	–
Petersilie (getrocknet)	**	*
Pfefferminzblätter (getrocknet)	****	***
Rosmarin (getrocknet)	****	****
Salbei (getrocknet)	***	***
Senfsaat	*	***
Thymian	**	****
Vanilleschote	***	**
Zimt	***	****
Zwiebeln	*	**

Die antioxidative Wirkung wird in ORAC (oxygen radical absorbance capacity)[27] *angegeben, von <5000 (*) bis >15 000 (****). Die antimikrobielle Wirkung wird als Bakterienhemmung in Prozent*[28] *angegeben, von <25% (*) bis 75–100% (****).*

Schritt 4: Die richtigen Fette auswählen

Wie ich schon beschrieben habe, entscheiden eher die Art und Herkunft als die Menge von Fetten darüber, welches Gesundheitsrisiko sie für Frauen darstellen. Stammt das Fett, das Sie aufnehmen, vornehmlich aus Obst, Gemüse und Samen oder aus tierischen Quellen? Wenn es tierisches Fett ist, stammt es dann von Fettfischen wie dem Lachs oder aus kross gebratenem Speck? Steckt es in frischen, selbstgekochten Mahlzeiten oder in Fertigpackungen?

Im Folgenden werden wir uns mit den gesündesten Fettlieferanten befassen. Im Anhang finden sich überdies einige gesunde Tipps, um sie auf den richtigen Weg zu bringen.

Kein Zweifel mehr: die katastrophale Wirkung der Transfette

Wenn mir die Frage gestellt wird, was am allerwichtigsten ist, um sein Gehirn gesund zu halten, antworte ich stets und ohne Ausnahme: Essen Sie keine verarbeiteten Lebensmittel.

Erstens sind verarbeitete Lebensmittel die Hauptquelle für die schädlichen Transfette, die übelste Art von Fetten auf unserem Planeten. Glücklicherweise verbot die US-amerikanische Food and Drug Administration (FDA, Behörde für Lebens- und Arzneimittel) 2018 Transfette als verwendeten Zusatz in Lebensmitteln komplett. Andere Länder hatten jedoch nicht dieses Glück. In Europa haben sechs Länder (Österreich, Dänemark, Ungarn, Island, Norwegen und die Schweiz) Vorschriften erlassen, nach denen es streng verboten ist, Transfette in Lebensmitteln einzusetzen. Dennoch bleibt der Konsum in jenen Ländern, in denen es keine solchen Verordnungen gibt, hoch. Immerhin hat die Europäische Kommission im April 2019 eine Obergrenze für die Verwendung von Transfetten in Lebensmitteln beschlossen (wirksam ab April 2021). Der Anteil der Transfette darf dann zwei Prozent des Fettgehalts im fertigen Produkt nicht mehr übersteigen.[29] Selbst wenn die Verwendung von Transfetten irgendwann überall verboten sein wird, werden die meisten verarbeiteten Lebensmittel doch noch so viele weitere toxische Chemikalien enthalten, dass einem ganz anders wird. Die Liste ist so lang, dass an dieser Stelle kein Platz für sie ist, doch wenn Sie die Zutatenliste studieren, werden Sie immer wieder auf modifizierte Stärke, fruktosereichen Maissirup, künstliche Lebensmittelfarben, Gummi und Protein-Isolate stoßen. Wussten Sie, dass manche verarbeiteten Lebensmittel Substanzen enthalten, die ansonsten als Flammschutzmittel benutzt werden? Oder dass Pommes frites aus beliebten Fast-Food-Ketten voller Entschäumer stecken? (Pfui

Teufel.) Ich sage es Ihnen wirklich nur ungern, aber diese Chemikalien haben es auf uns abgesehen.

Es ist schon besorgniserregend, mit welcher Langsamkeit Schutzmaßnahmen getroffen werden, obwohl schon längst nachgewiesen ist, dass der Verzehr von verarbeiteten Lebensmitteln die Risiken für Demenz, Herz-Kreislauf-Erkrankungen und Brustkrebs erhöhen. Eine groß angelegte Studie, die mehr als 104 000 Testpersonen 18 Jahre lang begleitete, ergab vor kurzem, dass der Konsum von verarbeiteten Lebensmitteln einen Anstieg von zwölf Prozent für alle Krebsarten mit sich brachte; besonders hoch war das Risiko für Brustkrebs bei Frauen nach der Menopause.[30] Nach Aussagen des World Cancer Research Fund International und des American Institute for Cancer Research wäre rund ein Drittel der häufigsten Krebsarten in unserer Welt vermeidbar, indem man den Konsum von verarbeiteten Lebensmitteln ganz beendet oder zumindest drastisch reduziert. Es ist schwer zu verstehen, dass etwas so Tödliches bei so vielen Menschen immer noch ganz normaler Bestandteil des Alltags ist.

Wie beim Krebs stellen verarbeitete Lebensmittel auch bei der Epidemie der Herz-Kreislauf-Erkrankungen, die derzeit so viele Länder heimsucht, einen entscheidenden Faktor dar. Im Jahr 2012 starben mehr als 700 000 US-Amerikaner an Herz-Kreislauf-Erkrankungen, Schlaganfällen oder Diabetes. Geschätzte 45 Prozent dieser Todesfälle waren mit Ernährungsfaktoren verknüpft – insbesondere mit der Aufnahme von zu viel Natrium[31] (ein Kennzeichen für verarbeitete Lebensmittel) und verarbeitetem Fleisch. Als ob das noch nicht genug wäre, stellt die American Diabetes Association fest, dass verarbeitete Lebensmittel wegen ihres hohen Anteils an raffiniertem Zucker, Weißmehl und raffinierten Ölen für die Schädigung des Insulinhaushalts verantwortlich sind und dadurch das Diabetesrisiko erhöhen.

Manchen Angaben zufolge besteht die Ernährung der US-Amerikaner mindestens zur Hälfte aus verarbeiteten Lebensmitteln, und in anderen westlichen Ländern verhält es sich wohl ähnlich. Das darf uns nicht wundern, wenn wir daran denken, was unsere Supermärkte zum großen Teil anbieten. Beim Gang durch den Markt verlocken uns industriell gefertigte Brote und Gebäckstücke, verpackte Snacks, industriell gefertigte Süßwaren und Desserts, Limonaden und andere gesüßte Getränke sowie Sandwiches und Wraps und Salate, die alle Aufschnitt und verarbeiteten Käse enthalten. Dann wären da noch verzehrfertige Mahlzeiten mit verarbeitetem Fleisch und Chicken Nuggets, Instantnudeln und Tütensuppen, Fertigmahlzeiten im Tiefkühlregal, Würzsoßen, Aufstriche und Kaffeeweißer – allesamt hoch verarbeitete Lebensmittel. Auf dem Heimweg kommen wir dann noch bei verschiedensten Cafés, Imbissen und Schnellrestaurants vorbei, die alle Fast Food anbieten, um uns das Leben zu erleichtern.

Natürlich ist es schwer, mit dieser Erkenntnis klarzukommen, doch viel schlimmer ist es, einfach weiterzumachen – zum Schaden von uns selbst und unserer Familie. Einst war vielleicht nicht ganz klar, wie schädlich diese Lebensmittel sein können, doch heute wissen wir es genau. Wir brauchen (und verdienen) Zugang zu gesunden Lebensmitteln, die uns nähren, aber nicht krank machen.

Omega-3-Fettsäuren für ein starkes Gehirn

Wie schon im vorigen Kapitel erwähnt, sind mehrfach ungesättigte Fettsäuren (kurz PUFA, von englisch *polyunsaturated fatty acids*) besonders gut für das Gehirn. Es gibt sie in mehreren Formen; die meisten liegen als Omega-3- oder Omega-6-Fettsäuren vor. Das Gehirn braucht beide, doch die Omega-3-Fette sind entzündungshemmend (wovon wir mehr brauchen), die Omega-6-Fette dagegen eher entzündungsfördernd (wovon wir weniger brauchen). Forschungen ergaben, dass ein Verhältnis von 2:1, also die Aufnahme von doppelt so vielen Omega-6-Fetten wie Omega-3-Fetten, erstrebenswert wäre.[32] Die typische westliche Ernährungsweise summiert sich allerdings auf teilweise 20- bis sogar 30-mal mehr Omega-6- als Omega-3-Fette! Auch in Deutschland gibt es eine Diskrepanz zwischen den Empfehlungen der Deutschen

Gesellschaft für Ernährung (DGE) von einem Verhältnis von 5:1[33] und dem tatsächlichen Konsumwert, der deutlich höher liegt.

Angesichts der Auswirkungen ist es entscheidend, den Schwerpunkt mehr in Richtung der entzündungshemmenden Omega-3-Fettsäuren zu verlagern.

Diese Wirkungen der Omega-3-Fette sind nicht nur gut für unser Gehirn; sie fördern bei Frauen auch die Gesundheit von Herz, Brustgewebe und Knochen sowie Ausgeglichenheit und Ruhe. Eine Ernährung mit wenig Omega-3-Fetten wurde mit verstärkten Regelschmerzen und erhöhter Unfruchtbarkeit im reproduktiven Lebensalter in Verbindung gebracht, außerdem mit einem erhöhten Frühgeburtsrisiko.[34] Geringe Omega-3-Spiegel werden auch mit einem erhöhten Risiko für Depressionen sowohl bei Frauen als auch bei Männern in Verbindung gebracht,[35] wobei Frauen mit niedrigem Omega-3-Spiegel häufiger eine Depression entwickeln und auch schwerere Symptome zeigen als Männer.[36] Omega-3-Präparate während der Schwangerschaft scheinen zudem das Risiko einer postpartalen Depression zu senken.

Unsere Gesellschaft setzt immer noch Schönheit mit Schlankheit gleich. Frauen, die abnehmen wollen und dafür auch die Zufuhr dieser essenziellen Fettsäuren einschränken, riskieren damit vielleicht unwissentlich ein höheres Risiko für Depressionen und Hormonstörungen, ganz zu schweigen von einer womöglich verringerten Fruchtbarkeit und Fähigkeit, eine Schwangerschaft durchzustehen.

Schauen wir uns also einmal um, welche Nahrungsmittel Omega-3-Fettsäuren enthalten. Sorgfältig ausgewählte Fettfische (wie Lachs, Makrele, Forelle, Hering, Weißer Thun, Anchovis und Sardinen) und auch ihre Eier (Kaviar, Lachsrogen und dergleichen) sind die besten natürlichen Quellen für Omega-3-Fettsäuren. Bis heute haben nicht weniger als neun groß angelegte epidemiologische Studien ergeben, dass der regelmäßige Verzehr von Fisch von grundlegender Bedeutung für die Gehirngesundheit ist. In diesen Studien reduzierten Testpersonen im mittleren und höheren Alter ihr Alzheimer-Risiko um bis zu 70 Prozent, indem sie ein- bis zweimal wöchentlich Fisch aßen.[37]

Eine Studie mit 35 000 teilnehmenden Frauen im Alter von 35 bis 69 ermittelte zudem, dass die Wechseljahre umso später einsetzten, je mehr Fettfisch die Frauen aßen.[38] Hülsenfrüchte wie Erbsen und Bohnen standen an zweiter Stelle. Der Verzehr von Lebensmitteln mit hoch verarbeiteten Zutaten, besonders Pasta aus Weißmehl, weißer Reis und zuckerhaltige Snacks, dagegen beschleunigte den Eintritt in die Wechseljahre erheblich. Das erklärt, warum so viele Frauen mit typisch westlichem Ernährungsstil früh in die Wechseljahre kommen und dabei stärkere Symptome zeigen.

Zu bedenken ist allerdings, dass Fisch zwar wegen seiner vielen gesundheitlichen Vorteile zum Verzehr empfohlen wird, aber oft mit dem Neurotoxin Quecksilber belastet ist. Die stärkste Belastung mit Quecksilber zeigen große Fische, wie Königsmakrele, Schwertfische, Haie und die meisten Thunfischarten – essen Sie diese also höchstens wenige Male im Monat. Schwarzer Zackenbarsch, Schnapper, Kabeljau bzw. Dorsch und Heilbutt rangieren auf den mittleren Plätzen. Die niedrigste Quecksilberbelastung findet man bei kleineren Fischen, Krebsen und Muscheln, wie Anchovis, Venusmuscheln, Krebsen, Seezunge, Flunder und Sardinen sowie beim Lachs. Diese Fische können gefahrlos mehrmals die Woche gegessen werden. Dabei sollten wir stets auch auf nachhaltige Fangmethoden achten bzw. darauf, dass die Fische aus umweltschonender Zucht stammen.

Wenn Fisch keine Option ist, etwa weil Sie eine Allergie haben oder sich vegetarisch oder vegan ernähren, stehen andere Omega-3-Quellen zur Verfügung. Lein- und Chiasamen sind gute Alternativen, ebenso Oliven und Olivenöl, Mandeln, Avocados und Sojabohnen. Überdies liefern Erbsen, Tapioka und Gurken uns Phospholipide, komplexe Fette, die ebenfalls Omega-3-Fettsäuren enthalten. Bedenken Sie aber dass diese pflanzlichen Nahrungsmittel vor allem Alpha-Linolensäure (ALA, *alpha-linolenic acid*) enthalten, eine schwächer wirksame Omega-3-Fettsäure als die Docosahexaensäure (DHA, *docosahexaenoic acid*), die man in Fisch findet. In puncto Gehirngesundheit geht nichts über die DHA. Zwar kann die ALA in DHA umgewandelt werden, doch bei diesem Prozess geht ein großer Teil verloren. Wenn Sie Fisch meiden müssen, könnte eine vegane DHA-Nahrungsergänzung hilfreich sein, wie ich sie in Kapitel 11 vorstelle.

Sicher haben Sie beim Einkaufen schon oft den Hinweis «Reich an Omega-3-Fettsäuren» auf verschiedensten Lebensmitteln gelesen. Die Hersteller haben begriffen, dass sich Omega-3 gut verkauft. Doch danach sollten Sie sich nicht richten, wenn Sie zusätzliche Omega-3-Fettsäuren zu sich nehmen wollen, denn die meisten damit angereicherten Lebensmittel sind auch verarbeitet. Suchen Sie nach dem natürlichen Original.

Auch gut fürs Gehirn: einfach ungesättigte Fettsäuren

Zusätzlich zum Verzehr von reichlich Omega-3-Fettsäuren ist eine verstärkte Aufnahme von einfach ungesättigten Fettsäuren (kurz MUFA, *monounsaturated fatty acids*), wie Studien mit Tausenden beteiligter Frauen ergaben, mit einer besseren kognitiven Leistungsfähigkeit assoziiert.[39] Das gilt besonders für Patientinnen mit Diabetes Typ 2[40] oder Prädiabetes (also einer Vorstufe vom Diabetes mellitus).

Wo finden sich diese Fette? Zu den Nahrungsmitteln, die reich an einfach ungesättigten Fettsäuren sind, zählen Nüsse wie Mandeln, Cashews, Haselnüsse, Pistazien und Paranüsse. Fettreiche Früchte wie Avocados und Oliven sowie manche Öle und Butter aus Erdnüssen, Sesam und Sonnenblumenkernen sind ebenfalls gute Quellen. Frisch gemahlene (statt industriell gefertigte) Nussbutter, in Maßen verzehrt, ist zudem eine wahre Nährstoffbombe voller gesunder Fette, Proteine und Ballaststoffe, von verschiedenen Antioxidanzien ganz zu schweigen.

Manche Ärztinnen bzw. Ärzte raten, wegen des Fettgehalts nicht zu viele Nüsse zu essen, doch eine Studie mit mehr als 86 000 teilnehmenden Frauen ergab, dass jene, die oft Nüsse aßen, ein deutlich geringeres Risiko für Herz-Kreislauf-Erkrankungen und Schlaganfall hatten.[41] Eine Handvoll Nüsse (ca. 30 Gramm) pro Woche führt zu guten Ergebnissen. Der Trick ist hier, sie noch in der Haut, oder besser noch: in der Schale zu kaufen. Das schützt nicht nur die empfindlichen Nüsse vor Licht und Wärme und damit vor dem Ranzigwerden, sondern bewahrt auch ihre Nährstoffe; außerdem können Sie dann die Nüsse in Ruhe knacken und genießen (statt zu schnell zu viel davon zu essen, denn sie enthalten auch viele Kalorien). Kaufen Sie keine geschälten, blanchierten, gewürzten oder gesalzenen Nüsse, denn diese entsprechen schon wieder verarbeiteten Lebensmitteln. Nehmen Sie den guten alten Nussknacker zur Hand und schmecken Sie den Unterschied!

Gesättigte Fette: bitte in Maßen

Gesättigte Fettsäuren sind zwar nicht annähernd so schädlich wie Transfette, doch ein Zuviel kann auch hier das weibliche Gehirn und die Gesundheit generell beeinträchtigen; es empfiehlt sich daher ein maßvoller Konsum. Wie bereits erwähnt, können gesättigte Fette tierischer Herkunft, wie sie in rotem Fleisch, Milchprodukten und Butter vorkommen, problematisch sein, wenn sie in zu großen Mengen gegessen werden. Am besten reduziert man ihren Verzehr, indem man sie mit Fisch, Bohnen, Nüssen und Ölen ersetzt. Manchen Studien zufolge geht das Risiko für Herz-Kreislauf-Erkrankungen um fast 30 Prozent zurück, wenn man täglich 100 Kalorien in Form von in Käse enthaltenem Fett durch 100 Kalorien in Form von Mandelbutter ersetzt.[42] Mehr pflanzliche und weniger tierische Kost, wann immer es geht!

Das soll aber nicht heißen, dass sie Ihr frittiertes Hähnchen gegen frittierte Zwiebelringe austauschen sollen. Die Herkunft der pflanzlichen Fette ist ebenfalls wichtig; sagen Sie nein zu raffinierten pflanzlichen Ölen. Pflanzenfette wie Margarine sind entzündungsfördernde, verarbeitete Lebensmittel, die es unbedingt zu meiden gilt. Manche häufig benutzten Öle wie Sonnenblumen-, Färberdistel-, Raps- und Erdnussöl können ebenfalls entzündungsfördernd wirken und sollten wenig verwendet werden. Greifen Sie lieber zu gesünderen, nicht raffinierten oder noch besser: nativen pflanzlichen Ölen extra, etwa von

Olive und Leinsamen, in geringerem Umfang auch zu Avocado- und Kokosöl.

Unter den pflanzlichen Ölen verdient besonders das Kokosöl eine eingehendere Betrachtung. In den sozialen Medien, aber auch im Supermarkt wird es vielerorts angepriesen. Dieses leicht süße tropische Grundnahrungsmittel kann angeblich alles, vom Anti-Aging und Abnehmen bis hin zur Förderung der Herzgesundheit. Es soll sogar das Gehirn vor Alzheimer schützen. Seit Kokosöl vor einigen Jahren seinen rasanten Aufstieg begann, findet es sich überall, vom Smoothie bis hin zum «Bulletproof Coffee». Entgegen dieser Popularität als potenzielles Superfood hat die American Heart Association vor kurzem eindeutig gegen Kokosöl Position bezogen. Ihr Rat: «Da Kokosöl den LDL-Cholesterin-Spiegel erhöht, was ein Grund für Herz-Kreislauf-Erkrankungen ist, und keine bekannten günstigen Wirkungen hat, die dieses ausgleichen würden, raten wir von dem Verzehr von Kokosöl ab.»[43] Während ich diese Seiten schreibe, steht in *USA Today* ein Artikel, der bereits über eine halbe Million mal geteilt wurde und titelt: *Coconut Oil Isn't Healthy. It's Never Been Healthy* («Kokosöl ist nicht gesund. Das war es noch nie»). Manche sprangen auf den Zug auf und bezeichneten Kokosöl gar als «pures Gift». Allen Schlagzeilen zum Trotz empfehlen es viele Ernährungswissenschaftler weiterhin, und etliche schwören bei einer Diät auf Kokosöl.

Was stimmt nun, ist Kokosöl gut oder schlecht für uns? Und – tut es etwas für die Gehirngesundheit?

Bislang ist noch kein endgültiges Urteil gefallen. Nur wenige Forschungsarbeiten beschäftigen sich mit der Wirkung von Kokosöl (insbesondere auf das Gehirn). Wir wissen, dass etwa 84 Prozent der im Kokosöl enthaltenen Kalorien aus gesättigten Fetten in Gestalt von mittelkettigen Triglyceriden (engl. *medium-chain-triglycerides*, kurz *MCT*) stammen. Einige Studien ermittelten, dass der Körper diese MCT-Fette offenbar anders verarbeitet als die langkettigen, ungesünderen gesättigten Fette, die in Milchprodukten und fettem Fleisch vorkommen. Im Rahmen einer randomisierten klinischen Studie wurden vor kurzem rund 100 teilnehmende Personen in drei Gruppen eingeteilt; jede Gruppe wies man an, täglich 50 Gramm (drei bis vier Esslöffel) Fett zu sich zu nehmen, je nach Gruppe entweder natives Olivenöl extra, natives Kokosöl extra oder Butter. Nach vier Wochen kontrollierten die Forscher den Lipidgehalt im Blut bei allen Gruppenmitgliedern. Diejenigen der «Butter-Gruppe» zeigten einen signifikanten Anstieg des «schlechten» LDL-Cholesterins im Vergleich zum Goldstandard der «Olivenöl-Gruppe»; die «Kokosöl»-Gruppe zeigte jedoch keinen solchen Anstieg.[44] Diese spezielle Studie ließ das Geschlecht der Testpersonen unbeachtet, doch eine große prospektive Studie mit 73 000 teilnehmenden Frauen fand, dass eine spezifische gesättigte Fettsäure im Kokosöl, die Laurinsäure, das Risiko für Herz-Kreislauf-Erkrankungen nicht so stark ansteigen ließ wie solche in anderen Fetten, etwa die Palmitinsäure, die in erheblicher Menge in Butter vorkommt.[45] Und schließlich ergab noch eine kleinere Studie, dass eine mediterrane Ernährung, angereichert mit Kokosöl, mit positiven Effekten hinsichtlich der Kognition bei an Alzheimer erkrankten Patientinnen assoziiert war.[46]

Hier ist noch weitere Forschung nötig, doch für die Zwischenzeit bergen diese Ergebnisse ein interessantes Potenzial. Selbst wenn Kokosöl nicht das Allheilmittel ist, das viele in ihm sehen, wenn es maßvoll verwendet wird, und vor allem, wenn man es statt industriell hergestellter Butter, Margarine oder Backfette benutzt, kann es offenbar nicht schaden. Außerdem schmeckt es gut. Ich koche oft mit Kokosöl, allerdings gehe ich auf Nummer sicher und verwende nicht mehr als einen Esslöffel pro Tag.

Nun zu einem anderen Lebensmittel, das reich an gesättigten Fetten ist und im Laufe der Jahre heiß diskutiert wurde: Milch. Milch war früher einfach Milch. Sie wurde von einer Kuh gebildet und vom Bauern in die örtliche Molkerei gebracht, und der Milchmann brachte sie früher sogar bis an die Haustür. Heute finden wir uns einem Riesensortiment gegenüber: fettarme oder Vollmilch, Kuh- oder Ziegenmilch, mit oder ohne Lactose, pasteurisierte oder Rohmilch, Mandel-, Soja-, Kokos- oder Reismilch … ist das überhaupt Milch?

Vom Blickwinkel der weiblichen Gesundheit her gesehen deuten Ergebnisse aus der Nurses' Health Study darauf hin, dass das Trinken von Milch einen gesunden Hormonhaushalt und die Fruchtbarkeit fördert, zumindest bei jenen, die Milch gut vertragen.[47] Tatsächlich könnte man ein durchschnittliches Glas (Kuh-)Milch als eine Art Hormoncocktail betrachten. Das ergibt durchaus Sinn, schließlich bilden Kühe als weibliche Wesen Östrogen, das auch in die Milch gelangt, ebenso wie andere weibliche Hormone sowie manche Androgene wie Testosteron. Der Gehalt hängt jedoch davon ab, welche Art von Milch Sie trinken. Ein genauerer Blick auf die genannte Studie zeigt, dass nur Vollmilch die Fruchtbarkeit verbesserte, während Frauen, die entrahmte (Magermilch) oder fettarme Milch konsumierten, eher am genauen Gegenteil litten: Unfruchtbarkeit. Offenbar bewirkt die Verarbeitung der Milch zum Entzug des Milchfetts nicht nur, dass die Beschaffenheit und der Geschmack nachlassen, sondern auch eine Veränderung im Gehalt an Sexualhormonen, was wiederum unseren Hormonhaushalt eher beeinträchtigt als stärkt. Das Entrahmen der Milch beraubt diese der Östrogene; es bleibt ein Gemisch aus Androgenen und anderen Hormonen wie dem Insulin-like Growth Factor 1 (einem insulinähnlichem Wachstumsfaktor), wodurch unterm Strich unser Testosteronspiegel ansteigen kann.

Überdies werden in manchen Ländern entrahmter Milch manchmal Zucker, Stärke und andere Zusatzstoffe zugefügt, um Geschmack und Beschaffenheit wieder zu verbessern. Welche gesundheitlichen Vorteile man sich auch immer vom Verzehr entrahmter Milch versprochen hat, es ist die Sache letztlich nicht wert und kann sogar nachteilig wirken. Denken Sie darüber nach, Vollmilch zu trinken, um Ihren gesunden Hormonhaushalt zu stärken, besonders wenn Sie schwanger werden möchten oder sich den Wechseljahren nähern. Dasselbe gilt für nicht verarbeiteten Joghurt und Käse – vollfett, bitte. Vielleicht wählen Sie außerdem Bio-Milch; mehr dazu an späterer Stelle.

Zum Schluss noch ein interessanter Hinweis zum Thema Milchprodukte und Knochengesundheit. Die meisten von uns sind mit der Vorstellung groß geworden, dass Milch Kindern hilft, kräftige Knochen zu bilden, und bei älteren Menschen vor Osteoporose schützt. Viele Frauen haben gehört, dass Milch eine gute Quelle für Kalzium sei, welches in Kombination mit Vitamin D vor Knochenschwund schützt. Heute wissen wir, dass man nicht Milch trinken oder Milchprodukte essen muss, um sich mit Kalzium zu versorgen: Viele andere Lebensmittel sind ebenso gute Kalziumlieferanten, so etwa verschiedene Gemüse (wie Spinat, Steckrübe, Grünkohl und Stielmus), Hülsenfrüchte (z.B. Sojabohnen, Tofu, Bohnen, Erbsen) und auch Seefisch und Meeresfrüchte (etwa Lachs, Sardine und Garnelen). Ein Glas Vollmilch enthält ca. 280 Milligramm Kalzium – so wie ca. 225 Gramm gekochter Spinat oder etwa 100 Gramm Sardinen (aus der Dose). Pflanzliche Milchsorten enthalten meist etwa genauso viel Kalzium wie Kuhmilch, aber keine gesättigten Fette.

Was das Vitamin D betrifft, verschafft man es sich am besten, indem man sich draußen aufhält, möglichst bei Sonnenschein. Wenn unsere Haut Sonnenlicht ausgesetzt ist, bildet sie Vitamin D aus Cholesterin. Das geschieht sehr schnell; bei hellhäutigen Personen innerhalb von etwa 15 Minuten, bei Personen mit dunklerer Haut braucht es bis zu einigen Stunden. Vitamin D ist außerdem in Fettfisch, Eidotter und Wildpilzen wie Pfifferlingen, Maitake und Morcheln enthalten.

Zu viel, zu wenig – der richtige Cholesterinspiegel

Cholesterin (Cholesterol) spielt bei vielen Körperfunktionen eine entscheidende Rolle, von der Bildung gesunder Zellwände im gesamten Körper bis hin zur Hormonsynthese; es ist also wichtig, über die richtige Menge dieser fettähnlichen Substanz (Lipid) zu verfügen. Das in unserem Blut enthaltene Cholesterin entstammt zweierlei Quellen: unserer Leber und der Nahrung, die wir zu uns nehmen. Unsere Leber bildet bis zu 80 Prozent des vom Körper benötigten Cholesterins, und entsprechend stammen nur etwa 20 Prozent aus unserer Nahrung, besonders Eiern, Fisch, Fleisch und Milchprodukten.

Ob aufgrund genetischer Faktoren oder ungesunder Ernährung, manche Personen zeigen einen erhöhten Cholesterinspiegel, was das Risiko für Herz-Kreislauf-Erkrankungen und Demenz erhöhen kann.[48] Als erhöht bezeichnet man meist einen Blutspiegel von mehr als 240 mg/dl; Forschungen zeigten jedoch, dass schon ein Spiegel von 220 ml/dl zu hoch ist und das Risiko für eine spätere Demenz nahezu verdoppelt.[49]

Andere leiden nicht unter zu viel, sondern unter zu wenig Cholesterin. Eine rein vegetarische oder vegane Ernährung kann einen Cholesterinmangel nach sich ziehen, weil Pflanzen kein Cholesterin enthalten. Das ist bedenklich, da Frauen mit geringem Körperfettanteil und niedrigem Cholesterinspiegel oft zu wenig Geschlechtshormone bilden. Das kann eine Amenorrhoe (Ausbleiben der Regelblutung) oder eine früh einsetzende Osteoporose und Frakturen nach sich ziehen.

In beiden Fällen – zu viel oder zu wenig – ist es wichtig, den Cholesterinspiegel regelmäßig kontrollieren zu lassen. Ein niedriger Cholesterinspiegel lässt sich leichter behandeln, während ein zu hoher Spiegel manchmal eine Herausforderung darstellt. Hier kommt es vor allem auf eine gesunde Ernährung an.

Traditionell kommt von ärztlicher Seite die Empfehlung, weniger cholesterinreiche Lebensmittel, besonders Eier, zu essen, damit der Cholesterinspiegel sinkt. Eier wurden lange von wohlmeinenden Fachleuten aus Medizin und Forschung, die sich mit Herz-Kreislauf-Erkrankungen befassten, geschmäht, doch heute scheinen sie ein kleines Comeback zu feiern. Was ist heute anders? Früher assoziierte man Eier wegen ihres hohen Cholesteringehalts mit einem erhöhten Risiko für Herz-Kreislauf-Erkrankungen. Ein einziger Eidotter enthält 200 Milligramm Cholesterin; damit ist das Ei eine der reichsten Cholesterinquellen auf unserem Speiseplan. Umfangreiche Forschungen ergaben jedoch inzwischen, dass bei vielen Personen das in der Nahrung enthaltene Cholesterin einen geringeren Effekt auf den gesamten Cholesterin-Blutspiegel hat als die Mischung aus Transfetten und gesättigten Fetten, kurzum: Diese anderen Fette sind ein größeres

Problem als das Cholesterin selbst. Hier muss noch mehr Forschungsarbeit geleistet werden, um (besonders bei Eiern) den Zusammenhang zwischen Nahrungsfetten und Herz-Kreislauf-Erkrankungen aufzuklären, doch große prospektive Kohortenstudien mit mehr als 80 000 teilnehmenden Frauen und 40 000 Männern ergaben, dass ein Ei pro Tag bei gesunden Individuen nicht mit einem erhöhten Risiko für Herz-Kreislauf-Erkrankungen assoziiert war.[50]

Eier enthalten, um es nebenbei zu bemerken, etliche Nährstoffe, die gut für unser Herz und unser Gehirn sind. Insbesondere stecken sie voller Stoffe, die ein Embryo zum Heranwachsen braucht, und die Entwicklung eines neuen Organismus beginnt mit dem Neuralrohr, dem späteren Gehirn. Diese Substanzen sind unter anderem Proteine, Zink, wichtige Antioxidanzien wie Lutein und Zeaxanthin sowie Cholin, das beim Gedächtnis eine wichtige Rolle spielt. Die enthaltenen Fettsäuren (etwa fünf Gramm pro Ei) sind zudem überwiegend einfach und mehrfach ungesättigt, was sehr gesund ist, wie wir ja inzwischen wissen.

Natürlich sollte man trotzdem nicht jeden Tag drei Eier essen. Wie andere Studien ermittelten, ist ein Ei pro Tag meist unbedenklich (das sind also nicht mehr als sieben Eier pro Woche), doch ein deutlich höherer Verzehr könnte das Risiko für ein Herzversagen in späteren Lebensjahren erhöhen.[51] Meiner Meinung nach muss man genauso auf das Drumherum achten, das mit auf den Teller kommt. Für Ihr Herz ist es ein großer Unterschied, ob Sie Rührei mit Gemüse auf Vollkorntoast oder Spiegelei mit Käse, Würstchen, Ketchup und Buttertoast aus Weißmehl essen.

Das ApoE4-Gen: den Fettkonsum fein abstimmen

Das ApoE4-Gen ist ein Beispiel für das Zusammenspiel von Genetik und Ernährung, besonders im Hinblick auf die Nahrungsfette. ApoE4 hat unter anderem dadurch Einfluss auf die Gehirngesundheit, dass es am Transport von Cholesterin durch den Körper beteiligt ist. Von den drei ApoE-Varianten ist E4 (das mit einem erhöhten Alzheimer-Risiko assoziiert ist) am wenigsten effizient als Cholesterintransporter; das führt möglicherweise zu einer besonders starken Bildung von Plaques im Gefäßsystem, Durchblutungsstörungen und damit zu einem erhöhten Schlaganfallrisiko.[52]

Wie bereits erwähnt, kann eine zu hohe Aufnahme von gesättigten Fetten den Cholesterinspiegel in die Höhe treiben, und das scheint bei Trägerinnen und Trägern des ApoE4-Gens in besonderem Maße der Fall zu sein. Einige Studien ergaben bei Versuchspersonen mit ApoE4-Gen, deren Ernährung reich an gesättigten Fetten war, ein im Vergleich zu Personen mit der normalen Genvariante, die sich ebenso ernährten, siebenfach höheres Risiko dafür, an Alzheimer zu erkranken.[53] Unsere Studien mit bildgebenden Verfahren zeigten ebenfalls, dass eine Ernährung mit hohem Gehalt an gesättigten Fetten, Transfetten und Cholesterin bei Personen mit dem ApoE4-Gen stark mit einem erhöhten Alzheimer-Risiko assoziiert war, ebenso wie bei Personen mit einer Alzheimer-Vorgeschichte in der Familie.[54]

Insgesamt legen die veröffentlichten Daten nahe, dass zu viel gesättigte und verarbeitete Fette in der Nahrung[55] diese genetische Prädisposition noch stärker hervortreten lassen. Was können wir tun? Randomisierte kontrollierte Studien deuten darauf hin, dass Omega-3-Fettsäuren ApoE4-Trägern helfen, ihr Gedächtnis und ihre kognitive Leistungsfähigkeit zu bewahren.[56] Der Verzehr von Fisch, der reich an Omega-3-Fettsäuren ist, trägt generell zu unserer Gehirngesundheit bei, doch scheint dies bei Menschen mit ApoE4-Gen besonders wirksam zu sein.[57] Wenn Sie also ApoE4-Trägerin sind, streichen Sie Transfette aus Ihrer Ernährung, und wenn Sie schon dabei sind, ersetzen Sie außerdem so viel gesättigte Fette wie möglich durch mehrfach ungesättigte.

Schritt 5: Füttern Sie Ihre Mikroorganismen

Sie haben wahrscheinlich schon davon gehört, dass ein glücklicher Bauch genauso wichtig ist wie ein glückliches Gehirn. Das liegt daran, dass in unserem Darm Billionen von Bakterien und anderen Mikroorganismen leben, die gemeinsam unser Mikrobiom bilden. Der überwiegende Teil der Darmbakterien ist unserer Gesundheit zuträglich; er hilft uns bei der Verdauung, stärkt unseren Stoffwechsel und bildet sogar bestimmte lebensnotwendige Vitamine. Die Darmflora agiert zudem als mächtige Abwehrkraft an der Seite unseres Immunsystems und verteidigt uns gegen schädliche, Entzündungen verursachende Bakterien. Neuere Forschungen ergaben, dass unser Mikrobiom auch für verschiedene Aspekte der Gehirngesundheit und des Verhaltens eine Rolle spielt, besonders hinsichtlich unserer Reaktionen auf Stress und Angst; zugleich fördert sie die anhaltende Leistungsfähigkeit unseres Gehirns.[58]

Im Gegenzug können wir unser Mikrobiom auf verschiedene Arten unterstützen und pflegen.

Eine konsequent vielfältige Ernährung, wenig verarbeitete Lebensmittel, keine längeren strengen Diäten und genügend Ballaststoffe in der Nahrung sorgen für eine starke Darmflora. Bei einer umfangreichen Studie mit älteren Personen hatten jene die gesündeste Darmflora, die besonders viel Ballaststoffe und besonders wenig tierisches Fett zu sich nahmen.[59] Jene, deren Ernährung wenig Ballaststoffe, aber viel tierisches Fett enthielt, hatten dagegen eine eher anfällige Darmflora und ein schwächeres Immunsystem. Eine zu geringe Vielfalt an Darmbakterien stand in starkem Zusammenhang mit einer schlechteren kognitiven Leistungsfähigkeit sowie erhöhten Entzündungswerten und stärkerer Gebrechlichkeit. Ein unzureichendes Mikrobiom[60] steht außerdem offenbar in Korrelation mit erhöhten Risiken für Fettleibigkeit, Herz-Kreislauf-Erkrankungen, Schlaganfall und sogar einigen Krebsarten.

Die gute Nachricht: Eine positive Veränderung unserer Ernährung bewirkt eine positive Veränderung in unserem Mikrobiom, und das recht schnell. So beobachteten Forschende in einer Studie positive Veränderungen im Mikrobiom fettleibiger Patientinnen und Patienten schon innerhalb eines Jahres nach Umstellung auf eine Ernährung, die reich an komplexen Kohlenhydraten war.[61] Das bot zugleich einen gewissen Schutz davor, einen Diabetes vom Typ 2 zu entwickeln.

Konkret gesagt, sorgen diese Nahrungsmittel dafür, dass Ihr Darm gesund bleibt:

- *Ballaststoffreiche Nahrungsmittel.* Ballaststoffe fördern nicht nur die Sensitivität für Insulin und einen ausgeglichenen Hormonhaushalt, sondern auch eine gesunde und regelmäßige Verdauung. Eine gesunde Verdauung ist unerlässlich, um Abfallprodukte, toxische Substanzen und schädliche Bakterien auszuscheiden, die allesamt unsere Darmflora schädigen können. Angesichts des Zusammenhangs zwischen einem gesunden Darm und einem gesunden Gehirn riskiert man mit einer ballaststoffarmen Ernährung langfristige Auswirkungen auf das Gehirn, insbesondere Stimmungsveränderungen. Enthält die Ernährung wenig Ballaststoffe (und viel verarbeitetes Fleisch und ähnliche Lebensmittel), können schädliche Bakterien im Darm die Oberhand gewinnen und dann sogar unser Gehirn negativ beeinflussen – eine «feindliche Übernahme», aufgrund derer wir uns unausgeglichen, ängstlich oder depressiv fühlen und vielleicht auch vergesslich werden. Frauen leiden mit fast doppelt so hoher Wahrscheinlichkeit an Magen-Darm-Problemen wie Männer, daher müssen wir dem Thema besondere Aufmerksamkeit schenken. Immer mehr Forschungsarbeiten belegen, dass bei Frauen sehr oft eine Kombination aus suboptimaler Ernährung und einem gestörten Hormonhaushalt der Grund für vielerlei unangenehme Probleme ist,[62] insbesondere für das Reizdarmsyndrom. Das bringt uns wieder zu Schritt 1 und den dort aufgeführten ballaststoffreichen Nahrungsmitteln.

- *Präbiotika.* Dabei handelt es sich um nicht verdauliche Kohlenhydrate, die als «Dünger» für die nützlichen Darmbakterien dienen. Knoblauch, Zwiebeln, Spargel, Bananen, Kohl, Lauch und Artischocken sind ebenso gute Quellen wie vielerlei Hülsenfrüchte, insbesondere Bohnen und Linsen.
- *Probiotika.* Dies sind lebende Bakterien, die im Darm die nützliche Bakterienflora ergänzen. Man findet sie in fermentierten oder anderen mit Hilfe von Bakterienkulturen hergestellten Lebensmitteln, wie Joghurt und Kefir, sowie fermentiertem Gemüse, etwa Sauerkraut und sonstiges milchsauer vergorenes Gemüse (Sauergemüse). Wenn Sie lieber Joghurt mögen, wählen Sie sorgfältig aus. Die meisten industriell hergestellten Joghurtzubereitungen stecken voller Farbstoffe, Zucker und Zusatzstoffe. Sie fördern nicht die Gesundheit, sondern nähren womöglich eher die schädlichen Darmbakterien. Wie schon bei Schritt 4 erwähnt, ist nur reiner, an Probiotika reicher Vollmilchjoghurt wert, gegessen zu werden. Auch probiotische Nahrungsergänzungsmittel können hilfreich sein, besonders jene, die mindestens drei unterschiedliche Bakterienarten wie *Lactobacillus acidophilus*, *L. rhamnosus* und solche der Gattung *Bifidobacterium* enthalten.

Schritt 6: Alkohol und Kaffee? Lieber natürliches Wasser!

Kaffee und Alkohol haben beide Einfluss auf die Gesundheit der Frau – und leider nicht den besten. Etliche Studien belegen, dass besonders Alkohol ihr Risiko für Hitzewallungen[63] und, besonders beunruhigend, Brustkrebs[64] erhöhen kann. Ein zu hoher Alkoholkonsum kann auch eine Gewichtszunahme begünstigen. Jenseits der vierzig arbeitet unsere Leber langsamer, sie verarbeitet dann Alkohol nicht mehr so gut wie zuvor. Er wird also (um bis zu 70 Prozent) langsamer verstoffwechselt, was wiederum den Blutspiegel des Stresshormons Cortisol steigen lässt. Dieses kann bekanntermaßen unseren Schlaf stören, unser Gewicht nach oben treiben und uns launisch machen – also drei der Dinge nach sich ziehen, denen man mit einem Drink wohl eigentlich entgegenwirken wollte. Ein begrenzter Alkoholkonsum ist besonders für Frauen mit dem ApoE4-Gen wichtig, denn für sie birgt Alkohol möglicherweise noch größere Risiken.[65]

Den meisten Menschen schadet allerdings ein gelegentliches Glas Wein nicht, besonders wenn es sich um Rotwein handelt. Rotwein hat einen guten Ruf, weil er viel Resveratrol enthält, ein potentes Antioxidans, das unser Gehirn schützt.[66] Der Konsum von Alkohol ist eine sehr persönliche Entscheidung, die wir sorgfältig treffen sollten. Wenn für Sie keine Bedenken bestehen, kann ein kleines Glas Wein hin und wieder (und niemals mehr als eines pro Tag) durchaus gut für Sie sein.

Nun zum Kaffee! Viele von uns haben das Gefühl, ohne ihren Morgenkaffee einfach nicht funktionieren zu können, und tatsächlich ergaben einige Studien, dass ein moderater Kaffeekonsum die Gehirngesundheit fördern kann.[67] «Moderat» heißt allerdings nicht mehr als 300 Milligramm Koffein pro Tag; das entspricht gerade einmal einem Espresso oder zwei kleinen Tassen herkömmlichem Kaffee. Auch die Zubereitung spielt eine Rolle. Frisch gebrühter Espresso hat von allen Zubereitungsarten die höchste antioxidative Wirkung,[68] während Instantkaffee nur mehr eine chemische Lösung ist, von der man unbedingt die Finger lassen sollte. Auch Zusätze wie massenhaft Zucker oder Kaffeeweißer sind tabu. Dasselbe gilt für extragroße Kaffeegetränke voller schlechter Fette, womöglich auch Farbstoffe und versteckter Zusatzstoffe. Probieren Sie es stattdessen mit frischer Vollmilch, und wenn Sie tatsächlich Süße brauchen, sind Honig und Kokoszucker die eindeutig gesündere Wahl.

Selbst wenn Sie «guten» Kaffee trinken, sollten Sie bedenken, dass Menschen ganz unterschiedlich auf Kaffee reagieren. Manche Frauen verstoffwechseln ihn schneller, wodurch sie Nebenwirkungen nicht so stark ausgesetzt sind, andere spüren Auswirkungen des Koffeins auf ihre Herzfrequenz und Schlafqualität. Wenn Kaffee Sie unruhig macht und Ihnen nachts den Schlaf raubt, ist Tee eine gute Alternative. Vergessen wir nicht, dass grüner Tee und in noch höherem Maße der momentan so angesagte Matcha-Tee mehr Antioxidanzien enthalten als schwarzer Tee und gesünder für Sie und Ihr Gehirn sind.

Interessanterweise metabolisieren Frauen sowohl Alkohol als auch Koffein zyklusabhängig ganz unterschiedlich. Während der Follikelphase reagiert der Körper zu Beginn der Periode schneller; diese Getränke erzielen dann schon in geringeren Mengen ihre Wirkung. Während der Lutealphase (Gelbkörperphase), die am Tag nach dem Eisprung beginnt, reagiert der Körper immer langsamer. In dieser Phase trinken manche von uns zu viel; noch ein Glas Alkoholisches bzw. noch eine Tasse Kaffee sind dann einfach verlockender. Also bitte Vorsicht!

Auf die Frage, welches Getränk am gesündesten ist, kann ich nur zu Wasser raten – und zwar viel davon. Wasser ist ein unabdingbares Element für Gehirn und Körper, ob weiblich oder männlich (siehe nachfolgende Tabelle).

Die Kraft des Wassers

Wasser ist Hauptbestandteil der meisten Körperteile:

- Das Gehirn besteht aus bis zu 80 Prozent Wasser. Schon eine leichte Dehydratation kann die kognitive Leistungsfähigkeit beeinträchtigen.
- Das Herz besteht zu 73 Prozent aus Wasser. Dehydratation belastet das Herz.
- Die Lunge besteht zu mehr als 80 Prozent aus Wasser, Muskeln und Nieren zu 79 Prozent, die Haut zu 64 Prozent.

Wasser ermöglicht es den Körperzellen, zu wachsen und sich zu vermehren.

Wasser ist unerlässlich für den Stoffwechsel des gesamten Körpers, auch des Gehirns. Es hilft auch bei der Freisetzung von Sauerstoff, ein Prozess, der entscheidend für die Zellatmung ist.

Wasser fördert die Durchblutung des Gehirns, daher kann Wassermangel die kognitive Funktion beeinträchtigen.

Wasser wird vom Gehirn für die Bildung von Hormonen und Neurotransmittern benötigt.

Wasser wirkt wie ein Stoßdämpfer für Gehirn und Rückenmark, ebenso für das Kind im Bauch einer Schwangeren.

Wasser wird benötigt, um Nährstoffe aus der Nahrung zu lösen und sie dann an ihren Bestimmungsort im Körper zu transportieren.

Wasser spült Abfallprodukte aus dem Körper, überwiegend mit dem Urin.

Wasser ist Hauptbestandteil des Speichels, der bei der Verdauung den Anfang macht.

Wasser hilft, die Körpertemperatur zu regulieren (denken Sie an Hitzewallungen).

Wasser schmiert die Gelenke. Selbst Knochen enthalten etwa 31 Prozent Wasser.

Wasser befeuchtet auch den Intimbereich, was besonders nach der Menopause bedeutsam ist.

Das Gehirn selbst besteht zu bis zu 80 Prozent aus Wasser. Jede chemische Reaktion, die im Gehirn abläuft, ist auf Wasser angewiesen. Das Gehirn ist so empfindlich gegen Austrocknung, dass schon ein minimaler Wassermangel Symptome wie Benebelung, Erschöpfung, Benommenheit, Verwirrung, Kopfschmerz und (besonders alarmierend) ein Schrumpfen des Gehirns bewirken kann.

Wichtig ist es, sich bewusst zu machen, wie schnell es zur Austrocknung kommen kann. Schon sechs Stunden ohne Wasseraufnahme können eine Dehydratation bewirken und damit auch neurologische Symptome auslösen. Der wohlbekannte Rat, täglich etwa zwei Liter (rund zehn Gläser) Wasser zu trinken, wird von der Forschung gestützt; diese belegt unter anderem, dass diese einfache Maßnahme nicht nur eine ausreichende Wasserversorgung des Körpers gewährleistet, sondern auch die Reaktionszeit und kognitive Leistungsfähigkeit um bis zu 30 Prozent steigern kann.[69]

Doch die meisten Menschen trinken nicht annähernd genug Wasser. Nach Auskunft der Centers for Disease Control trinken 43 Prozent der erwachsenen US-Bürger weniger als einen Liter Wasser am Tag. Von dieser Gruppe trinken 36 Prozent 250 bis 750 Milliliter am Tag, und sieben Prozent trinken gar kein Wasser.[70] Der überwiegende Teil der US-Amerikaner nimmt stattdessen Flüssigkeit vor allem in Form von kohlenhydratreichen Softdrinks auf, gefolgt von «gereinigtem» (filtriertem) Wasser und Bier.[71] (Warum gereinigtes Wasser nicht als Wasser zählt, erläutere ich gleich.) Milch, Kaffee, Fruchtsäfte und isotonische Getränke folgen auf den nächsten Plätzen. Doch Wasser durch andere Getränke zu ersetzen, ist nicht ratsam, vor allem wenn es sich um solche mit schlechten Fetten, ungesunden Zuckern, chemischen Süßungsmitteln, Konservierungs- und Farbstoffen handelt. Bei Frauen wurden Limonaden besonders mit einem erhöhten Risiko für Unfruchtbarkeit durch Ovulationsstörungen assoziiert,[72] und was schlecht für Ihre Ovarien ist, ist auch schlecht für Ihren übrigen Körper!

Auch wer glaubt, genug zu trinken, sollte vielleicht einmal genauer hinsehen. Die meisten Menschen, die gereinigtes Wasser (in Deutschland unüblich) oder Tafelwasser trinken, sind sich nicht bewusst, dass diese keine bzw. nicht all jene Nährstoffe enthalten, die natürliches Wasser enthält, nämlich natürliche Mineralien und Elektrolyte. Natürliches Quell- oder Mineralwasser ist am besten geeignet, den Körper mit Wasser zu versorgen. Falls Bedenken wegen der Kosten für Mineralwasser bestehen, sei auf den doch merklich höheren Preis für zuckerhaltige Limonaden verwiesen! In Deutschland bzw. Mitteleuropa wird zudem die Qualität des Leitungswassers so streng überwacht, dass man es bedenkenlos trinken kann. Gegebenenfalls empfiehlt sich ein Wasserfilter oder auch ein Wassersprudler.

Bevor wir zum nächsten Schritt kommen, möchte ich einen meiner liebsten Tipps zur Förderung der Gehirngesundheit an Sie weitergeben: Trinken Sie morgens gleich als Erstes ein Glas schlichtes warmes Wasser. Warmes Wasser wird besser aufgenommen als kaltes, weil es die Blutgefäße weit stellt und damit die Absorption fördert. Kaltes Wasser dagegen bewirkt, dass sich die Gefäße zusammenziehen. Dieser einfache Kniff versorgt Ihr Gehirn effektiv mit der so nötigen

Flüssigkeit; zugleich macht er Sie wach und regt auch Ihre Verdauung an. Übrigens ermuntere ich meine Patientinnen bei Gehirnscans oder Blutentnahmen stets, ein paar Gläser warmes Wasser zu trinken, bevor wir anfangen. Was das für einen Unterschied macht!

Schritt 7: So viel Bio wie möglich

Unser Östrogenhaushalt wird nicht nur durch die Nahrung beeinflusst, die wir aufnehmen – er wird auch durch unsere Umwelt verändert, also durch das, was wir regelmäßig einatmen, absorbieren und aufnehmen. Natürliche Östrogene können sicher und hilfreich sein, doch es gibt zahllose künstliche Chemikalien, die wie ein Östrogen daherkommen, tatsächlich aber böse Doppelgänger sind. Diese fasst man unter der Bezeichnung Xenoöstrogene zusammen; sie sind den Xenohormonen bzw. endokrinen Disruptoren/endokrin aktiven Substanzen (EAS) zuzuordnen. Wissenschaftler, die sich mit diesen Substanzen befassen, sehen in EAS eine enorme Umweltgefahr, die den Hormonhaushalt und insbesondere die Schilddrüsenfunktion schwer beeinträchtigen kann.[73]

Der Einfluss von Xenoöstrogenen auf die endokrine Gesundheit wird immer noch erforscht, doch erste Ergebnisse geben Anlass zu großer Sorge.[74] Sind wir beständig endokrinen Disruptoren ausgesetzt, die unserem Körper vortäuschen, sie seien z.B. körpereigene Östrogene, bringt das unseren Hormonhaushalt durcheinander. Studien belegen, dass diese Substanzen nicht nur unser endokrines System schwerwiegend stören, sondern sich auch für Jahrzehnte im Fettgewebe anreichern; die höchste Konzentration bildet sich dabei im Brustgewebe. Dies kann, wie Sie vielleicht schon vermuten, ein erhöhtes Brustkrebsrisiko mit sich bringen. Xenoöstrogene werden überdies mit verschiedenen Erkrankungen des reproduktiven Systems in Verbindung gebracht, von der «Pubertas praecox» (der «verfrühten Pubertät», was bedeutet, dass Mädchen zu früh die Geschlechtsreife erlangen) bis hin zu Unfruchtbarkeit, Endometriose, Fehlgeburten und bei Männern auch der Ausbildung einer weiblichen Brust.

Überdies schädigen manche unerwünschten Substanzen unsere DNA direkt, was verschiedenste Probleme nach sich zieht. So wird eine Pestizidexposition mit einem erhöhten Alzheimer-Risiko assoziiert,[75] besonders bei Personen, die Trägerinnen oder Träger des ApoE4-Gens sind.[76] Das einst verbreitetste Pestizid DDT ist in Nordamerika und Europa schon seit Ende der 1970er Jahre verboten, wird in manchen Ländern der Welt aber noch eingesetzt. Wenn Sie Trägerin des ApoE4-Gens sind, achten Sie besonders darauf, sich darüber zu informieren und sich dem Gift möglichst nicht auszusetzen.

Die verbreitete Nutzung solcher synthetischer Substanzen im modernen Leben hat unsere Umgebung chemisch tiefgreifend verändert, was sich innerhalb wie außerhalb unseres Körpers auswirkt. In der industriellen und landwirtschaftlichen Produktion und bei der Herstellung von Konsumgütern kommen routinemäßig mehr als 80 000 unterschiedliche Substanzen zum Einsatz – gegen Schädlinge und Infektionserreger, um die Produktion zu erleichtern, Kosten zu sparen und um die Produktivität zu steigern. Östrogenähnlich wirkende Substanzen wie Bisphenol A (BPA), Polychlorierte Biphenyle (PCB) und Phthalate, um nur einige zu nennen, finden sich in den meisten Kunststoffprodukten, in der Beschichtung von Pfannen und Kochutensilien und in zahllosen weiteren Produkten.

Insgesamt sind wir ständig Tausenden von Substanzen ausgesetzt, die unseren Hormonhaushalt stark beeinträchtigen können. Die häufigsten habe ich in der folgenden Tabelle zusammengefasst. Einige dieser Stoffe sind in der EU bzw. Deutschland bereits verboten oder unterliegen strengen Auflagen.

Xenoöstrogene und ihr Vorkommen

Kategorie	Was	Wo
Lebensmittelzusatzstoffe	Erythrosin (E127)	Lebensmittelfarbstoff
Butylhydroxyanisol (BHA, E320)	Konservierungsmittel	
Insektizide, Pestizide	Atrazin	Herbizid
	Dichlordiphenyltrichlorethan (DDT), Dichlordiphenyldichlorethylen (DDE), Dichlordiphenyldichlorethan (DDD)	Insektizide
	Dieldrin, Endosulfan, Heptachlor, Lindan, Methoxychlor	Insektizide
	Glyphosat	Herbizid
	Nonylphenole	industrielle Benetzungsmittel / Tenside, Emulgatoren für die Emulsionspolymerisation, Labordetergenzien, Pestizide
Industrieprodukte und Kunststoffe	Bisphenol A	Kunststoffe
	Phthalate	Kunststoffe, Nagellack, Haarspray
	Diethylhexylphthalat (DHEP)	Kunststoffe
	Polybromierte Diphenylether (PBDE)	Kunststoffe, Schaumstoffe, Baustoffe, Elektronik, Möbel, Motorfahrzeuge
	Polychlorierte Biphenyle (PCB)	Kunststoffe
	Alkylphenole	Detergenzien / Reinigungsmittel
	Chlor und chlorhaltige Abfallprodukte	Detergenzien / Reinigungsmittel
Körperpflege	4-Methylbenzylidecampher (4-MBC, Enzacamen), Benzophenon	Sonnenmilch
	Parabene (Methylparaben [E218], Ethylparaben [E214], Propylparaben und Butylparaben)	Kosmetika wie Make-up, Feuchtigkeitscreme, Haarpflege, Rasiercremes oder -gele
	Formaldehyd, Phenacetin, Steinkohlenteer, Benzol, Methandiol, Ethylenoxid, Chrom, Cadmium und Cadmiumverbindungen, Arsen	Kosmetika

Baumaterialien	Pentachlorphenol (PCP)	Allgemeines Biozid, Holzschutzmittel
	Polychlorierte Biphenyle (PCB)	Isolier- bzw. Transformatorenöle, Schmierstoffe, Adhäsionsmittel, Farben

Unsere Ernährung ist insofern davon betroffen, als allein in unseren Lebensmitteln mehr als 14000 dieser Substanzen zum Einsatz kommen. Volle 25 Prozent der Pestizide, die routinemäßig auf herkömmlich angebautes Obst und Gemüse versprüht werden, stören nachgewiesenermaßen den Östrogenhaushalt. Wenn Sie die Etiketten auf den Nahrungsmitteln im Supermarkt studieren (und wissen, worauf Sie dabei achten müssen), werden Sie heute auf den meisten Hinweise darauf finden, dass den Produkten Chemikalien beigefügt wurden, um sie «aufzuhübschen» oder länger haltbar zu machen. Milch- und Fleischprodukte von Tieren (besonders Rindern und Schafen) aus herkömmlicher Haltung sind ebenfalls mit hoher Wahrscheinlichkeit kontaminiert, da dem Tierfutter oft Substanzen[77] beigemischt werden, um ein schnelleres und stärkeres Wachstum zu bewirken. Diese Substanzen reichern sich im Fett- und Muskelgewebe der Tiere an und werden von uns mit deren Fleisch, Milch sowie daraus hergestellten Milchprodukten aufgenommen.

Die meisten Menschen nehmen mindestens dreimal täglich Nahrung zu sich, darum ist es als erster Schritt besonders wichtig, kontaminierte Nahrung zu meiden und somit unseren Körper, unser Gehirn und unseren Hormonhaushalt zu schützen. Viele mögen sich fragen, ob das wirklich nötig ist, aber ich rate Ihnen dennoch dringend, Bio-Lebensmittel zu verwenden, wann immer möglich. Manche Fachleute beharren zwar darauf, dass die Pestizidgehalte in konventionell hergestellten Lebensmitteln für die meisten Menschen ungefährlich seien, doch die US-amerikanische National Academy of Sciences hat genau dies offiziell in Frage gestellt. Neuere Studien belegen, dass schon eine geringe Pestizid-Exposition auf Kinder (mit ihrem weniger ausgereiften Immunsystem), Schwangere (deren Körper besonderen Belastungen ausgesetzt ist) und schließlich auch Frauen generell stärker toxisch wirken kann.[78] Die aktuellen Vorgaben stellen sicher, dass Bio-Lebensmittel frei von Pestiziden und anderen schädlichen Substanzen sind. Der Anbau und die Herstellung von Bio-Nahrungsmitteln erfolgt ohne synthetische Pestizide, Kunstdünger, Gentechnik und Bestrahlung. Tiere aus ökologischer Haltung werden mit Bio-Futter gefüttert, haben mehr Bewegungsfreiheit als die Tiere in konventioneller Haltung und werden auch ohne Antibiotika oder synthetische Wachstumshormone aufgezogen.

Manche Forscherinnen und Forscher fanden zudem in Bio-Nahrungsmitteln höhere Nährstoffgehalte als in konventionell hergestellten. Ohne Pestizide und Kunstdünger bilden Pflanzen mehr Vitamine und reichern mehr Mineralien an; sie bilden auch mehr sekundäre Pflanzenstoffe, die sie widerstandsfähiger gegen Schädlinge und konkurrierende Pflanzen machen. Wenn Sie diese resistenteren Pflanzen verzehren, kommen Sie ebenfalls in den Genuss dieser Schutzwirkung.

Der einzige Nachteil bei Bio-Lebensmitteln ist ihr meist höherer Preis; darauf gehe ich in meinem Buch *Brain Food* ausführlicher ein. Die Kosten lassen sich unter anderem reduzieren, wenn Sie zunächst prüfen, welche Nahrungsmittel besonders empfindlich für Pestizide und andere Kontaminanten sind und deshalb unbedingt als Bio-Variante gekauft werden sollten. Bei den übrigen sollten Sie dann einfach tun, was Ihnen möglich ist.

Obst und Gemüse haben höchste Priorität, wenn es um Bio-Qualität geht, denn hier gilt es, Pestizidrückstände zu vermeiden. Doch selbst in dieser Kategorie können Sie mit dieser lockeren Faustregel Kosten sparen: Wenn Sie bei einer Frucht oder einem Gemüse die Schale mitessen, kaufen Sie Bio-Qualität. Essen Sie die Schale nicht mit, darf es auch mal herkömmliche Ware sein. Dabei gilt:

- Die am stärksten kontaminierten Obst- und Gemüsearten, die Sie deshalb möglichst immer als Bio-Ware kaufen sollten, sind unter anderem Äpfel, Birnen, Erdbeeren, Gemüsepaprika, Kartoffeln,

Kirschen, Nektarinen, Pfirsiche, Sellerie, Spinat, Tomaten und Trauben.

- Zu den auch bei konventionellem Anbau weniger belasteten Arten zählen Ananas, Aubergine, Avocado, Blumenkohl, Broccoli, Cantaloupe-Melone, Erbsen, Honigmelone, Kiwi, Kohl, Mango, Papaya, Spargel, Zuckermais und Zwiebeln.
- Andere Produkte stehen irgendwo dazwischen; kaufen Sie diese lieber in Bio-Qualität, wenn möglich.

Lebensmittel tierischen Ursprungs sollten ebenfalls möglichst in Bio-Qualität gekauft werden. Die meisten herkömmlich produzierten Fleisch- und Fischprodukte werden unter Einsatz unter anderem von Antibiotika und gesundheitsschädlichen Hormonen hergestellt, also:

- Essen Sie weniger Rind- und Lammfleisch und auch weniger Produkte aus Kuh- und Schafsmilch; konzentrieren Sie sich mehr auf Geflügel und Eier, am besten von frei laufenden Tieren aus ökologischer Haltung. Hähnchen-, Puten- und Entenfleisch sowie Ziegenfleisch und -milch sind eine gesunde Alternative. Bei Bio-Tieren unterliegt die Fütterung weitaus strengeren Auflagen als bei herkömmlichen; so dürfen diese etwa keine Tiermehle erhalten.
- Achten Sie, wenn Sie rotes Fleisch kaufen, möglichst auf Verbandssiegel wie «Bioland», «Naturland» oder «Demeter», denn diese gehen in ihren Anforderungen (z. B. an die Haltung und Bestandsdichte) weiter als Biosiegel aus dem Handel oder das EU-Bio-Siegel.
- «Bio»-Siegel bei Seefisch und Muscheln sind nur bedingt aussagekräftig. Produkte mit Bio-Siegel stammen entweder aus nachhaltigem (aber nicht bio-zertifizierbarem) Wildfang oder aus ökologischen Zuchtanlagen (Aquakulturen). Achten Sie bei Wildfängen generell auf nachhaltige Fangmethoden, um Überfischung zu vermeiden.

Schritt 8: Weniger essen

Neuere Forschungen deuten darauf hin, dass die Verringerung der Kalorienaufnahme unsere kognitive Leistungsfähigkeit steigern, die Zellalterung reduzieren und die Lebenserwartung erhöhen kann.[79] Diese Strategie basiert auf den wissenschaftlichen Daten von fast hundert Jahren, die zeigen, dass «Stress» in Form einer verringerten Kalorienaufnahme unsere Gehirn- und Körperzellen stärker und widerstandsfähiger machen kann. So wie Muskeln stärker werden, je größer der Widerstand ist, werden Gehirnzellen stärker, wenn sie Hunger aushalten müssen. Die Kalorienreduktion fördert auch das antioxidative Abwehrsystem des Gehirns, was besonders für das weibliche Gehirn wichtig ist.

Weniger Kalorien zu konsumieren, ist außerdem eine gute Möglichkeit, ein paar Pfunde zu verlieren, falls Sie das möchten. Wie schon erwähnt, ist ein gesundes, stabiles Gewicht gut für Frauen. Überschüssiges Körperfett trägt zur Entwicklung von Insulinresistenz, Diabetes und Herz-Kreislauf-Erkrankungen bei, ebenso zu Hitzewallungen; daher kann eine medizinisch begleitete Gewichtsreduktion bei Frauen, die abnehmen sollten, diese Symptome lindern (prüfen Sie in Kapitel 6 nach, ob Sie ein paar Pfunde verlieren sollten). Bei klinischen Studien schilderten übergewichtige Frauen, die im Verlauf der Studie Gewicht verloren hatten, einen damit einhergehenden dramatischen Rückgang (manchmal sogar das komplette Verschwinden) ihrer Hitzewallungen innerhalb von nur einem Jahr.[80] Zudem gibt es deutliche Hinweise darauf, dass Übergewicht das Risiko für Brustkrebs in der Postmenopause erhöht, während ein gleichbleibend gesundes Körpergewicht dieses Risiko effektiv mindert.[81]

Es gibt ganz unterschiedliche Methoden, um die Kalorienaufnahme zu senken, darunter das Fasten. Ich beschreibe sie im Folgenden. Dabei rate ich Ihnen keinesfalls, eine dieser Methoden auf die planlose, experimentelle Art zu verfolgen, wie so manche populäre Diät es propagiert. Auf Fasten reagiert beispielsweise jeder Mensch anders, und offen gesagt ist es auch nicht für jede und jeden das Richtige. Wenn Sie untergewichtig sind, an Unterzuckerung leiden oder eine Essstörung haben, ist Fasten wohl nichts für Sie. Dasselbe gilt bei unerklärlichem Gewichtsverlust, Muskelabbau oder brüchigen Knochen. Sprechen Sie auf jeden Fall mit Ihrer Ärztin bzw. Ihrem Arzt, bevor sie beginnen.

Kalorienrestriktion

Diese Reduktion der Kalorienaufnahme im vernünftigen Rahmen zielt darauf ab, dass Sie 30 bis 40 Prozent weniger Kalorien zu sich nehmen als gewohnt. Statt also durchschnittlich 1500 würden Sie 900 bis 1100 Kilokalorien pro Tag aufnehmen. Eine klinische Studie mit 50 teilnehmenden gesunden, normal- bis übergewichtigen älteren Teilnehmerinnen und Teilnehmern ergab, dass jene, die ihren Kalorienkonsum beschränkten, schon nach drei Monaten eine um 20 Prozent verbesserte Gedächtnisleistung zeigten.[82] Diejenigen, die sich besonders strikt an die Diät hielten, zeigten zudem merklich verbesserte Insulinspiegel und verringerte Entzündungswerte.

Die 5:2-Diät

Bei diesem Diätplan isst man fünf Tage die Woche normal und an den verbliebenen zwei Wochentagen nicht mehr als 600 Kilokalorien. Einige Studien zeigen, dass diese Art der Ernährung Entzündungen und Insulinresistenz effektiv mindern und Blutdruck, Cholesterinspiegel und Blutfettwerte senken kann, besonders bei Frauen, die mehr abnehmen sollten. Bei einer Studie mit mehr als 100 teilnehmenden übergewichtigen und fettleibigen Frauen etwa nahmen diejenigen, die sich an das 5:2-Prinzip hielten, nicht nur ab, sondern zeigten auch nach bereits sechs Monaten ein reduziertes Risiko für Herz-Kreislauf-Erkrankungen und Entzündungen.[83]

Intervallfasten

Das Intervallfasten oder «intermittierende Fasten» kann viele wichtige gesundheitliche Vorteile mit sich bringen, vom «Neustart» für den Stoffwechsel bis zur effektiveren Fettverbrennung[84] – und man muss dabei nicht einmal Kalorien zählen. Es gibt viele Schemata des Intervallfastens, von denen ich das Fasten über Nacht bevorzuge. Sie gestatten sich dabei zwischen Abendessen und Frühstück eine mindestens zwölfstündige Pause, während derer Sie weder eine Mahlzeit noch irgendeinen Snack zu sich nehmen – Letzteres sollten Sie sowieso nicht tun! Diese einfache Maßnahme bewirkt nachgewiesenermaßen einen Abbau von adipösem Körperfett, verbessert die Insulinsensitivität und schützt vor Fettleibigkeit und Diabetes.[85]

Und so geht es los: Nehmen Sie früh Ihr Abendessen ein, etwa um 18 Uhr, und essen Sie dann bis zum nächsten Morgen um 6 Uhr nichts (Wasser und ungesüßter Kräutertee sind erlaubt). Dieses nahrungsfreie Zeitfenster ist ein für Sie geradezu müheloses Fasten, denn den größten Teil davon verschlafen Sie ja. Funktionieren diese Zeiten für Sie nicht, können Sie flexibel variieren. Manche Menschen essen lieber später zu Abend, etwa gegen 20 Uhr, und fasten dann bis 8 Uhr am nächsten Morgen. Finden Sie einfach heraus, was für Sie am besten klappt; wenn Sie dann so weit sind, versuchen Sie, die Fastenphase auf vierzehn oder gar sechzehn Stunden auszudehnen.

Das Intervallfasten funktioniert jedoch nur in Kombination mit einer ausgewogenen, nährstoffreichen Ernährung. Hier sollten alle Kalorien, die Sie aufnehmen, aus gesunder Nahrung kommen. Wenn Sie vierzehnstündiges Fasten als Entschuldigung dafür nehmen, im Anschluss eine 3000-Kalorien-Pizza herunterzuschlingen, entspricht das nun wirklich nicht dem Sinn der Sache!

Meiner Ansicht nach ist es durchaus genauso effektiv, einfach über den Tag verteilt weniger zu essen. Die hundertjährigen Frauen von Okinawa etwa essen nach der Philosophie des *hara hachi bu*, was bedeutet, dass sie aufhören zu essen, wenn sie zu 80 Prozent gesättigt sind. Diese Praxis der Mäßigung wurde mit ihrer Langlebigkeit in Zusammenhang gebracht. Da die meisten Menschen der westlichen Welt dazu neigen, von vornherein zu viel zu essen, kann es nur hilfreich sein, auf die Größe der Portionen und Häufigkeit der Mahlzeiten zu achten. Eine effektive Methode, bei gleicher Nährstoffqualität weniger Kalorien aufzunehmen, besteht im Verzehr von Obst mit geringer glykämischer Last, vitaminreichem Gemüse, mageren Proteinquellen und Quellen essenzieller Fettsäuren, während man zucker- und fettreiche sowie verarbeitete Lebensmittel außen vor lässt. Für die weibliche Gesundheit ist es außerdem wichtig, auf ballaststoffreiche Nahrungsmittel mit guter Östrogenwirkung zu achten, die den Hormonspiegel ausgleichen und das Risiko für chronische Krankheiten minimieren, zugleich aber den gesamten Körper und insbesondere das Gehirn mit Energie versorgen.

Nachdem wir nun erörtert haben, was auf unseren Teller kommen sollte, wollen wir es uns noch leichter machen. Im Anhang finden Sie einen detaillierten Ernährungsplan mit Vorschlägen für Mahlzeiten, Rezepten und gesunden Nahrungsmitteln, durch die Sie andere ersetzen können. Dabei sei besonders betont, dass eine solche Ernährung bei vielen Frauen ähnlich effektiv sein kann wie eine Hormonersatztherapie (HET) oder Antidepressiva – und zweifellos viel besser verträglich. Im nächsten Kapitel beschreibe ich einige ausgewählte Nahrungsergänzungsmittel, die Sie noch weiter unterstützen werden.

Damit die optimale Nährstoffversorgung für die Gehirngesundheit ihr maximales präventives und Krankheiten abwehrendes Potenzial entfalten kann, sollte am besten damit begonnen werden, bevor die kognitive Leistungsfähigkeit nachlässt. Eine gute Ernährung verschafft Ihnen aber immer einen Vorteil, auch als «Spätzünderin». Ihre Lebensqualität kann durch diese Maßnahmen immer verbessert werden, ganz gleich, wie alt Sie sind, welche Gene Sie haben und was Sie an medizinischen Prädispositionen mitbringen. In einer Welt, die uns vor die in diesem Kapitel geschilderten Herausforderungen stellt, ist es gut zu wissen, dass die Entscheidung für gute Ernährung immer die Macht hat, uns zu schützen, zu verjüngen und zu stärken.

KAPITEL 11

Nahrungsergänzung für das weibliche Gehirn

In der westlichen Welt neigen die Menschen generell dazu, sich eher auf Medikamente als auf die Natur zu verlassen. Nahrungsergänzungsmittel, insbesondere pflanzliche Mittel, werden oft als harmlos oder gar schwach abgetan. Vielleicht wird deshalb, wenn Sie in einer neuen Praxis vorstellig werden und den Anmeldebogen ausfüllen, oft nicht ausdrücklich nach der Einnahme solcher nicht verschreibungspflichtiger Mittel gefragt. Und nur wenige Ärztinnen und Ärzte interessieren sich wohl dafür, wie viele Tassen grünen Tee Sie täglich trinken.

Doch die Zeiten ändern sich. Die Weltgesundheitsorganisation WHO schätzt, dass 80 Prozent der Menschen weltweit heute in ihrer medizinischen Grundversorgung auf pflanzliche Heilmittel zurückgreifen. In den letzten Jahrzehnten hat die allgemeine Unzufriedenheit mit den Kosten für verschreibungspflichtige Medikamente in Kombination mit einem wiederkehrenden Interesse an natürlichen Heilmitteln zu einem enormen Anstieg in der Anwendung pflanzlicher Medikamente in Industrieländern geführt. Das ist eine beachtliche Wende für unsere so «medikalisierte» Gesellschaft; ein typischer älterer Einwohner der USA etwa erhält jährlich durchschnittlich 18 Verordnungen.

Unser Gesundheitsansatz öffnet sich zunehmend integrativen Methoden, und so werden pflanzliche Mittel immer üblicher, vor allem da sich die Analysen und Qualitätskontrollen stark verbessert haben. Heute kann das Arsenal der Kräuterheilkunde bei der Prävention und Behandlung von zumindest einigen medizinischen Problemen eine wichtige Hilfe sein.

Aber gilt das auch für die Gehirngesundheit?

Mehr als ein Viertel der erwachsenen US-Bürger im Alter von 50 Jahren aufwärts nimmt heute mindestens ein Nahrungsergänzungsmittel aus Gründen der Gehirngesundheit ein.[1] Der Verkaufswert solcher Supplemente – Vitamine, Mineralien, pflanzliche Mischungen, funktionelle Lebensmittel (sog. Nutraceuticals) und Nootropika – belief sich 2016 weltweit auf drei Milliarden Dollar; für 2023 rechnet man mit bis zu 5,8 Milliarden Dollar. Immer mehr Menschen greifen nach diesen oft aggressiv beworbenen Mitteln, um bei der Arbeit und im Leben besser dazustehen. Andere nehmen Nahrungsergänzungsmittel ein, weil sie hoffen, so ihr Gedächtnis zu bewahren und eine Demenz abzuwehren.

Im Jahr 2019 hatte ich die Ehre, Teil des Global Council on Brain Health (GCBH) zu sein, einem Zusammenschluss von Wissenschaftlern, Medizinern und Fachleuten aus der Politik, den die American Association of Retired Persons (AARP) ins Leben gerufen hat. Als Erstes beschäftigten wir uns mit Nahrungsergänzungsmitteln für die Gehirngesundheit und der Frage, ob diese unser Geld (und Vertrauen) wert waren. Nachdem die Expertinnen und Experten des GCBH Studienergebnisse ausgewertet und diese eingehend diskutiert hatte, kamen sie zu dem Ergebnis, dass sie keine Zubereitungen, Produkte oder Nahrungsergänzungsmittel, die eine Förderung der Gehirngesundheit versprechen, empfehlen können. Im Grunde sind die meisten Nahrungsergänzungsmittel nichts als Geldverschwendung, es sei denn, man leidet unter einem spezifischen Nährstoffmangel.

Als Hirnforscherin weiß ich sehr gut, dass Nahrungsergänzungsmittel eine gesunde Ernährung und Lebensweise nicht ersetzen können. Unterstrichen wird dies durch neuere (auch eigene) Forschungsergebnisse, die die Beobachtung stützen, dass eine Nährstoffzufuhr per Tablette oder Kapsel nicht gleichwertig mit der Aufnahme der Nährstoffe aus den vollständigen Lebensmitteln ist, die wir essen. So gibt es starke Belege dafür, dass eine lebenslange vielfältige Ernährung mit vielerlei Antioxidanzien mehr bewirkt als das Einnehmen dieser Nährstoffe in Form verschiedener künstlicher Nahrungsergänzungsmittel.[2] Zu viele Menschen ziehen zur Deckung ihres Nährstoffbedarfs den raschen Griff zur Pille einer Verbesserung ihrer Ernährung vor.

Wenn Sie allerdings über längere Zeit nicht genug nährstoffreiche Nahrung aufnehmen oder eine Erkrankung haben, die die Absorption von Nährstoffen aus bestimmten Nahrungsmitteln einschränkt, können Nahrungsergänzungsmittel Mängel ausgleichen. Und wenn Sie medizinische Probleme haben, die sich vielleicht statt mit starken Medikamenten mit Nahrungsergänzungsmitteln beheben lassen, ist es natürlich richtig, dies erst einmal auszuprobieren.

Das gilt besonders für Frauen, denn manche Vitaminprodukte und pflanzlichen Mittel verbessern nachgewiesenermaßen die Stimmung und den Schlaf, und sie lindern Wechseljahressymptome.[3] Einige der Mittel werden nicht nur seit Jahrhunderten von Frauen in aller Welt gebraucht, sondern zeigen auch eine nachgewiesene klinische Wirksamkeit.[4] So kann eine Unterversorgung mit Vitaminen der B-Gruppe und Omega-3-Fettsäuren bei Frauen zur Entwicklung einer Depression beitragen, besonders während der Wechseljahre. Eine sorgfältig dosierte Einnahme dieser Nahrungsergänzungsmittel war zumindest bei manchen Patientinnen mit Symptomen einer milden Depression mit positiven Ergebnissen assoziiert,[5] ebenso mit einer verbesserten Gedächtnisleistung, Konzentrationsfähigkeit und geistiger Klarheit.[6]

Die im Folgenden aufgeführten Tabellen umfassen Nahrungsergänzungsmittel, die für bestimmte Anliegen indiziert sind, von der Förderung des Gedächtnisses und Alzheimer-Prävention bis hin zur Stressbewältigung und Stärkung des Hormonhaushalts. Ich stelle nur solche Nahrungsergänzungsmittel vor, deren Wirksamkeit klinisch nachgewiesen ist. Vielleicht werden Sie feststellen, dass von Ihnen eingenommene Nahrungsergänzungsmittel in dieser Liste fehlen; das bedeutet, dass sie nicht so wirksam und wissenschaftlich valide sind wie behauptet. In diesem Fall (und besonders dann, wenn sie keine große Wirkung zeigen) sollten Sie die Einnahme beenden.

Noch ein paar warnende Worte, bevor wir uns anschauen, was es für Möglichkeiten gibt. Die meisten Nahrungsergänzungsmittel und pflanzlichen Mittel sind unbedenklich, doch manche können mit ärztlich verschriebenen Medikamenten in Wechselwirkung treten oder unerwartete Nebenwirkungen zeigen. Schwerwiegende Wechselwirkungen sind in den Tabellen mit aufgeführt. Viele Apotheken bieten einen Wechselwirkungscheck an; einen ersten Überblick können Sie sich auch online[7] verschaffen. Dies ersetzt natürlich in keinem Fall die Beratung durch medizinisches Fachpersonal, das Ihre persönliche medizinische Vorgeschichte kennt und etwaige Wechselwirkungen oder besondere Einnahmebedingungen abschätzen kann.

Stärkung des Gedächtnisses und Alzheimer-Prävention

Mehr als zwei Jahrzehnte der Forschung zu Risikofaktoren für eine Demenz haben vielversprechende Ergebnisse zu der Frage geliefert, welche Nährstoffe und sonstigen Nahrungskomponenten wir brauchen, damit unser Gehirn normal funktioniert, die Nervenzellen gegen Schädigungen und oxidativen Stress geschützt werden und einer Demenz vorgebeugt wird. Epidemiologische Studien und klinische Testreihen haben schon früh Hinweise darauf geliefert, dass bestimmte Nährstoffe vor der Alzheimer-Krankheit schützen könnten.[8] Dabei handelt es sich vor allem um B-Vitamine, wie B6, B12, Folsäure (B9) sowie Omega-3-Fettsäuren und die Vitamine C und E.

Die mit Abstand beste Option ist es, diese Nährstoffe aus der Nahrung zu beziehen, denn Nahrungsergänzungsmittel funktionieren nicht bei jedem Menschen. Sie können aber helfen, wenn Sie mit diesen Nährstoffen unterversorgt sind oder unter einer Erkrankung leiden, die durch diese Nährstoffe gemildert werden kann, was zugleich Ihre Gedächtnisleistung verbessert.

Die B-Vitamine sind für die Gesundheit des Nervensystems entscheidend, unter anderem, weil sie den Homocysteinspiegel regulieren[9] (siehe Kapitel 6). Randomisierte, kontrollierte Doppelblindstudien mit Patienten, die eine leichte kognitive Beeinträchtigung zeigten, konnten zeigen, dass eine hochdosierte Gabe von B-Vitamin-Präparaten über zwei Jahre nicht nur die Gedächtnisleistung auf gleichem Level hielt, sondern auch das Schrumpfen des Gehirns verlangsamte; das zeigte sich bei MRT-Untersuchungen.[10] Die Wirkung von B-Vitaminen auf Personen ohne kognitive Beeinträchtigung muss zwar noch näher erforscht werden, doch schon lange wissen wir, dass sich unser Stoffwechsel mit zunehmendem Alter natürlicherweise verlangsamt, und so kann auch die Aufnahme von B-Vitaminen, insbesondere B12, zurückgehen. Wenn Sie also jenseits der 50 sind, sollten Sie mit Ihrer Ärztin bzw. Ihrem Arzt darüber sprechen und sich auf einen möglichen Vitamin-B-Mangel, die Vitaminabsorption und Ihren Homocysteinspiegel hin untersuchen lassen. Bei hohen Homocysteinwerten können B-Vitamine helfen, besonders wenn man sie zusammen mit Omega-3-Fettsäuren einnimmt.[11]

Wenn Sie zudem, wie schon in Kapitel 6 erwähnt, an Gastritis, einem Mangel an Magensäure (Hypochlorhydrie), Morbus Crohn oder Zöliakie leiden oder Medikamente gegen Diabetes, Säurehemmer oder die Verhütungspille einnehmen, sollten Sie bei Ihrer Ärztin bzw. Ihrem Arzt Ihren Vitamin-B-Status prüfen lassen, denn all diese Faktoren können den Vitamin-B-Haushalt beeinträchtigen. Eine vegane oder strikt vegetarische Ernährung kann ebenfalls zu einem Vitamin-B12-Mangel führen.

Öle mit einem hohen Anteil an Omega-3-Fettsäuren sind potente Entzündungshemmer, die Herz und Gehirn guttun. Obwohl die Forschungsergebnisse nicht immer ganz konsistent sind, stellt man die Gabe von Omega-3-Fettsäuren bei Personen mit einer Unterversorgung in Zusammenhang mit einer verringerten Gehirnschrumpfung, verbesserten Gedächtnisleistung und mit einem niedrigeren Demenzrisiko, besonders bei ApoE4-Trägern.[12] Omega-3-Fettsäuren helfen auch,

Symptomen wie Niedergeschlagenheit und leichter Depression entgegenzuwirken, insbesondere bei Frauen, die hormonelle Veränderungen durchmachen (siehe Abschnitt «Stimmungsaufhellung und leichte Depression»). Auch eine vegane oder strikt vegetarische Ernährung kann zu einem Omega-3-Mangel führen, während die typisch westliche Ernährung einen niedrigen Omega-3-Indexwert nach sich ziehen kann (zu empfohlenen Tests siehe Kapitel 6).

Und wie schon in Kapitel 10 erwähnt, wirken die Vitamine C und E stark antioxidativ, sie kräftigen so das Immunsystem und werden mit einem reduzierten Demenzrisiko assoziiert.[13] Diese Vitamine sind für Frauen in den Wechseljahren und der Postmenopause besonders wichtig (siehe Abschnitte «Hormonhaushalt und Wechseljahressymptome» und «Schlafstörungen» unten), ebenso für Raucherinnen und ehemalige Raucherinnen, Frauen mit hohem CRP-Spiegel (C-reaktives Protein, siehe Kapitel 6) und solche, die anhaltend Toxinen aus der Umwelt ausgesetzt sind (siehe Kapitel 14).

Es deutet einiges darauf hin, dass auch Präparate aus *Ginkgo biloba* dem altersbedingten kognitiven Abbau entgegenwirken. Die Ergebnisse sind zwar nicht ganz einheitlich, doch einige klinische Studien ergaben eine positive Wirkung bezüglich Aufmerksamkeit, Gedächtnis und allgemeiner kognitiver Funktion,[14] besonders bei Personen mit reduzierter Blut- und Sauerstoffzufuhr ins Gehirn – etwa nach einem Schädel-Hirn-Trauma oder Schlaganfall.[15] Allerdings hat Ginkgo auch einige Gegenanzeigen, also ist Vorsicht geboten (siehe Tabelle unten).

Andere Nahrungsergänzungsmittel, darunter Ginseng, Kurkuma und eine Vielzahl sogenannter Nootropika, haben in klinischen Untersuchungen keine beständige Wirksamkeit gezeigt und werden an dieser Stelle nicht empfohlen. Die nachfolgend aufgeführten Dosierungen basieren auf der persönlichen Empfehlung der Autorin, die von Standarddosierungen handelsüblicher Produkte auf dem deutschen Markt abweichen können. Suchen Sie das Gespräch mit Ihrer Ärztin oder Ihrem Arzt, wenn Sie sich unsicher fühlen.

Nahrungsergänzungsmittel zur Stärkung des Gedächtnisses und Alzheimer-Prävention

(**** = stark, * = gering; NEM = Nahrungsergänzungsmittel)

NEM	Indikation	Wirkung	Dosierung
B-Vitamine (B6, B12, Folsäure)	• Frauen jeden Alters mit niedrigem Blutspiegel an B-Vitaminen oder hohem Homocysteinspiegel; • Veganerinnen und strikte Vegetarierinnen	***	B-Komplex-Präparat mit 500 µg Vitamin B12, 600–800 µg Folsäure und 10–50 mg Vitamin B6, täglich zum Essen eingenommen. Die einfachste Variante ist ein B-Komplex-Präparat oder separate Tabletten mit entsprechender Dosierung. Verbessern sich Ihre Plasmaspiegel nicht innerhalb von 3–4 Wochen, besprechen Sie mit Ärztin / Arzt einen Wechsel zu methylierten B-Vitaminen (Methylcobalamin und Methylfolat).
Omega-3-Fettsäuren	• Frauen jeden Alters mit niedrigem Blutspiegel an Omega-3-Fettsäuren; • Frauen über 50 in der Postmenopause, besonders ApoE4-Trägerinnen; • Veganerinnen und strikte Vegetarierinnen	***	Wenn Sie Fisch essen: hochreines Omega-3-Fischöl mit 500–800 mg DHA und 300–500 mg EPA / Tag, besonders jenseits des 60. Lebensjahres. Wenn Sie keinen Fisch essen: 2000 mg Omega-3-DHA oder DHA+EPA / Tag aus DHA-reichem hochreinem Algenöl. ApoE4-Trägerinnen: 800 mg–1,8 g / Tag DHA aus hochreinem Omega-3-Fischöl oder DHA-reichem hochreinem Algenöl. (Achtung: Moderate Wechselwirkungen mit blutverdünnenden Medikamenten, wie Warfarin und Heparin. Zu viel Omega-3 kann Blutungen und blaue Flecke nach sich ziehen.)

Vitamine C und E	• Frauen über 50 oder solche in den Wechseljahren oder nach der Menopause; • Raucherinnen und Ex-Raucherinnen; • Frauen, die Umweltgiften ausgesetzt sind; • Frauen mit hohem CRP-Spiegel	***	150–200 mg Vitamin C / Tag über mind. 6 Monate und 1000–2000 IE / Tag eines Vitamin-E-Komplex-Präparats (mit α-, β-, γ- und δ-Tocopherolen) für mind. 6 Monate. (Achtung: Bei Herz-Kreislauf-Erkrankungen oder Diabetes nicht mehr als 400 IE / Tag einnehmen.)
Ginkgo biloba	• Frauen nach Schädel-Hirn-Trauma oder Schlaganfall (Rücksprache mit Ärztin / Arzt halten)	*	240 mg / Tag Ginkgoextrakt für 6 Monate. (Achtung: Moderate Wechselwirkungen mit Blutverdünnern, nicht-steroidalen Antiphlogistika, Thrombozytenfunktionshemmern, Antikonvulsiva, Antidepressiva, Diabetesmedikamenten und Johanniskraut.)

DHA = Docosahexaensäure
EPA = Eicosapentaensäure

Hormonhaushalt und Wechseljahressymptome

Seit Jahrhunderten verwenden Frauen verschiedene pflanzliche Nahrungsergänzungsmittel und seit einiger Zeit auch Vitamine, um Hitzewallungen und nächtliche Schweißausbrüche zu lindern.[16] Die am häufigsten verwendeten Pflanzen sind Soja, Rotklee und verschiedene Heilpflanzen wie Trauben-Silberkerze und Sibirischer Ginseng (Taigawurzel).

Es mehren sich die Belege dafür, dass Soja-Isoflavone eine Alternative zur Hormonersatztherapie (HET) sein könnten, zumindest für manche Frauen. Bei einer Studie mit 60 teilnehmenden Frauen in der Postmenopause zeigten jene, die 16 Wochen lang Isoflavonpräparate bekamen, eine Reduktion der Hitzewallungen um 50 Prozent; bei den Frauen, die eine HET erhielten, betrug der Rückgang 46 Prozent.[17] Bedenken wir aber, dass es unterschiedliche Isoflavone gibt: Genistein, Daidzein und Glycitein. Isoflavonpräparate, die höhere Dosierungen von Genistein enthalten, sind deutlich effektiver darin, Hitzewallungen zu lindern. Allerdings können diese Nahrungsergänzungsmittel gegen nächtliche Schweißausbrüche, Schlaflosigkeit oder Depression nichts ausrichten.

Wenn Schweißausbrüche Ihnen nachts den Schlaf rauben, wollen Sie nichts dem Zufall überlassen. Statt also nach einem vierblättrigen Kleeblatt mit magischen Kräften zu suchen, nehmen Sie lieber Rotklee. Seine Isoflavone können nächtliche Schweißausbrüche recht wirksam eindämmen.[18] Sprechen Sie darüber erst einmal mit Ihrer Ärztin bzw. Ihrem Arzt, wenn Sie die Verhütungspille nehmen, eine HET erhalten oder Krebsmedikamente bekommen, vor allem Tamoxifen.

Ob Sie Isoflavone einnehmen sollte, klärt eine Frau am besten im Arztgespräch; dabei sollten ihre Ernährungsweise, persönliche Gesundheit und gesundheitliche Risiken, andere Medikamente und Nahrungsergänzungsmittel, die sie bereits einnimmt, sowie die Schwere ihrer Wechseljahressymptome berücksichtigt werden. Isoflavone werden meist gut vertragen und zeigen kaum nennenswerte

Nebenwirkungen.[19] Da sie aber im Körper wie Östrogene wirken, ist eine Langzeitanwendung wohl nicht unbedenklich.

Vitamin E ist da eine sicherere Option – das einzige Vitamin, das nachgewiesenermaßen Hitzewallungen lindert, möglicherweise weil es den Östrogenspiegel positiv reguliert. Klinische Tests ergaben einen signifikanten Rückgang im Auftreten von Hitzewallungen bei den Testpersonen, nachdem diese vier Wochen lang ein Vitamin-E-Präparat mit einer Dosierung von 400 IE pro Tag eingenommen hatten.[20] Möglicherweise ist Vitamin E für Frauen in den Wechseljahren und nach der Menopause besonders wichtig (siehe Abschnitt «Stärkung des Gedächtnisses und Alzheimer-Prävention»), ebenso für Raucherinnen und ehemalige Raucherinnen, Frauen mit hohem CRP-Spiegel (siehe Kapitel 6) und jene, die beständig Umweltgiften ausgesetzt sind (siehe Kapitel 14).

Andere häufig verwendete Heilpflanzen sind die Trauben-Silberkerze und Sibirischer Ginseng, der auch als Taigawurzel bezeichnet wird. Zwar sind die Effekte der Trauben-Silberkerze nicht ganz beständig, doch belegen manche Studien, dass eine Kombination aus Trauben-Silberkerze mit Isoflavonen oder Vitamin E Hitzewallungen reduzierten.[21] Desgleichen wird Sibirischer Ginseng in China oft gegen Erschöpfung, Kopfschmerzen, Schlaflosigkeit und Depressionen während der Wechseljahre verordnet, obwohl es keine sehr ausgeprägten Belege dafür gibt, dass er in seiner Wirkung einem Placebo überlegen ist.[22] Viele Frauen haben mir aber berichtet, dass diese Pflanzen Hitzewallungen,[23] Kopfschmerzen und Herzklopfen lindern können. Der Ginseng scheint auch wirksam Stress entgegenzuwirken und die sexuelle Energie wiederherzustellen, zumindest bei manchen Frauen.[24] Ich würde zunächst die anderen Mittel probieren, doch als Erstes sollten Sie mit Ihrer Ärztin bzw. Ihrem Arzt sprechen.

Andere Produkte, darunter Johanniskraut, Nachtkerzenöl, Mönchspfeffer und Wilde Yamswurzel haben bei klinischen Studien keine besondere Wirkung gezeigt und werden an dieser Stelle nicht empfohlen.

Nahrungsergänzungsmittel für Hormonhaushalt und Wechseljahressymptome

(**** = stark, * = gering; NEM = Nahrungsergänzungsmittel)

NEM	Indikation	Wirkung	Dosierung
Vitamin E	• alle Frauen, besonders jene über 50 bzw. in den Wechseljahren oder der Postmenopause; • Raucherinnen und Ex-Raucherinnen; • Frauen, die Umweltgiften ausgesetzt sind; • Frauen mit hohem CRP-Spiegel	****	400–800 IE / Tag als Vitamin-E-Komplex (mit α-, β-, γ- und δ-Tocopherolen). (Achtung: Bei Bestehen von Herz-Kreislauf-Erkrankungen oder Diabetes sollten Sie nicht mehr als 400 IE / Tag einnehmen.)
Soja-Isoflavone	• Frauen in den Wechseljahren und der Postmenopause, die unter Hitzewallungen leiden (wenn keine Gegenanzeigen vorliegen)	****	40–50 mg / Tag für 12–16 Wochen. (Suchen Sie das Gespräch mit Ihrem Arzt / Ihrer Ärztin.)
Rotklee-Isoflavone	• Frauen in den Wechseljahren und der Postmenopause, die unter Nachtschweiß leiden (wenn keine Gegenanzeigen vorliegen)	***	80 mg / Tag für 12–16 Wochen. (Bitte suchen Sie vor der Anwendung das Gespräch mit Ihrer Ärztin / Ihrem Arzt. Achtung: moderate Wechselwirkungen mit Verhütungspillen, HET und Tamoxifen.)
Trauben-Silberkerze	• Frauen in den Wechseljahren und der Postmenopause, die unter Hitzewallungen leiden (wenn keine Gegenanzeigen vorliegen)	*	20–40 mg standardisierter Extrakt 2 × täglich für nicht mehr als 6 Monate, kombiniert mit Isoflavonen oder Vitamin E. (Achtung: moderate Wechselwirkungen mit Verhütungspillen, HET und Blutdruckmedikamenten.)
Sibirischer Ginseng (Taigawurzel)	• Frauen in den Wechseljahren und der Postmenopause, die unter Hitzewallungen leiden (wenn keine Gegenanzeigen vorliegen)	*	400 mg / Tag einer standardisierten Zubereitung mit einem Gehalt von 4–5,6 mg Andrographoliden. (Achtung: nicht einnehmen, wenn Sie mit blutverdünnenden Medikamenten [z. B. Warfarin, ASS] behandelt werden.)

Stimmungsaufhellung und leichte Depression

Antidepressiva werden oft Frauen über vierzig verschrieben – vielleicht zu oft. Wenn Sie nicht gerade an einer schweren Depression leiden, könnten die Empfehlungen in diesem Buch, von gesunder Ernährung über Bewegung bis hin zur guten Schlafhygiene, Ihre Stimmung sehr wirksam aufhellen. Als Zusatz nenne ich hier einige klinisch in ihrer Wirksamkeit bestätigte Nahrungsergänzungsmittel, die bei leichter Depression helfen können, insbesondere wenn emotionalem Stress und Stimmungsschwankungen die herannahenden Wechseljahre mit ihren Hormonschwankungen zugrunde liegen.

Die Wirkung des Echten Johanniskrauts bei depressiven Symptomen ist besonders vielversprechend. Basierend auf klinischen Studien, denen zufolge die Pflanze offenbar genauso wirksam ist wie viele Antidepressiva, empfehlen die Richtlinien des American College of Physicians, Johanniskraut als eine Option zur kurzzeitigen Behandlung einer leichten Depression zu betrachten,[25] auch bei Frauen in den Wechseljahren und nach der Menopause. Auch in Deutschland wird die Wirksamkeit von Echtem Johanniskraut gegen leichte Depressionen bestätigt.[26] Eine Kombination von Johanniskraut und Antidepressiva ist *nicht unbedenklich*, und es wird nicht zur Behandlung von moderaten bis schweren Depressionen empfohlen. Unbedenklich ist jedoch die Kombination mit den nächsten Nahrungsergänzungsmitteln auf dieser Liste, den Omega-3-Fettsäuren.

Vielleicht liegt es an ihren entzündungshemmenden Eigenschaften, dass Omega-3-Fettsäuren sowohl bei hormonbedingten Stimmungsschwankungen als auch bei Symptomen einer leichten Depression helfen können. Mehrere randomisierte klinische Studien berichten von positiven Effekten, die eine kombinierte Einnahme von DHA (Docosahexaensäure) und EPA (Eicosapentaensäure) bei depressiver Verstimmung zeigte,[27] und das besonders bei Frauen.[28]

Die nachfolgende Tabelle fasst die Nahrungsergänzungsmittel zusammen, die bei Stimmungsaufhellung und leichter Depression helfen können. Sollten Sie das Gefühl haben, eine Depression zu entwickeln, suchen Sie in jedem Fall das Gespräch mit Ihrer Ärztin/Ihrem Arzt.

Nahrungsergänzungsmittel zur Stimmungsaufhellung und bei leichter Depression

(**** = stark, * = gering; NEM = Nahrungsergänzungsmittel)

NEM	Indikation	Wirkung	Dosierung
Echtes Johanniskraut	• Frauen mit depressiver Verstimmung oder leichten Depressionen, auch verwandten Symptomen, wie Nervosität, Müdigkeit, Schlafstörungen; • Frauen mit Stimmungsschwankungen während der Wechseljahre und in der Postmenopause[29]	****	300 mg standardisierter Johanniskrautextrakt (Hypericingehalt 0,3–0,5 %) 3 × täglich für höchstens 3–4 Monate. (Achtung, nicht zusammen mit folgenden Medikamenten einnehmen: Alprazolam, Verhütungspillen, Antidepressiva, HIV-Medikation, Schmerzmittel und Sedativa. Einnahme mindestens zwei Wochen vor einer anstehenden Operation beenden.)
Omega-3-Fettsäuren	• Frauen aller Altersgruppen mit niedrigem Omega-3-Blutspiegel; • Frauen mit Stimmungsschwankungen während der Wechseljahre und in der Postmenopause; • Veganerinnen und strikte Vegetarierinnen	***	Wenn Sie Fisch essen: 950 mg hochreines Omega-3-Fischöl mit DHA und EPA/Tag. Wenn Sie keinen Fisch essen: 2000 mg Omega-3-DHA+EPA/Tag aus DHA-reichem hochreinem Algenöl. (Achtung: Moderate Wechselwirkungen mit blutverdünnenden Medikamenten, wie Warfarin und Heparin. Zu viel Omega-3 kann Blutungen und blaue Flecke nach sich ziehen.)

DHA = Docosahexaensäure
EPA = Eicosapentaensäure

Schlafstörungen

Die in diesem Buch enthaltenen Empfehlungen, von der gesunden Ernährung und ausreichend Bewegung bis zu einer guten Schlafhygiene, könnten gegen Ihre Schlafstörungen wahre Wunder bewirken (es sei denn, Sie leiden an Schlafapnoe oder einer anderen Störung, die eine medizinische Behandlung erfordert). Zusätzlich nenne ich hier noch einige bewährte Nahrungsergänzungsmittel, die Ihnen zu mehr Entspannung und erholsamem Schlaf verhelfen können.

Am effektivsten ist wahrscheinlich Melatonin, ein vom Gehirn selbst gebildetes Hormon, das an der Regelung des Schlaf-Wach-Rhythmus beteiligt ist. Da Schlaf und Stimmung eng miteinander verknüpft sind, kann die Einnahme von Melatonin Stress mindern und beim Einschlafen helfen.[30] Wenn Sie mitten in der Nacht aufwachen, versuchen Sie es mit Melatonin mit verzögerter Freisetzung (retardiertem Melatonin). Funktioniert auch dies nicht, probieren Sie es mit Baldrianwurzel.

Baldrianwurzel ist ein Heilmittel, das üblicherweise gegen Schlaflosigkeit, Ängstlichkeit und Stress eingesetzt wird.[31] Es kann auch effektiv beim Ein- und Durchschlafen helfen, denn es verkürzt die Einschlafzeit und reduziert nächtliche Wachphasen.

Ist Ihr Schlaf jedoch aufgrund der Wechseljahre oder eines niedrigen Progesteronspiegels (oder aufgrund von beidem) gestört, versuchen Sie es mit Vitamin C. Wie klinische Studien ergaben, kann Vitamin C in einer Dosierung von 750 mg pro Tag in nur drei Monaten den Progesteronspiegel um mehr als 50 Prozent anheben,[32] was offenbar wiederum zu Schlaf verhilft. Wenn auch Vitamin C nichts bewirkt, probieren Sie eine Progesteroncreme. Es gibt verschiedene Varianten, die bioidentisches oder natürliches Progesteron enthalten. Einige klinische Studien deuten darauf hin, dass solche Präparate wirksam gegen Hitzewallungen und Schlafstörungen sein können.[33] In Deutschland wurde Progesteron lange nur oral verabreicht, die Anwendung dermaler Cremes wird aber auch hierzulande diskutiert.[34] Lassen Sie sich am besten von Ihrer Frauenärztin/Ihrem Frauenarzt individuell beraten.

Nicht wenige Frauen nehmen Magnesium, um gesunden Schlaf zu fördern. Dieses Mineral ist für die Nerven- und Muskelfunktion essenziell. Zahlreiche Studien belegen, dass Magnesium zwar entscheidenden Einfluss auf den Schlaf hat, seine Wirkung als Nahrungsergänzungsmittel aber nicht sehr konsistent ist.[35] Ich empfehle daher, es zunächst mit den anderen Wirkstoffen zu versuchen.

Nahrungsergänzungsmittel bei Schlafstörungen

(**** = stark, * = gering; NEM = Nahrungsergänzungsmittel)

NEM	Indikation	Wirkung	Dosierung
Melatonin	Alle Frauen, außer Patientinnen, die Sedativa erhalten	****	Beginnen Sie mit 1 mg zur Nacht für maximal 2 Wochen. Reicht diese Dosierung nicht aus, gehen Sie bis auf 3 mg hoch. Die Maximaldosis beträgt 6 mg. Wirkt selbst diese nicht, ist Melatonin nicht das Richtige für Sie. (Achtung: Nicht zusammen mit Sedativa einnehmen.)
Baldrianwurzel	Alle Frauen, besonders solche mit Durchschlafstörungen	***	Trinken Sie zur Nacht eine Tasse Baldriantee. Bei Dragées liegt die Anfangsdosis bei 400 mg eine Stunde vor dem Schlafengehen, bei Tinktur versuchen Sie es mit ½ bis 1½ TL.
Vitamin C	Frauen in Wechseljahren und Postmenopause mit niedrigem Progesteronspiegel	***	750 mg / Tag für ca. 3 Monate.
Progesteroncreme	Frauen in Wechseljahren und Postmenopause mit niedrigem Progesteronspiegel	***	1/4 TL auf den Arm auftragen, wo die Haut dünn ist (z. B. Armbeuge), mind. 2 Wochen. (Sprechen Sie mit Ihrer Frauenärztin / Ihrem Frauenarzt.)
Magnesium	Alle Frauen	*	200 mg Magnesiumcitrat eine Stunde vor dem Zubettgehen. Reichen 200 mg nicht aus, können Sie bis auf 400 mg erhöhen, solange kein Durchfall auftritt. Magnesiumcremes zum Auftragen auf die Haut sind ebenfalls erhältlich.

Stress und Ängstlichkeit

Stress ist ein unerwünschter Teil unseres Alltags. Es ist zwar verlockend, einen Stressor für bedeutender zu erklären als einen anderen, doch letztlich nimmt unser Körper jede Art von Stress auf gleiche Weise wahr. Der Cortisolspiegel steigt, die Neurotransmittergehalte sind unberechenbar, Nährstoffreserven sind erschöpft und die Hormonspiegel lassen sich kaum vorhersagen. Stress legt sich über alles, aber es gibt Wege, seine Auswirkungen zu mildern; mehr dazu in Kapitel 13. Außerdem gibt es einige Nahrungsergänzungsmittel, die nachweislich helfen, Stress und seine Symptome zu lindern.

Die B-Vitamine, allen voran die Vitamine B12 und B5, sind unerlässlich für den Zellstoffwechsel, die Hormonsynthese und ein gesundes Nervensystem – und helfen darüber, den Folgen von Stress entgegenzuwirken.[36] Unser Stoffwechsel verlangsamt sich mit zunehmendem Alter, und infolgedessen kann sich die Aufnahme von B-Vitaminen, besonders B12, verringern. Wenn Sie die fünfzig schon überschritten haben, sollten Sie mit Ihrer Ärztin bzw. Ihrem Arzt darüber sprechen, sich auf möglichen Vitamin-B-Mangel und eine Absorptionsschwäche untersuchen zu lassen. Auch wenn Sie unter Gastritis, einem Mangel an Magensäure (Hypochlorhydrie), Morbus Crohn oder Zöliakie leiden, oder aber Medikamente gegen Diabetes, Säurehemmer oder die Verhütungspille einnehmen, sollten Sie Ihren Vitamin-B-Status überprüfen lassen. Eine vegane oder strikt vegetarische Ernährung kann ebenfalls zu Vitamin-B12-Mangel führen.

Rosenwurz (*Rhodiola rosea*) und Schlafbeere (Ashwagandha) sind darüber hinaus sogenannte adaptogene Heilpflanzen. Adaptogene sind pflanzliche Substanzen, die dem Körper helfen können, sich an physischen, chemischen und Umweltstress anzupassen (zu adaptieren). Wie klinische Tests ergaben, hilft Rosenwurz dabei, den Blutspiegel des Stresshormons Cortisol auszugleichen, während sie zugleich das Immunsystem stärkt und die Regulierung des Blutzuckers ausbalanciert.[37] Wenn Sie unter stressbedingter Erschöpfung oder gar einem

Burnout leiden, sollten Sie – neben regelmäßiger Bewegung und Entspannungstechniken – die Einnahme von Rosenwurzpräparaten erwägen. Die Schlafbeere, als Ashwagandha seit Jahrhunderten in der ayurvedischen Medizin in Gebrauch, ist ebenfalls ein gängiges Mittel bei Stress, besonders wenn dieser mit einer leichte Depression oder Niedergeschlagenheit gepaart ist. Zwar sind die Belege nicht ganz schlüssig, doch ergaben einige klinische Studien einen Rückgang des Stresspegels um 44 Prozent nach der Einnahme von Ashwagandha.[38] Damit einher ging ein reduzierter Cortisolspiegel nach nur 60 Tagen.[39] Die Einnahme von Ashwagandha bei gleichzeitiger Behandlung mit Antidepressiva ist unbedenklich, was bei vielen anderen Nahrungsergänzungsmitteln nicht der Fall ist.

Zu guter Letzt gibt es einige Belege dafür, dass Präparate mit γ-Aminobuttersäure (engl. *gamma-aminobutyric acid*, kurz GABA) die Entspannung fördern, Ängstlichkeit in Stressphasen reduzieren[40] und sogar PMS-Symptome lindern können. GABA beruhigt meist, ohne müde zu machen, und ist daher auch für die Einnahme am Tage geeignet.

Nahrungsergänzungsmittel bei Stress und Ängstlichkeit

(**** = stark, * = gering; NEM = Nahrungsergänzungsmittel)

NEM	Indikation	Wirkung	Dosierung
B-Vitamine	Alle Frauen, die unter Stress leiden, besonders jenseits des 50. Lebensjahres	****	Vitamin-B-Komplex mit mind. 50 µg B12 und 100 mg B5 (Pantothensäure) täglich zu einer Mahlzeit einnehmen.
Rosenwurz	Alle Frauen mit stressbedingter Erschöpfung und Burnout	***	200–400 mg / Tag als Kapseln oder in flüssiger Form.
Ashwagandha (Schlafbeere)	Alle Frauen, die unter Stress und Niedergeschlagenheit leiden	*	300 mg / Tag als Dragées; bei geringerer Belastung als Tee.
GABA (γ-Aminobuttersäure)	Alle Frauen, die unter stressbedingter Ängstlichkeit mit Abgeschlagenheit leiden	*	500 mg bei Bedarf in Stresssituationen.

Stoffwechsel und Insulinregulation

Mit zunehmendem Alter verlangsamt sich unser Stoffwechsel, jene Kalorienverbrennungsmaschinerie, die unser Gehirn aktiv hält und zugleich ein paar Extrapfunde abwehrt. Die Jahre vor der Menopause sind nicht selten dadurch geprägt, dass Gehirn und Körper weniger leistungsfähig sind. Viele Frauen sind dann schnell erschöpft und vergesslich, oft entwickelt sich eine Insulinresistenz, und wir nehmen an Gewicht zu. Die beste Wahl sind dann unsere beiden verlässlichen Helfer, (gute) Ernährung und Bewegung (siehe Kapitel 10 und 12). Darüber hinaus können wir uns ein bisschen Hilfe über Nahrungsergänzungsmittel holen, die nachweislich den Stoffwechsel ankurbeln und die Blutzuckerwerte in Schach halten.

Wie schon im vorigen Abschnitt beschrieben, ist Rosenwurz eine adaptogene Heilpflanze, die Stress mindert, aber auch die Fettverbrennung fördern kann.[41] Wenn Sie unter stressbedingter Gewichtszunahme oder Heißhungerattacken leiden, kann die Einnahme von Rosenwurz in Kombination mit regelmäßiger Bewegung Ihnen beim Abnehmen helfen.

Frauen mit hohem Blutzuckerspiegel können von verschiedenen Nahrungsergänzungsmitteln profitieren, darunter Berberin und Flavonole aus Kakao. Einige Untersuchungen legen nahe, dass die Einnahme von 500 mg Berberin zwei- bis dreimal täglich für bis zu drei Monate den Blutzucker so effektiv kontrollieren könnte wie die Diabeteswirkstoffe Metformin oder Rosiglitazon.[42] Berberin ist allerdings nicht für jede Frau geeignet. Ein sanfterer Ansatz erfolgt über Flavonole aus Kakao, die bei Frauen mit hohem Blutzuckerspiegel und Insulinresistenz nachgewiesenermaßen die Marker für die Herz-Kreislauf-Gesundheit verbessern können.[43] Zwar findet man durchaus Fertigpräparate mit Kakao-Flavonolen, doch meine favorisierte Methode, diese gesunden Nährstoffe aufzunehmen, besteht darin, zu 90 bis 100 Prozent reines Kakaopulver zu verzehren, entweder als Tee (das englischsprachige Rezept finden Sie unter www.lisamosconi.com/recipes/

cacao-tea) oder einfach in Form von zuckerfreier dunkler Schokolade mit einem Kakaoanteil von 100 Prozent.

Nahrungsergänzungsmittel für Stoffwechsel und Insulinregulation

(**** = stark, * = gering; NEM = Nahrungsergänzungsmittel)

NEM	Indikation	Wirkung	Dosierung
Rosenwurz-	Frauen bei (insbesondere stressbedingter) Gewichtszunahme	****	100 mg / Tag.
Berberin	Frauen mit hohem Blutzuckerspiegel	**	Die richtige Dosis Berberin hängt von mehreren Faktoren ab, wie Alter, Vorerkrankungen und verschiedenen weiteren. Sprechen Sie mit Ihrer Ärztin / Ihrem Arzt. (Vorsicht: starke Wechselwirkungen mit Immunsuppressiva wie Cyclosporin.)
Kakao-Flavonole	Frauen mit hohem Blutzuckerspiegel und / oder Insulinresistenz	**	150–200 mg Kakaoflavonole / Tag mit Wasser oder Milch, am besten morgens eingenommen. Wenn sie gut vertragen werden, erhöhen Sie die Dosis auf 375 mg / Tag; nicht mehr als 900 mg / Tag einnehmen! Begrenzen Sie die Einnahme auf 1–2 Wochen unter medizinischer Überwachung.

KAPITEL 12

Frauen und Sport: Ist weniger mehr?

Es gibt viele gute Gründe, sich sportlich zu betätigen. Wenn das Vermeiden von Herz-Kreislauf-Erkrankungen, Schlaganfall und Diabetes Typ 2 allein Sie nicht überzeugen sollten, gibt vielleicht die Aussicht auf die mögliche Linderung schwerer Depressionen und Angstzustände sowie das Halten eines gesunden Gewichts den entscheidenden Impuls. Und noch ein Aspekt spricht für Bewegung; dieser hat etwas mit unserem Gehirn zu tun. Sport und Bewegung bewirken physische Veränderungen im Gehirn, die nicht nur vor späterer Demenz schützen, sondern auch unser Denkvermögen und unsere Erinnerung an das Hier und Jetzt stärken. Belege zeigen eindeutig, dass unser Gehirn jedes Mal davon profitiert, wenn wir die Turnschuhe anziehen und uns vom Sofa erheben.

Der unbestreitbare Nutzen, den körperliche Betätigung für die Hirnfunktion mit sich bringt, zeigt sich in vielfacher Weise.[1] Zunächst einmal unterstützt körperliche Aktivität die Herzgesundheit, und was fürs Herz gut ist, ist auch gut fürs Gehirn. Besonders aerobes Training (also jene Übungen, die Ihre Herzfrequenz erhöhen) fördert die Durchblutung, sodass mehr Sauerstoff und Nährstoffe ins Gehirn gelangen. Dieser verstärkte Blutfluss ist es, der uns das Empfinden vom «klaren Kopf» nach dem Sport verschafft; hinter den Kulissen sorgt er gleichzeitig dafür, die Plaquebildung in unseren Arterien zu verlangsamen.

Wenn wir uns genügend verausgaben, werden überdies Endorphine freigesetzt, körpereigene Substanzen, die Schmerzen lindern und automatisch unsere Stimmung heben. Auch Serotonin wird freigesetzt, das uns entspannt und Glücksgefühle auslöst. Die antidepressive Wirkung von Bewegung wird auch mit einem Sinken des Stresshormonpegels in Verbindung gebracht, was wir, wenn wir ehrlich sind, alle gut gebrauchen können.

Zugleich stimuliert Sport die Bildung von Wachstumshormonen, darunter der Brain-Derived Neurotrophic Factor (BDNF). Dieser fördert die Fähigkeit unserer Neurone, neue Verbindungen zu bilden, und agiert als eine Art Erste-Hilfe-Set für Hirnzellen, die einer Reparatur bedürfen. Das wiederum bewirkt eine gesteigerte Plastizität und Konnektivität unseres Gehirns, dank derer wir besser Erinnerungen bilden und bewahren können. Und Sport hält unsere DNA jung! Mehrere Studien fanden einen Zusammenhang zwischen erhöhter sportlicher Aktivität und einer verringerten Alterung auf Zellebene, die bis zu neun Jahre Unterschied nahelegt.[2]

Bewegung baut nicht nur Muskulatur auf und Stress ab, sie setzt nicht nur Endorphine frei, verbessert unser Gedächtnis und bremst den Alterungsprozess aus – nein, sie befeuert auch unser Immunsystem. Regelmäßige Bewegung wirkt entzündungshemmend und verbessert unsere Abwehrkräfte gegen verschiedenste Krankheiten, nicht zuletzt auch gegen Alzheimer.

Immer in Bewegung bleiben

Die positiven Auswirkungen von Bewegung zeigen sich besonders deutlich, wenn wir mit bildgebenden Verfahren in das Gehirn hineinschauen. Vergleicht man Hirnscans von Personen, die Sport treiben, mit jenen, die das nicht tun, zeigt sich sehr anschaulich, wie sich diese Verbesserungen in unserem Kopf darstellen. Die Anteile des Gehirns, die das Denken und das Gedächtnis steuern, zeigen eine erhöhte Aktivität in den für Verarbeitung und Erinnerung zuständigen Regionen, doch darüber hinaus ist tatsächlich auch ein Größenzuwachs dieser Regionen erkennbar.[3] Dies mag seltsam klingen, ist aber eine gute Sache, denn diese zusätzliche «Verdrahtung» resultiert in besserer Denk- und Erinnerungsfähigkeit.

Doch es gibt noch weitere Befunde. Eine Studie nach der anderen belegt, dass ein aktiver Lebensstil unser Gehirn wirklich jünger bleiben lässt. Im Vergleich zu aktiven Menschen zeigen jene mit einem eher sitzenden Lebensstil in Gehirnscans eine raschere Zellalterung und Schrumpfung des Gehirns; zugleich finden sich bei ihnen deutlich mehr Alzheimer-Plaques.[4] Als meine Kollegen und ich dem mittels Gehirnscans genauer nachforschten, fanden wir ähnliche Ergebnisse auch bei Personen, die 30, 40 oder 50 Jahre alt waren – ein vorwiegend sitzender Lebensstil begünstigt also offenbar nachteilige Veränderungen im Gehirn, wie sie sonst erst in deutlich höherem Alter auftreten.[5]

Etliche klinische Studien berichten auch, dass schon eine Aktivität wie flottes Gehen (Walking) das Schrumpfen des Gehirns verlangsamen kann. Bei einer der bis heute überzeugendsten Studien[6] teilte man 120 erwachsene Bewegungsmuffel in zwei Gruppen auf. Der einen wurde ein Geh-Programm verordnet, um die aerobe Fitness zu verbessern; dabei bat man sie, nach und nach immer schneller und länger zu gehen, bis sie schließlich dreimal wöchentlich 40 Minuten lang stramm gingen (also in einem Tempo, als würde man sich beeilen, weil man bei einer Verabredung zu spät dran ist). Die zweite Teilnehmergruppe dagegen sollte ein Programm zum Muskeltraining absolvieren, das Yoga und Stretching, aber kein flottes Gehen umfasste. Nach einem Jahr zeigte die zweite Gruppe eine Schrumpfung des Gehirns um ein bis zwei Prozent, was bei älteren Erwachsenen als normal gilt. Die Spaziergänger dagegen zeigten eine *Größenzunahme* des Gehirns um zwei Prozent. Diese erfolgte speziell in den Gedächtniszentren des Gehirns und brachte eine messbare Steigerung der Gedächtnisleistung mit sich, drehte also quasi die Lebensuhr für diese Bereiche um gute zwei Jahre zurück.

Insgesamt stützen klinische Testreihen und Beobachtungsstudien die Vorstellung, dass Bewegung die kognitive Funktion verbessert und in manchen Fällen sogar den Abbau der kognitiven Leistungsfähigkeit im höheren Lebensalter abwenden kann. Doch nicht nur das. Zwar bedarf es noch weiterer Belege, um den Kausalzusammenhang zu untermauern, doch ergaben Untersuchungen, dass körperliche Aktivität auch vielem entgegenwirken kann, was in unserer DNA festgeschrieben ist. So deuten neuere, bahnbrechende Forschungsergebnisse darauf hin, dass körperliche Aktivität für Personen mit den aggressiven genetischen Mutationen, die der Alzheimer-Krankheit zugrunde liegen, den entscheidenden Unterschied ausmachen kann. So hatten bei einer Familie, die Träger dieser Mutationen war, diejenigen Mitglieder, die regelmäßig Sport betrieben, deutlich weniger Alzheimer-Plaques als jene, die sich wenig oder gar nicht sportlich betätigten.[7] Ganz ähnliche Ergebnisse finden sich für Personen mit dem ApoE4-Gen sowie solchen, in deren Familie Demenz aufgetreten ist: Jene, die Sport treiben, sind besser dran als jene, die das nicht tun.[8]

Diese Erkenntnisse haben die bis dahin vorherrschende, falsche Vorstellung entkräftet, nach der unsere Lebensweise nicht genügend Einfluss hat, um den Ausbruch und das Voranschreiten von Krankheiten wie Alzheimer zu bremsen. Dank der neuen Forschungsarbeiten ist heute die Ansicht vorherrschend, dass körperliche Bewegung nicht nur entscheidend für ein «gehirngesundes» Leben ist, sondern tatsächlich auch die Uhr zurückdrehen und genetisch bedingte Risiken verringern kann. Bewegungsmangel wird heute als einer der Hauptrisikofaktoren für die Alzheimer-Krankheit geführt, noch vor Leiden wie Diabetes, Fettleibigkeit oder Bluthochdruck.[9]

Sport: Motivationen, Hindernisse und Freude an der Bewegung

Aktuellen Statistiken zufolge bewegen sich die meisten von uns nicht so viel, wie sie sollten. Weniger als 40 Prozent der Erwachsenen in den USA sind auch nur zweieinhalb Stunden in der Woche sportlich aktiv, so die Centers for Disease Control.[10] Ganze 20 Prozent betätigen sich überhaupt nicht sportlich. Und, schlimmer noch: Als die Daten den Geschlechtern zugeordnet wurden, zeigte sich, dass Frauen jeden Alters mit größerer Wahrscheinlichkeit keinen Sport betrieben als Männer. Ähnlich sieht es auf der ganzen Welt aus.

Auf den ersten Blick erscheint das merkwürdig. Schaut man jedoch genauer hin, täuscht diese Statistik über historische soziokulturelle Aspekte unserer Lebenswelt hinweg. Blicken wir zunächst zurück: In den USA, die allgemein als «fortschrittliches» Land gelten, hatten Schülerinnen erst ab 1823 überhaupt Zugang zu sportlicher Ausbildung. Und selbst danach dauerte es noch Jahrzehnte, bis Mädchen in angemessener Bekleidung Sport betreiben durften statt in Röcken und Strümpfen, die jede echte sportliche «Ausbildung» schier unmöglich machten.

Sportliche Aktivität wird zwar heute stärker gefördert als je zuvor in der modernen Geschichte, doch Frauen betreiben immer noch weniger Sport als Männer, und dieser Unterschied setzt schon in relativ jungen Jahren ein. Eine Studie mit mehr als 9000 teilnehmenden US-amerikanischen Schulkindern ergab, dass nicht nur die Schülerinnen weniger Sport betrieben als die Schüler, sondern dass diese Divergenz nach der Highschool sogar noch zunahm.[11] Wenn diese Zeit der Fußballspiele, Leichtathletik und des Cheerleading vorüber ist, bleiben 73 Prozent der jungen Männer sportlich aktiv, aber nur 62 Prozent der jungen Frauen. Bei Women of Color (schwarze, hispanische und indigene Frauen) ist die Differenz sogar noch größer: Von den 70 Prozent, die als Teenager sportlich aktiv waren, bleiben dies nur 45 Prozent auch noch in ihren Zwanzigern.

Dabei scheinen das Heiraten und die Gründung einer Familie eine wichtige Rolle zu spielen. Wahrscheinlich aufgrund der Rollenverteilung als Eltern und auch der Rolle, die die Ehe vermeintlich mit sich bringt, fällt es verheirateten Frauen mit Kindern meist noch schwerer, Sport zu treiben.[12] Väter wie Mütter treiben weniger Sport als kinderlose Männer oder Frauen, doch Mütter ernähren sich oft auch noch ungesünder und nehmen mehr zu als Frauen ohne Kinder. Die durchschnittliche Körpermasse eines Vaters dagegen unterscheidet sich generell nicht von der eines Mannes ohne Kinder. Es gibt zwar den «*dad bod*» (deutsch etwa «Papaplauze»), doch ist dieser nicht annähernd so verbreitet oder ausgeprägt wie das, was ihren Gattinnen widerfährt.

Zum Glück gelingt es manchen Müttern, eine Pause einzulegen, wenn ihre Kinder alt genug für den Kindergarten sind, und wieder mehr Zeit mit Sport zu verbringen.[13] Bei vielen Frauen fällt jedoch diese lang ersehnte «Zeit für mich» mit dem Zeitpunkt zusammen, indem ihre Eierstöcke allmählich ihre Aktivität herunterfahren – und wenn man nicht schlafen kann und sich mies fühlt, steht ein Besuch im Fitnessstudio nicht unbedingt ganz oben auf der Wunschliste. Natürlich betrifft dieser spezielle Aspekt nicht nur die Mütter unter uns. In den Wechseljahren (und noch mehr nach der Menopause) können die sinkenden Hormonspiegel Erschöpfung nach sich ziehen, unseren Stoffwechsel verlangsamen, zu Gelenkschmerzen führen und unseren Antrieb mindern – all das macht das Sofa viel einladender als den Gedanken, sich von selbigem zu erheben. Und das ist ganz unabhängig davon, wie aktiv die meisten Frauen früher waren.

Vielleicht als Folge davon dokumentieren aktuelle Statistiken, dass Frauen in mittleren Jahren generell die weitaus größte demographische Gruppe darstellen, die nur unregelmäßig Sport betreibt. Dieses verstärkte Nachlassen körperlicher Aktivität tritt unglücklicherweise zu einem Zeitpunkt auf, da wir genau diese Aktivität mehr denn je brauchen.

Zum Glück gibt es etwas, das jede Einzelne von uns tun kann, um das Ruder herumzureißen. Blicken wir noch einmal gesondert auf die

Gehirngesundheit. Neuere Forschungen belegen, dass die positiven Effekte von Sport auf unser weibliches Gehirn in unseren Zwanzigern genauso deutlich sind wie in mittleren Jahren oder in der Postmenopause. Was unser Gehirn angeht, ist der Effekt immer lohnend; das Alter spielt da keine Rolle. Eine Studie mit 9000 beteiligten Frauen ergab, dass zwar sportliche Aktivität als Teenager langfristig besonders gut fürs Gehirn war, aber körperliche Betätigung das Risiko einer kognitiven Beeinträchtigung bei Frauen aller Altersstufen reduzierte.[14] Eine weitere Studie mit annähernd 200 teilnehmenden Frauen, die ganze 44 Jahre begleitet wurden, zeigte, dass eine ausgeprägte kardiovaskuläre Fitness im mittleren Alter mit sehr geringen Raten einer Demenz in späteren Jahren assoziiert war, während mehr als 30 Prozent derjenigen, die die geringste kardiovaskuläre Fitness zeigten, später eine Demenz entwickelten.[15]

Sportliche Aktivität verbessert auch nachgewiesenermaßen kognitive Defizite bei Frauen mit diagnostizierter Demenz.[16] Eine entsprechende Studie berichtete, dass bei Frauen, bei denen bereits eine kognitive Beeinträchtigung diagnostiziert war, 30-minütiges Gehen dreimal die Woche binnen weniger Monate die komplexe Informationsverarbeitung verbesserte.[17] Zudem scheinen Frauen hier sogar ein wenig im Vorteil zu sein. Es gibt ermutigende Befunde, denen zufolge Bewegung das Risiko von kognitivem Abbau und Alzheimer bei Frauen stärker senkt als bei Männern![18]

Zweifellos ist Bewegung für unsere Gesundheit genauso wichtig wie Mammographien und jährliche Gesundheitschecks. Ihre Bedeutung nimmt sogar noch zu, wenn die Frauen die fünfzig überschreiten und etwas gegen verschiedene wechseljahresbedingte Phänomene sowie Muskelabbau tun wollen. Es wird Zeit, dass wir dieses Wissen zu unserem Vorteil nutzen.

Kraft schenken, nicht rauben: Sport für Frauen

Frauen demonstrieren immer wieder zweifelsfrei, dass sie erreichen können, was auch immer sie sich vorgenommen haben. Für unsere Zwecke stellt sich hier die Frage, ob es eine Art Fitnessformel gibt, die langfristig besonders gut für unsere körperliche und kognitive Gesundheit ist. Wir alle kämpfen darum, genügend Zeit für uns selbst freizuschaufeln. Wie können wir unsere Energie am besten nutzen und dabei lieber smart als hart trainieren? Und gibt es bestimmte Übungen und körperliche Aktivitäten, die für uns Frauen besonders geeignet sind?

Die typischen Klischeevorstellungen zum Sport gehen dahin, dass er lieber Gewichte stemmt, um in Form zu kommen, während sie eher die Yogamatte ausrollt. Das sind wirklich nicht mehr als Stereotype – es gibt viele Frauen, die von ihrem letzten Triathlon schwärmen, und es gibt viele Männer, die Yoga meisterhaft beherrschen. Tatsächlich aber gibt es einige physiologische Unterschiede zwischen Frauen und Männern, die bewirken können, dass beide unterschiedlich auf Sport reagieren. Wie schon in früheren Kapiteln angemerkt, unterscheiden sich Frauen und Männer nicht nur in der Art, wie sie altern, Medikamente verstoffwechseln und Nährstoffe assimilieren – ihre Körper reagieren auch unterschiedlich auf sportliche Betätigung. Ein Faktor, der dazu nicht unerheblich beiträgt, sind die sogenannten Muskelfasertypen und die Art, wie unsere Sexualhormone darauf einwirken.[19]

Es gibt zwei Typen von Muskelfasern: Solche vom Typ I, die gut für dauerhafte Aktivität geeignet sind, und solche vom Typ II, die eher auf kurze, intensive Aktivität ausgelegt sind. Wir alle besitzen Muskelfasern beider Typen, doch bei Männern ist der Anteil an Typ-II-Fasern höher. In Kombination mit dem höheren Testosteronspiegel befähigt sie dies vor allem zu «explosiver Leistung» oder kurzen, intensiven Anstrengungen, wie Sprints oder intensivem Intervalltraining.

Frauen dagegen haben eher mehr Typ-I-Muskelfasern, mehr Zucker verbrennendes Östrogen und eine höhere Kapillardichte. Diese Kombination erlaubt uns eine stärkere Durchblutung unseres Muskelgewebes und eine bessere Ausnutzung der Glukose,[20] sodass wir beständiger über Energie verfügen und längerfristig stärker sind. Darum sind wir besser im Ausdauertraining. Kurzum, schnelle intensive Work-outs zum Auspowern sind nicht immer das Richtige. Die meisten Frauen müssen längere Zeit auf niedrigerem Niveau trainieren, um den Stoffwechsel auf Trab zu bringen und ihre aerobe Fitness zu optimieren.

Nicht Hase, sondern Schildkröte

Neuere Forschungen setzen auf die Schildkröte aus der klassischen Fabel; sie legen nahe, dass man langsam und stetig das Rennen gewinnt, zumindest wenn es sich um eine weibliche Schildkröte handelt. Für eine durchschnittliche Frau ist Sport von geringer bis mäßiger Intensität generell besser als solcher, der eher intensive Anstrengungen erfordert.

In der Welt des Sports bedeutet geringe bis mäßige Intensität, dass sich Ihre Herzfrequenz bei dieser Betätigung erhöht und sie leicht (nicht stark) schwitzen. Sie können sich weiter unterhalten, wenn auch ein bisschen schnaufend, aber Sie könnten nicht laut eine Melodie singen. Bei Sport von hoher Intensität, etwa beim Indoorcycling (Spinning), dagegen können Sie vielleicht hin und wieder ein paar Worte herausbringen, aber sich nicht unterhalten.

Wir setzen unser Geld auf die Schildkröte.

Was ist das Problem beim Intensivtraining?

Nun, es können mehrere Probleme sein. Zunächst einmal erhöht Sport von hoher Intensität besonders einen Hormonspiegel: den des Cortisols. Cortisol fördert die Stressreaktion; zugleich nehmen durch diese Reaktion Entzündungen zu, und das Risiko für Gelenk-, Muskel- und Herzprobleme erhöht sich. Zudem könnte es nach Meinung vieler Wissenschaftlerinnen und Wissenschaftler den sogenannten «Pregnenolone Steal» («Pregnenolon-Diebstahl») bewirken, einen hormonellen

Effekt, der Hitzewallungen, Ängstlichkeit und sogar potenziell eine Depression begünstigen kann. Wenn man den Faktor Cortisol nicht berücksichtigt, kann hoch intensives Training mehr schaden als nützen, besonders bei Frauen um die und nach der Menopause. Hoch intensives Training setzt außerdem gesunden Schlaf voraus, den, wie wir wissen, viele Frauen nicht immer haben. Schlaf ist nicht nur unerlässlich, um sich von intensiver körperlicher Betätigung zu erholen, sondern auch, um dem Muskelabbau (Sarkopenie) entgegenzuwirken. Wenn Ihnen Schlaf fehlt, haben weder Sie noch Ihre Muskeln Zeit, sich nach einem Work-out angemessen zu erholen. Zu intensives Training kann für ältere Frauen zu anstrengend sein und bei ihnen Muskel- und Gelenkschmerzen verursachen, ja sogar ein Risikofaktor für Knochenbrüche darstellen.

Damit sei nicht gesagt, dass Frauen leichtere Hanteln stemmen oder keine Klimmzüge machen sollen. Offensichtlich gibt es viele Frauen, die all das und noch mehr können. Wenn Sie an intensives Training gewöhnt sind, umso besser! Aber wenn nicht, machen Sie sich keine Gedanken. Mehrere Studien ergaben als Faustregel, dass körperliche Betätigung von geringer bis mäßiger Intensität den Stoffwechsel bei Frauen optimiert, besonders wenn sie diese kontinuierlich ausüben. Sowohl die amerikanische Gesundheitsorganisation, die Weltgesundheitsorganisation WHO als auch das Bundesgesundheitsministerium[21] empfehlen Bewegung an drei bis fünf Tagen die Woche, wobei sich die Dauer der Trainingseinheiten nach Ihrem Alter und Ihrem allgemeinen Gesundheitszustand richten sollte sowie nach Ihrer Fitness, persönlichen Zielen, Risikofaktoren und Medikamenten, die Sie möglicherweise einnehmen. Auch die Frage nach den Wechseljahren bzw. der Menopause ist unbedingt zu berücksichtigen, wenn Sie Ihr aktuelles Trainingsprogramm anpassen oder ein neues aufnehmen wollen.

Im Anschluss finden Sie wissenschaftlich fundierte Anregungen, wie Sie Sport nutzen können, um Ihre Herz-Kreislauf-Gesundheit und kognitive Fitness zu maximieren und zugleich Ihren Stoffwechsel anzuregen.

Von den Zwanzigern bis zu den Wechseljahren

Für Frauen und Sport gilt: je höher der Östrogenspiegel, desto größer der Nutzen.[22] Da dieses Hormon zwischen Adoleszenz und Menopause in größeren Mengen vorliegt, ist es im Hinblick auf das Herz-Kreislauf-System eine kluge Investition, sich in dieser Zeit ein bisschen mehr zu schinden. Dies wird sich nicht nur in Form von unmittelbarem Wohlbefinden auszahlen, sondern auch hinsichtlich Ihrer zukünftigen geistigen und körperlichen Gesundheit.

In diesen Lebensjahrzehnten sollten wir bei unseren Bewegungseinheiten eine mäßige (statt einer geringen bis mäßigen) Intensität anstreben. Die besten derzeit verfügbaren Belege deuten darauf hin, dass eine Kombination aus aerobem Training von mittlerer Intensität mit Krafttraining (jawohl, holen Sie die Gewichte heraus!) ratsam ist. Übungen mit dem eigenen Körpergewicht, wie Liegestütze, Klimmzüge, Beinheben, Unterarmstütze, Ausfallschritte und Kniebeugen, erzeugen mehr Muskeltonus, stärken die Rumpfmuskulatur und verhelfen zu mehr Gleichgewicht und Stabilität.[23] Aerobes Training von ausreichender Intensität ist, vor allem in Kombination mit erhöhter Muskelkraft, das Beste, was Sie für ihre kognitive Leistungsfähigkeit tun können.

Frauen in dieser Altersklasse werden meist drei bis fünf Trainingseinheiten von je 45 bis 60 Minuten Länge pro Woche empfohlen. Wie Forschungen ergaben, sind Einheiten dieser Länge besonders effektiv bei der Stärkung sowohl des Gehirns als auch des Herz-Kreislauf-Systems und verlangsamen dabei den Alterungsprozess. Diese Work-outs bewirken zudem ein feines Gleichgewicht zwischen Glukose- und Fettverbrennung, während sie gleichzeitig den Hormonhaushalt ankurbeln. Befunde der Nurses' Health Study zeigen, dass diese Faustregel die besten Voraussetzungen für eine optimale ovarielle Fruchtbarkeit bietet[24] – und je länger Ihre Ovarien fruchtbar bleiben, desto später treten Sie in die Wechseljahre ein.

Falls Sie sich fragen, welche Art von Training die beste ist, sei Ihnen gesagt, dass es hier keine generelle Regel gibt. Erinnern wir uns: Wir wollen nicht mehr alle Frauen über einen Kamm scheren. Training ist nicht gleich Training, und was zu Ihnen passt, ist ganz individuell. Das optimale Übungsprogramm für Ihre Freundin ist nicht unbedingt auch das optimale für Sie. Glücklicherweise haben wir reichlich Auswahl. Hier einige Ideen, die Sie Ihrem Gesundheitszustand und Fitnesslevel entsprechend umsetzen können:

- 15 Minuten Treppensteigen
- Drei Kilometer in 30 Minuten gehen
- Acht Kilometer in 30 Minuten mit dem Rad fahren
- 20 Minuten Bahnen schwimmen
- 30 Minuten Wassergymnastik
- Zweieinhalb Kilometer in 15 Minuten laufen
- 30 Minuten Wasseraerobic
- 20 Minuten Volleyball, Basketball, Tennis (im Doppel) etc. spielen
- 10 Minuten Seilspringen

Bei diesen Trainingseinheiten sollen Sie, bei moderater Intensität ausgeführt, nicht völlig außer Atem kommen, aber Sie sollten sich auch so weit fordern, dass Ihre Herzfrequenz um eine Stufe ansteigt. Sie sollten sich schneller bewegen als normalerweise, sodass Ihr Blut in Bewegung kommt und sich Ihre Wangen röten. Entscheidend ist, dass sie konsequent genug trainieren, sodass Sie damit den verdienten Nutzen erzielen.

Fachleute sind zudem überzeugt davon, dass ein Work-out, das den weiblichen Stoffwechsel optimieren soll, unbedingt periodisch durchgeführt werden sollte, also in ausreichender Intensität und Regelmäßigkeit. Praktisch ausgedrückt bedeutet das:

- Intervalltraining: Kombinieren Sie regelmäßig aerobe Work-outs von längerer Dauer und geringer Intensität mit aeroben Work-outs von kürzerer Dauer und moderater Intensität. Nehmen wir beispielsweise an, Sie stehen auf dem Crosstrainer. Sie können den Widerstand gleich lassen, aber Ihr Tempo verändern – eine Minute schneller, vier Minuten moderat, wiederholen. Anschließend können Sie Ihr Tempo beibehalten, aber den Widerstand ändern: eine Minute auf höherer Stufe, vier Minuten auf niedrigerer, wiederholen.

- Vielseitiges Training (Crosstraining): Das Trainieren verschiedener Sportarten vermeidet eine Überbelastung bestimmter Körperregionen und körperliche «Langeweile» durch Bewegung immer derselben Muskelgruppen bei immer denselben Übungen. Dies hilft auch, Belastungen für Muskeln und Knochen zu reduzieren, und schützt so vor Muskelkater und möglichen Verletzungen.
- Bitte nicht übertreiben! Richten Sie sich in der Häufigkeit und Intensität Ihres Trainings nach den Bedürfnissen Ihres Körpers, dem Stress, dem Sie an diesem Tag ausgesetzt sind, und Ihrem allgemeinen Gesundheitszustand. Hören Sie auf Ihren Körper. Sie wollen sich nach dem Sport energiegeladen fühlen, nicht erschöpft oder benommen.

In den Wechseljahren

Die Vorteile, die ein körperlich aktives Leben mit sich bringt, sind bestens belegt und allgemein bekannt. Weniger wissen wir jedoch darüber, in welchem Ausmaß die Wechseljahre und Menopause beeinflussen können, wie eine Frau auf sportliche Betätigung reagiert – ein wichtiger Faktor, den die meisten gängigen Fitnessprogramme außer Acht lassen. Bezüglich Sport für Frauen in den Wechseljahren herrscht Informationsmangel. Frauen über 50 sind kaum einmal Gegenstand sportwissenschaftlicher Forschung, und zuverlässige Daten zu Frauen ab 70 sind besonders rar, so als ginge man gar nicht davon aus, dass diese noch Sport betreiben.

Dieser Mangel an Wissen hat einige Mythen zum Thema Älterwerden und Sport entstehen lassen. Viele Frauen dieser Altersgruppe wollen dies ändern, sehen sich aber gar nicht so selten mit Bemerkungen wie «in Ihrem Alter geht nur noch so und so viel» ausgebremst. Das ist jedoch ein blanker Irrtum. Frauen sind sehr wohl in der Lage, in jedem Alter Sport zu treiben. Es kommt nur darauf an, die richtige Sportart für sich zu finden.

Ein anderer hartnäckiger Mythos ist, dass man umso härter trainieren muss, je älter man ist, wenn man in Form bleiben möchte. Ganz im Gegenteil ist beim «Weniger ist mehr»-Konzept entscheidend, weniger intensiv, aber dafür häufiger zu trainieren. Zwei der bislang umfangreichsten Untersuchungen zu Sport bei Frauen nach der Menopause, eine Arbeit mit dem Titel Dose-Response to Exercise in Women Aged 45–75 Years (kurz DREW) und die Einzelstudien der Australian Longitudinal Study on Women's Health, kamen zu dem Schluss, dass 30 Minuten körperlicher Aktivität niedriger bis moderater Intensität an fünf Tagen die Woche mit einem verringerten Risiko für Herz-Kreislauf-Erkrankungen, Diabetes,[25] Fettleibigkeit und sogar Krebs einhergingen. Ein unerwarteter und bemerkenswerter Befund war, dass eine Intensitätssteigerung des Work-outs dessen Nutzen nicht steigerte, sondern sogar minderte.[26] Das Motto «Langsam und stetig ans Ziel» gilt also ganz besonders in der Postmenopause.

Interessanterweise bewirkte die Ausrichtung der eigenen Aktivität nach diesen Vorgaben in manchen Studien eine so deutliche Verbesserung des Hormonhaushalts, dass allein dies die Zahl und Heftigkeit an wechseljahresbedingten Hitzewallungen dramatisch zurückgehen ließ! Bei einer Studie mit 3500 teilnehmenden Frauen war die Wahrscheinlichkeit für schwere Hitzewallungen bei jenen Teilnehmerinnen, die mehrmals die Woche mindestens 30 Minuten trainierten, um 28 Prozent geringer als bei jenen, die sich weniger bewegten.[27] Aktive Frauen fühlten sich auch um 17 Prozent weniger traurig oder deprimiert; sie nahmen seltener zu und hatten kein erhöhtes Risiko für Fettleibigkeit. Wenn wir erst einmal einen Weg gefunden haben, mit Spaß an der Sache etwas für unsere Fitness zu tun, kommen diese beeindruckenden Vorteile quasi als Sahnehäubchen obendrauf.

Wenn die Wechseljahre für Sie bislang sehr unangenehm waren und Sie plötzlich beschließen, dass es nun Zeit sei, etwas für Ihre Fitness zu tun, ist mein Rat: Lassen Sie es ruhig angehen! Von jetzt auf gleich im Fitnessstudio Gewichte zu stemmen, ist wahrscheinlich nicht der richtige Weg. Besser, Sie schaffen erst einmal eine gute Grundlage, um Ihre neu gesteckten Ziele zu erreichen, und überstürzen nichts, während Sie in Ruhe die Kombination aus Trainingseinheiten finden, die Ihren Bedürfnissen und Neigungen entspricht und Ihnen zugleich guttut.

Auch Frauen, die ihr Leben lang regelmäßig Sport betrieben haben, erleben mit Eintritt in die Wechseljahre oft einen Verlust an Energie und eine Gewichtszunahme. Mit der Veränderung des Hormonhaushalts kann ein Trainingsprogramm, das in der Vergangenheit gut funktioniert hat, dieselbe Wirkung haben – oder auch nicht. Viele Frauen aber, besonders jene, die sich immer gerne ausgepowert haben, reagieren frustriert oder sogar ärgerlich, wenn sie hören, dass sie vielleicht kürzertreten sollten. Bei allem Gerede über Boot Camps, Boxen, Zumba und Intervalltraining fühlen wir uns vielleicht unbedeutender oder älter, wenn wir diesen Trends nicht folgen. Doch Achtung bei all dem Lärm um diese Trends und den Mythen, die sich um sie ranken. Sie werden von etwas betrieben, das wenig mit der Realität zu tun hat: Marketing. Sie zielen genau auf unser verwundbares Ich, das sich einen flachen Bauch wünscht, und zwar sofort. Zum Glück haben sie uns unterschätzt! Mit jedem Umblättern dieser Seiten wappnen wir uns mit Strategien, die funktionieren, statt uns Illusionen hinzugeben, die uns womöglich eher schaden als nützen.

Was also sollen wir tun?

Frauen zwischen 50 und 70 und jüngere, die schon früh in die Wechseljahre gekommen sind, sollten darauf abzielen, an drei bis fünf Tagen die Woche für jeweils 30 bis 45 Minuten Sport zu treiben. Für Frauen über 70 werden tägliche Trainingseinheiten von mindestens 15 Minuten empfohlen.

Denken Sie ganz offen über verschiedene Arten sportlicher Betätigung nach – viele, die anfangs zu sanft erscheinen, können genau richtig sein, um Körper und Geist auf dem richtigen Weg zu halten und Ihnen dabei zu mehr Energie zu verhelfen. Hier einige Beispiele für maßvolle Übungseinheiten:

- flottes Gehen (Walking) mit mindestens 4 km/h
- Fahrrad fahren mit mindestens 12–15 km/h
- lockeres Schwimmen
- lockere Wassergymnastik
- Yoga oder Pilates
- Golfspielen
- langsames, aber stetiges Training auf dem Crosstrainer
- Übungen für Körper und Geist, wie Hatha-Yoga, Tai-Chi Chuan oder Krafttraining
- Fitnessgruppen oder Tanzgruppen sind ebenfalls geeignet.

Wenn Sie zum ersten Mal Sport machen, empfehle ich Ihnen zunächst das am Beginn dieses Kapitels beschriebene flotte Gehprogramm. Beginnen Sie mit 20 Minuten, und gehen Sie dabei etwas schneller als normal, so als müssten Sie sich beeilen. Nach und nach können Sie dann die Geschwindigkeit und Dauer der Einheit erhöhen. Wenn Ihnen 20 Minuten Walking nichts mehr ausmachen, steigern Sie sich auf 25 Minuten. Schaffen Sie diese ohne Probleme, erhöhen Sie auf 30 Minuten. Verfahren Sie so, bis Sie es auf 40 Minuten Walking mindestens dreimal die Woche bringen. Wenn Sie über 70 sind oder Beschwerden haben, genügen 15 Minuten am Tag vollkommen.

Besonders wenn Sie unter Hitzewallungen, Ängstlichkeit und Schlafstörungen leiden, kann es hilfreich sein, Sportarten auszuprobieren, die mit tiefer Atmung und funktionellem Training arbeiten, wie Yoga und Pilates. Die besten Ergebnisse stellen sich ein, wenn man Yoga parallel zu anderen Sportarten ausübt, nicht anstelle ihrer. Wenn Sie aber zurzeit nur Yoga als Sport betreiben, konzentrieren Sie sich auf eine bewegungsreiche Yogapraxis, die Ihre Herzfrequenz erhöht, wie Kundalini. Auch Pilates kann recht anstrengend sein. Diese Formen schaffen eine gute Grundlage und einen ausgeglichenen Hormonhaushalt, während sie zugleich den gesamten Rumpfbereich (Core) stärken und straffen. Wenn der Core in Form ist, fühlt es sich an, als ob sich der ganze Körper straffe, wir richten uns auf, haben eine bessere Haltung und sind in der Bewegung und im Gehen mehr wir selbst. Wenn Sie Ihr Herz-Kreislauf-Training lieben und es als Teil Ihrer Work-outs weiterführen wollen, wählen Sie doch vielleicht eine weniger intensive Variante, bis die stärksten Wechseljahressymptome vorbei sind.

Wenn es auch ein bisschen um die Figur geht: Training mit Gewichten und Krafttraining kräftigen besonders die Muskulatur und die Knochen. Tatsächlich ist ein besonders augenfälliger und erwünschter Effekt von Sport, dass er die Knochendichte erhöht. Wenn wir unsere Muskeln kräftigen, stärken wir auch unsere Knochen. Eine Kombination aus Krafttraining und nicht allzu fordernden Aktivitäten wie Walking kann den Rückgang der Knochendichte aufhalten und so vor Osteoporose schützen. Solches Training verringert auch Rückenschmerzen, besonders solche im unteren Rücken. In der folgenden Tabelle finden Sie Übungen, die Ihnen dabei helfen können, Ihre Knochendichte zu erhöhen und zu halten, wenn Sie die Menopause bereits hinter sich haben.[28] Bedenken Sie, dass Übungen ohne Beanspruchung von Knochen und Gelenken (Low- bzw. Non-Impact) allein keine Kräftigung der Knochen bewirken, daher kombiniert man sie am besten mit Übungen mit Gewichten.

Übungen zum Aufbau und Erhalt von Knochendichte und -masse

Übungstyp	Beispiele	Geeignet für …
Stark beanspruchende Übungen mit Gewichtseinwirkung	High-Impact-Aerobic, Laufen, Jogging, Seilspringen, Treppenlaufen, Tanzen und Sportarten wie Tennis, Basketball, Volleyball oder Gymnastik	… Frauen, die nicht unter geringer Knochenmasse oder brüchigen Knochen (Osteoporose, Osteoarthritis) leiden.
Wenig beanspruchende Übungen mit Gewichtseinwirkung	Walking (Laufband/draußen), Crosstrainer / Ellipsentrainer, Stair-Stepper und Low-Impact-Aerobic	… Frauen mit geringer Knochenmasse oder brüchigen Knochen (Osteoporose, Osteoarthritis).
Training mit Gewichten oder Krafttraining	Training mit leichten bis mittleren Gewichten und Nutzung von elastischen Bändern oder Krafttrainingsgeräten, Calisthenics (Eigengewichtsübungen)	… alle Frauen.
Nicht beanspruchende Übungen ohne Gewichtseinwirkung	Ruhiges Radfahren, Schwimmen, Stretching und Beweglichkeitsübungen	… alle Frauen.
Nicht beanspruchende Übungen	Übungen zur Verbesserung von Gleichgewicht und Haltung (Yoga, Pilates, Tai-Chi Chuan)	… alle Frauen.

Fitnessstudio? Vielleicht. Bewegung? Auf jeden Fall!

Zwischen Sich-Bewegen, also körperlicher Aktivität, und Sport bestehen feine, aber wichtige Unterschiede. Sport ist eine gezielt geplante, strukturierte, repetitive Bewegung, die unsere körperliche Fitness verbessern oder erhalten soll. Körperliche Aktivität meint dagegen jede Bewegung unseres Körpers, die Energie verbraucht.

Es ist sonnenklar, dass Sport gut für uns ist, doch immer mehr Forschungsergebnisse untermauern, dass schon eine körperlich aktive Lebensweise signifikant zu unserer kognitiven Leistungsfähigkeit beiträgt und das Risiko für eine Demenz reduziert. Kurz gesagt, Sie können 23 Stunden Inaktivität nicht mit einer Stunde Sport ausgleichen. Es zählt genauso, wenn nicht sogar mehr, was Sie in den übrigen 23 Stunden des Tages machen, wenn Sie nicht im Fitnessstudio sind.

Dies bringt uns zur mediterranen Lebensweise (die in ihrem Ansatz der uns schon bekannten mediterranen oder Mittelmeer-Diät ähnelt). Diese Lebensweise wird mit einem geringeren Risiko für praktisch jede Krankheit auf diesem Planeten assoziiert, allen voran Demenz. Was bedeutet also «aktiv sein» im mediterranen Sinne? Zunächst einmal gehen die Menschen dieser Kulturen nicht unbedingt joggen oder zu bestimmten Zeiten ins Fitnessstudio, sondern sie bewegen sich regelmäßig und täglich, und das in Maßen – etwa zu Fuß oder per Fahrrad. Sie werden kaum Dorfbewohner finden, die sich im Fitnessstudio die Seele aus dem Leib schwitzen. Stattdessen legen sie über den Tag verteilt Kilometer zurück, indem sie draußen und im Haus mal hierhin, mal dorthin laufen und ihre Routinearbeiten erledigen; gekrönt wird das Ganze womöglich mit einem Spaziergang nach dem Abendessen oder am Sonntag mit der Familie oder Freunden. Kaum zu glauben, aber für unser Gehirn sind Aktivitäten, die eine gewisse Bewegung erfordern (wie Treppensteigen, die Einkäufe tragen, aufräumen, den Boden wischen, Laub zusammenharken oder auch ein Spaziergang im Park) genauso gut wie «echter» Sport. Besonders wenn diese Aktivitäten so schwungvoll ausgeführt werden, dass Sie dabei ein wenig ins Schwitzen kommen, aktivieren Sie dabei wirksam Ihren Körper und Ihr Gehirn.

Etliche Studien belegen, dass schon regelmäßige körperliche Aktivität (auch solche, für die Sie keine Sportbekleidung brauchen) für etwa vier Stunden pro Woche das Risiko einer späteren Demenz um gute 35 Prozent verringert.[29] Stärker beanspruchender Sport reduzierte das Risiko um rund 45 Prozent, beides ist also gut miteinander vergleichbar. Das sind gute Nachrichten für all jene, die keine Zeit oder Ressourcen übrig haben, um regelmäßig (oder überhaupt) zum Sport zu gehen. Es gibt unendlich viele Abstufungen zwischen Profi-Sportlerin und Profi-Sofahockerin. Wenn Sie sich irgendwo dazwischen einordnen, leben Sie vielleicht schon «mediterraner» als gedacht! Wichtig ist es, dass Sie sich vom Sofa erheben und Ihren kostbaren Körper bewegen, wann immer Sie können.

Manche behaupten, die moderne, urbane Frau hier in den USA sitze entweder auf dem Sofa oder auf dem Heimtrainer – dazwischen gebe es kaum etwas! Doch unser Gehirn bevorzugt eine sanftere, eher alltägliche Art von Bewegung und den langsamen, aber stetigen Energieverbrauch, den diese mit sich bringt. Das unterstreicht nochmals, dass es gerade für Frauen weniger auf die Intensität als vielmehr auf die Häufigkeit und Beständigkeit von Bewegung ankommt. Experimentieren Sie doch einmal mit alltäglicher Bewegung als festem Baustein für Ihr Wohlbefinden, statt sich auf eine Zeit zu fixieren, die Sie mit Sport verbringen. Wenn Sie das Gefühl haben, dass Ihr Leben Ihnen keine Zeit für Dinge wie den Gang zum Einkaufen oder das Benutzen der Treppe statt des Fahrstuhls lässt, sollten Sie einmal einen Schritt zurücktreten und darüber nachdenken, was sich daran ändern ließe. So merkwürdig es klingt: Viel von dem Stress und der Erschöpfung, mit denen wir in unserem modernen Leben so oft zu kämpfen haben, hat genauso viel damit zu tun, was wir unterlassen, wie damit, was wir uns alles aufbürden.

Der kognitive Nutzen, den wir aus genügend körperlicher Aktivität ziehen, führt uns nochmals vor Augen, dass unser Gehirn nicht isoliert arbeitet. Was wir mit unserem Körper anstellen, wirkt sich direkt und kraftvoll auf unsere geistigen Fähigkeiten aus. Wie wir inzwischen wissen, ist es gefährlich, wenn wir den ganzen Tag hindurch sitzen. Überlegen Sie also nicht lange, welche Art von Sport oder Bewegung Sie machen wollen. Suchen Sie sich etwas, das Ihnen Freude macht, und legen Sie los. Bauen Sie einen Spaziergang oder eine Fahrradtour in Ihren normalen Wochenablauf ein. Tanzen Sie ein paar Runden mit dem Staubsauger, während Sie die Wohnung sauber machen.

Ihr Geist hat enorme Kraft. Trainieren Sie auch ihn – zum Beispiel, indem Sie die klugen Entscheidungen treffen, die ihm seine Kraft erhalten.

KAPITEL 13

Bewusst leben: Stressabbau, Schlaf und Ausgeglichenheit

Millionen von Menschen leben fast ständig unter Stress. Besonders Frauen neigen dazu, dies als unweigerliche Folge unseres modernen, schnell getakteten Lebens und der Rolle als Partnerin, Mutter oder Pflegerin, die sie eingenommen haben, hinzunehmen. Diese Mehrfachbelastung und die Erwartungen von anderen, die damit einhergehen, haben viele von uns in eine scheinbar aussichtslose Lage gebracht.

Die Kombination aus (nicht als solche erkannten) übersteigerten Erwartungen an Frauen und irreführender Fehlinformationen darüber, wie sie ihre Gesundheit und ihren Hormonhaushalt im Lot halten, hat eine echte Krise herbeigeführt. Angesichts des Ansturms von Empfehlungen von verschiedensten Crash-Diäten und Boot Camps, Schlaftabletten und Antidepressiva bis hin zu «Schönheits»-Operationen wenden sich Frauen oft angeblichen Lösungen für ihre Gesundheit zu, die tatsächlich gar nicht gesund sind. Da wir uns nicht vorstellen können, wie sich die Situation verbessern sollte, verbiegen wir uns, um uns stattdessen selbst zu verbessern. Viele Frauen arbeiten bis zum Umfallen, nur um sich dann doch weder bei der Arbeit noch zu Hause anerkannt zu fühlen. Andere versuchen verzweifelt, im Gleichgewicht zu bleiben, wo eigentlich ein totales Ungleichgewicht besteht. Irgendwann geht es dann nicht mehr so weiter, und die körperlichen Symptome infolge dieser geballten Belastungen rauben uns alle Lebensqualität.

Es ist kein Wunder, dass Frauen sehr viel stärkeren Stress erleiden als Männer.[1] Offiziellen Zahlen zufolge zeigt sich diese Diskrepanz vor allem bei Frauen im Alter von 25 bis 54 Jahren, insbesondere zwischen 35 und 44, wenn viele ihre berufliche Laufbahn und die Anforderungen durch die Familie unter einen Hut zu bekommen versuchen. Da Letzteres oft bedeutet, sich nicht nur um die Kinder, sondern auch um die in die Jahre gekommenen Eltern zu kümmern, stehen viele Frauen unter einer Belastung, als würden sie (mindestens) zwei Vollzeitstellen gleichzeitig innehaben, oft ohne Anerkennung dieser Tatsache und ohne zusätzliche Hilfe. Und als wäre das alles noch nicht genug, fällt es auch noch mit hormonellen Veränderungen zusammen, die von den Frauen eigentlich fordern, sich mehr um sich selbst zu kümmern, nicht weniger. Doch da wir genau zu diesem Zeitpunkt bei der Arbeit und in der Familie so viele Verpflichtungen haben wie noch nie, bleibt uns absolut keine Zeit, uns um uns selbst zu kümmern.

Wenn wir jahrelang, vielleicht jahrzehntelang über die Maßen strapaziert werden, fordert dies seinen Tribut – emotional, psychisch und physisch. Wir werden vielleicht plötzlich reizbar, nervös und erschöpft, wir verlieren unsere Geduld, unseren Schwung, unsere Ruhe. Manchmal fühlen wir uns leer oder deprimiert, oder wir können schlichtweg keinen klaren Gedanken mehr fassen. Wenn wir uns völlig ausgelaugt fühlen, kann das unseren Geist so benebeln, dass wir schließlich unsere Schlüssel verlegen, den Namen einer Kollegin vergessen oder einfach nicht auf das Wort kommen, das uns doch auf der Zunge liegt. So viele von uns machen immer und immer weiter, weil sie das Gefühl haben, dass sie keine andere Wahl haben. Vielleicht denken wir, dass, wenn nur diese äußeren Stressoren nachließen, auch unser innerer Stress nachließe. Das Schlimme ist, dass Stress schwere gesundheitliche Schäden verursachen kann; man tut also gut daran, ihn nicht zu ignorieren, und sei es aus noch so edlen Beweggründen.

Stress ist, still und leise, lebensgefährlich – vielleicht mehr als jedes andere Gesundheitsrisiko. Das hat unsere Gesellschaft noch nicht voll erkannt. Wer im Gesundheitswesen tätig ist, erkennt im Stress einen Faktor, der erheblich zu den häufigsten Todesursachen beiträgt, darunter Herz-Kreislauf-Erkrankungen, Krebs, Lungenerkrankungen und Alzheimer-Krankheit. Besonders bei Frauen beeinträchtigt, so zeigen es Forschungsergebnisse, langanhaltender Stress die Zellfunktion insgesamt, er lässt die Hormonspiegel absinken, was wiederum die neuronale Alterung beschleunigen und Wechseljahressymptome verstärken kann. Vielleicht ist es unsere Neigung, auch unter Belastung noch für andere zu sorgen, die für Frauen die subjektive Belastung insbesondere in der häuslichen Pflege (*caregiver burden*) oft hoch machen. Medizinisch gesehen, gibt es Belege dafür, dass das Frauengehirn gegenüber langanhaltendem Stress empfindlicher ist als das Männergehirn. Eine neuere Studie mit mehr als 200 Testpersonen mittleren Alters ergab beispielsweise, dass Personen, die mit großem Stress leben, schon vor Erreichen des 50. Lebensjahres unter Gedächtnisverlust und Gehirnschrumpfung leiden können.[2] Diesen Studien zufolge wirken sich die negativen Effekte von starkem Stress und einem hohen Cortisolspiegel auf das weibliche Gehirn stärker aus als auf das männliche.

Ein Hauptgrund dafür, dass die Stressreaktion so starke Auswirkungen auf unser Wohlbefinden hat, ist der, dass sie im Gehirn aktiviert wird. Betrachten wir einmal genauer, wie dieser Prozess abläuft, warum Stress uns auf diese Art beeinflusst und wie wir ihn loswerden. Ich werde Ihnen wissenschaftlich fundierte Strategien darlegen, mit denen Frauen den Stress in Grenzen halten und zugleich zu erholsamerem Schlaf gelangen können. Es ist für unsere Gesundheit unabdingbar, den Stress in unserem Alltag zu reduzieren; dies kann zudem unsere Stimmung heben, unser Immunsystem stärken und sogar unser Leben verlängern.

Stress beeinflusst unsere Stimmung

Im Gegensatz zu den Symptomen von chronischem Stress ist die anfängliche Stressreaktion gutartig, spiegelt sie doch das natürliche Streben unseres Gehirns wider, uns zu schützen. Unsere Stressreaktion hat sich über Jahrmillionen hinweg als ausgefeilter Schutzmechanismus entwickelt; ihren Anfang nahm sie in Zeiten, als sich unsere Urahnen vielerlei Bedrohungen gegenübersahen, von der Säbelzahnkatze bis zu Hungersnöten. An die Stelle der Raubtiere von einst sind heute «mentale Monster» getreten. Wo es früher in unserem Leben Phasen der Ruhe gab, sind wir heute von der modernen «Annehmlichkeit» geplagt, sieben Tage die Woche von morgens bis abends erreichbar zu sein – ob im Abrufen der weltweiten Nachrichten im Livestream oder über Tag und Nacht eingehende Mitteilungen und Hinweise, die wir via E-Mail, Textnachrichten, Telefon, Erinnerungen oder ständig eintreffender Anfragen aus den sozialen Medien erhalten. Wir werden permanent von Unterbrechungen bombardiert, die eine Reaktion von uns erfordern, manche eiligst, andere zumindest zeitnah. Und wenn wir die Nachrichten abrufen, die das Bild einer schwierigen soziopolitischen Lage mit Gewalt, Gesundheitskrisen und Klimakatastrophen zeichnen, nehmen unsere Ängste zu.

Säbelzahnkatzen kommen in diesem Szenario zwar nicht mehr vor, doch unser Körper reagiert so, als wäre dies der Fall; dies kann in Bluthochdruck, Schlaganfällen, Magengeschwüren, Herzinfarkten und Störungen des Hormonhaushalts resultieren. Evolutionär gesehen, sollte uns unsere Stressreaktion auf eine unmittelbar bevorstehende Gefahr vorbereiten, sie lief also ab, sobald wir mit dieser Gefahr physisch konfrontiert wurden. Der chronische Stress, den wir heute erleben, findet dagegen oft auf dem Weg zur oder von der Arbeit statt, am Schreibtisch, beim Nachrichtenschreiben auf der Bettkante oder sonst wie in unserem Kopf. Während wir ihn im Kopf hin und her wälzen, kann sein Nachhall bei uns schwere körperliche, emotionale und kognitive Schäden verursachen.

Das gestresste Gehirn bei Frauen und Männern

Männer und Frauen reagieren oft unterschiedlich auf Stress. Sie kennen vielleicht den Begriff «Kampf-oder-Flucht-Reaktion» (*fight-or-flight response*); dieser beschreibt eine urtümliche hormonelle Reaktion, die uns angesichts einer potenziellen Gefahr für den Kampf oder die Flucht vorbereitet. Da medizinische Forschung, wie schon erwähnt, fast ausschließlich an Männern stattfindet, galt dies auch für die Erforschung der Kampf-oder-Flucht-Reaktion. Bis 1995 stellten Frauen gerade einmal 17 Prozent der Teilnehmer bei Studien, die die Auswirkungen von Stress auf unser Verhalten und unsere Psyche untersuchten. Inzwischen aber gibt es eine neue Theorie, die sich auf die «weibliche» Reaktion auf Stress konzentriert.

Nachdem die Wissenschaft ihr Augenmerk schließlich auf die Unterschiede zwischen den Geschlechtern in Bezug auf Stress gerichtet hatte, wurde schnell deutlich, dass zwar Männer wie Frauen die Fähigkeit zur Kampf-oder-Flucht-Reaktion haben, Frauen aber eher eine andere Reaktion zeigen. Bei Frauen schien die Reaktion auf Gefahr eher mit dem Gehirn als mit dem Körper zu tun zu haben. Diese nur für Frauen typische Reaktion auf Stress wird als *tend and befriend,*[3] deutsch etwa: «Sich-Kümmern und Sich-Anfreunden», bezeichnet.

Auch diese Reaktion entwickelte sich wahrscheinlich vor Urzeiten, als unsere Vorfahren in Gemeinschaften als Jäger und Sammler lebten. Damals war es normal, dass die Männer auf die Jagd gingen (wo sie es dann manchmal mit Säbelzahnkatzen zu tun bekamen) und die Frauen vor Ort blieben, um Nahrung zu sammeln und den Nachwuchs zu betreuen. Kämpfen oder Flüchten ist nicht einfach, wenn man schwanger ist, einen Säugling stillt oder sich um seine Kinder kümmern muss; daher entwickelte sich bei den Frauen eine andere Reaktion auf drohende Gefahren. In solchen Situationen kümmerten sie sich noch schützender um ihre Kinder (*tend*); gleichzeitig taten sie sich mit anderen Frauen zusammen (*befriend*), um so die Überlebenswahrscheinlichkeit für jede einzelne zu erhöhen. Diese Kooperation half ihnen auch Tag um Tag, indem sie nicht nur zusätzlichen Schutz und Hilfe beim Großziehen der Kinder bot, sondern auch einen effizienteren Weg, Ressourcen wie etwa Nahrung zu sammeln und zu teilen. Noch heute steckt dieser urtümliche Impuls, enge, stabile Allianzen zu bilden, vielleicht hinter unserer Neigung, uns Freundinnen zu suchen, mit denen wir alles bereden können.

Diese Andersartigkeit ist zum Teil hormonell bedingt. Drei Hormone spielen eine besonders entscheidende Rolle bei der Stressreaktion: Cortisol, Adrenalin und das «Beziehungshormon» Oxytocin. Wenn der Stress kommt, lassen Cortisol und Adrenalin unseren Blutdruck und Blutzuckerspiegel ansteigen, sodass wir notfalls zuschlagen (oder die Beine in die Hand nehmen) könnten. Das findet bei Frauen wie Männern statt. Bei Frauen jedoch setzt das Gehirn, wenn Cortisol und Adrenalin mit dem Blut den Körper durchströmen, Oxytocin frei. Dieses Hormon fördert fürsorgliche, liebevolle Emotionen. Wissenschaftler vermuten, dass dieser zusätzliche Schuss Oxytocin hinter dem Impuls von Frauen steckt, ihre Lieben zu schützen und in der Freundschaft zu ihresgleichen Trost zu finden.

Studien, bei denen das Gehirn mit bildgebenden Verfahren untersucht wurde, stützen diese Theorie, denn sie belegen, dass bei Männern und Frauen unter Stress unterschiedliche Gehirnregionen aktiviert werden. Bei Frauen ist besonders das limbische System aktiv, jener Teil des Gehirns, der vor allem an Emotionen beteiligt ist; bei Männern dagegen ist eher der frontale Cortex aktiv, mitverantwortlich für rationales Denken.[4] Frauen zeigen unter Stress zudem eine erhöhte «funktionale Konnektivität», ein Phänomen, bei dem verschiedene Gehirnareale[5] gleichzeitig aktiviert werden und zusammenarbeiten. Genau dieselben Areale zeigen bei Männern den gegenteiligen Effekt, nämlich eine Art Entkopplung. Kurzum, wenn Frauen unter Stress geraten, versetzt das sowohl soziale als auch emotionale Areale des Gehirns in Alarmbereitschaft, was vielleicht die Neigung widerspiegelt, sich zusammenzutun; Männer dagegen vereinzeln sich eher.

Die Last der Pflege

In Deutschland werden ca. 1,8 Millionen Personen (das ist etwa die Hälfte aller Pflegebedürftigen) zu Hause durch Angehörige gepflegt. Und allein in den USA pflegen mehr als 65 Millionen Menschen ihre kranken oder behinderten Angehörigen. Mehr als 60 Prozent der pflegenden Angehörigen in den USA sind Frauen[6] (welche von uns sind eigentlich nicht in diese Prozentangabe aufgenommen worden, frage ich mich). Dieser Anteil ist bei Frauen mit hispano- oder afroamerikanischem Hintergrund noch höher.[7] Mit der häuslichen Pflege baut sich eine enorme körperliche und emotionale Belastung auf, die mit dem Begriff *caregiver burden* (subjektive Belastung in der häuslichen Pflege) bezeichnet wird.

Wie die Forschung zeigt, kann diese Belastung die Gesundheit der pflegenden Angehörigen stark beeinträchtigen; gleichzeitig wird ihr Immunsystem geschwächt und damit ihre Fähigkeit, mit Krankheiten klarzukommen und diese zu überstehen. Von dieser Art der Belastung ist zudem bekannt, dass sie bestehende chronische Gesundheitsprobleme verschärfen kann[8] – fatal, da pflegende Angehörige zeitlich stark beansprucht sind und ohnehin tendenziell weniger für die eigene Gesundheit tun (ausreichend schlafen und essen, Sport betreiben oder, wenn nötig, ausruhen) als andere.[9] Somit leiden sie nicht nur unter einem erhöhten Stresspegel, sondern tun dies auch noch mit einem gesundheitlichen Defizit im Vergleich zum Rest der Nation; dies kann sich in einem erhöhten Risiko für Herz-Kreislauf-Erkrankungen, Schlaganfall, Depression und sogar eine verkürzte Lebenserwartung niederschlagen.[10] Und als wäre das noch nicht schlimm genug, neigen pflegende Angehörige dazu, häufiger auch selbst an Alzheimer zu erkranken.[11] Dies geht vermutlich auf die vielen Stressfaktoren zurück, die diese Tätigkeit mit sich bringt, gepaart mit mangelnder Gesundheitsfürsorge der Pflegenden in eigener Sache.

In Übereinstimmung mit der Tatsache, dass Stress die Gesundheit einer Frau stärker beeinträchtigt als die eines Mannes, erleben Frauen, die Angehörige pflegen, laut der US-amerikanischen National Alliance for Caregiving eine doppelt so hohe Belastung wie pflegende Männer.[12] Das könnte mehr als nur biologische Gründe haben. So neigen beispielsweise Töchter von Alzheimer-Patientinnen und -Patienten dazu, mehr Routinehilfsleistungen (wie Wechsel von Inkontinenzvorlagen, Kochen, Saubermachen) zu erbringen als Söhne; zugleich ist ihr schlechtes Gewissen größer, weil sie nicht noch mehr leisten.[13] Weibliche pflegende Angehörige erfahren auch häufiger keine Unterstützung von ihrem Partner; vielmehr ist bei ihnen die Wahrscheinlichkeit größer, dass sie ihre Arbeit aufgeben, um sich um ihre Eltern zu kümmern. Männliche pflegende Angehörige dagegen bitten eher auch andere Familienmitglieder um Hilfe, besonders ihre Schwestern und Partnerinnen.

Kurzum, besorgniserregend ist nicht allein die große Zahl von Frauen, die eine Rolle als Pflegerin erfüllen, sondern die Tatsache, dass sie oft viel mehr Hilfe leisten, dies allein tun und womöglich dafür sogar ihre Arbeit aufgeben. Fast 19 Prozent aller Frauen, die an Alzheimer-Demenz erkrankte Angehörige pflegen, geben letztlich ihre Arbeit auf, um ihre Pflegetätigkeit ausüben zu können, oder sie verlieren aufgrund dieser Tätigkeit ihren Job – beides führt zu finanziellen Problemen und einer zusätzlichen emotionalen Belastung.

Wie um die ganze Situation noch schlimmer zu machen, sind es meist Frauen im mittleren Alter, die die meiste Pflegearbeit für ihre Eltern oder Angehörigen leisten. Diese Frauen stehen kurz vor den Wechseljahren oder haben bereits damit zu tun; sie stehen also von innen und außen unter Belastung und müssen an allen Fronten kämpfen. Nicht selten bezahlt ihr Körper den Preis dafür.

Mit diesem Buch möchte ich nicht nur anerkennen, was Frauen durchmachen, sondern auch Entlastung und Lösungen bieten. Die erste Maßnahme gegen Stress sind für alle Frauen Strategien zum Stressmanagement. Von Zeit zu Zeit unter Stress zu stehen, ist ganz natürlich, doch er sollte nicht täglicher Bestandteil unseres Lebens sein. Es ist enorm wichtig für jede Einzelne von uns herauszufinden, wie sich der Stress in unserem Leben minimieren lässt. Ebenso wichtig ist es, jede nur mögliche Strategie anzuwenden, um die Situation zu verändern, denn eines steht fest: Wer nichts mehr hat, kann auch nichts geben. Sie können nicht anderen helfen, wenn Sie nicht auch sich selbst helfen. Ich selbst sage mir dies mehrmals täglich: Ich muss mir Zeit für mich nehmen, um Stress abzubauen und neue Energie zu tanken. Wenn auch Sie dieses Bedürfnis für sich erkannt haben, finden Sie im Folgenden einfache Schritte, mit denen Sie sofort beginnen können. Zwar kann ich keine sofortige Glückseligkeit versprechen, doch werden Ihnen diese Werkzeuge dabei helfen, mit Ihrem Stress wirksamer umzugehen, sodass Sie wirklich etwas für sich selbst tun können. Solche Maßnahmen werden Ihr Leben verlängern – und es glücklicher machen.

Erholung für den Geist

Auf viele Quellen von Stress haben wir keinen Einfluss, doch wir können beeinflussen, wie wir auf Stress reagieren. Drei Faktoren spielen hier eine entscheidende Rolle: Ernährung, Bewegung und Entspannung. Wenn Sie sich ausgewogen ernähren, so wie in Kapitel 10 dargelegt, ihre Nahrung gezielt mit den in Kapitel 11 empfohlenen Vitaminen und pflanzlichen Wirkstoffen ergänzen, die Ängste reduzieren und zu mehr Energie verhelfen, und sich schließlich auch noch beständig körperlich betätigen, wie in Kapitel 12 beschrieben, dann sind Sie auf einem guten Weg. Entspannung wiederum ist für Ihr Wohlbefinden so wichtig wie Nahrung, Wasser und Bewegung, und es gibt – je nachdem, was Ihnen Stress bereitet – verschiedene Wege, sie zu erlangen.

Zeit für Freunde

Viele Frauen neigen dazu, sich in stressigen Zeiten zurückzuziehen und ihr Sozialleben herunterzufahren. Wenn man der Forschung trauen darf, sollten wir jedoch genau das Gegenteil tun und regelmäßig Zeit mit Familie und Freunden verbringen. Als wirkungsvollste Mittel gegen Stress bringt man ein Gefühl der Sinnhaftigkeit sowie soziale Beziehungen mit einer höheren Lebenserwartung und einem reduzierten Demenzrisiko[14] in Verbindung. Mit «sozialen Beziehungen» sind nicht Ihre Follower bei Facebook gemeint, so wunderbar derlei Netzwerke auch sein können – der Begriff bezieht sich auf echte, persönliche Beziehungen mit Menschen, die für Sie da sind, wenn Sie sie brauchen. Mehrere Studien stellten übereinstimmend fest, dass selbst dann, wenn Ihre sozialen Bindungen nicht sehr ausgedehnt sind, eine liebende Familie ausreicht, um Ihr Gehirn zu schützen, vorausgesetzt, Sie treten mit dieser gern und so oft wie möglich in Verbindung.[15]

Wenn Sie eher introvertiert sind und Zeit für sich allein brauchen, um neue Energie zu tanken – dann sorgen Sie möglichst dafür, dass Sie unstrukturierte Zeit für sich haben. «Unstrukturiert» soll heißen: ohne Plan, ohne in den Kalender zu schauen, ohne sich zu fragen, wie es irgendwem anders geht. Nutzen Sie diese Zeit einfach, um zu tun, was immer Ihnen in den Sinn kommt.

Den Stecker ziehen

Regelmäßiges «Steckerziehen» ist besonders dann wichtig, wenn Ihr Stress mit der Arbeit oder mit Beziehungen zu tun hat. Wie Studien zeigen, ist das bewusste Kappen von mit der Arbeit zusammenhängender Kommunikation während der Freizeit positiv mit der Erholung und Gesundheit von Arbeitnehmern assoziiert.[16] Zudem zeigt die Forschung, dass Zeit, die wir am Smartphone, Tablet und Computer verbringen, unser Schlafvermögen reduziert. Ob wir im Internet surfen, ein Videospiel spielen oder schnell noch ein paar E-Mails verschicken:

Unweigerlich machen wir unsere Nacht weniger erholsam. Das blaue Licht des Bildschirms hemmt die Bildung von Melatonin, jenem Hormon, das unseren zirkadianen oder Schlaf-Wach-Rhythmus steuert.[17] Weniger Melatonin bewirkt, dass wir schlechter ein- und durchschlafen können, und lässt auch unseren Cortisolspiegel ansteigen. Cortisol wiederum ist ein guter Wachmacher und hält uns munter, während es gleichzeitig unseren Hormonhaushalt durcheinanderbringt.

Damit die Technik Ihnen nicht noch mehr Stress verschafft, achten Sie darauf, vor dem Schlafengehen eine bildschirmfreie Übergangszeit von mindestens 30 Minuten einzuplanen. Ein kleines Ritual, etwa das Handy zum Aufladen in ein anderes Zimmer zu bringen oder es auf Flugmodus zu schalten, schafft sofortige Abhilfe. Noch besser ist es, sich regelmäßig Pausen von elektronischen Geräten und sozialen Medien zu gönnen, etwa ein elektronikfreies Wochenende oder eine zwölf- bis vierundzwanzigstündige «digitale Entgiftung». Starten Sie darin doch einmal einen kleinen Wettbewerb innerhalb der Familie, und erfreuen Sie sich am Ergebnis!

Raus ins Grüne

Immer mehr wissenschaftliche Untersuchungen belegen, dass eine natürliche Umgebung erholsam für Geist und Körper ist.[18] Gerade Stadtbewohner verbringen viel weniger Zeit in der Natur, als gut für sie ist. Zu wenig Zeit im Freien wird mit mehr Stress, Depressionen und Ängsten in Zusammenhang gebracht. Ganz sicher wäre es somit für uns alle von Vorteil, mehr Natur in unser Leben zu lassen. Machen Sie es sich also zum Prinzip, einen Tag am Strand zu genießen, eine Wanderung zu machen oder auch einfach im Park spazieren zu gehen – ohne Handy. Sie können auch kreativ werden und sich beispielsweise mit Topfblumen und Wasser-Elementen ein bisschen Natur ins Büro oder Haus holen.

Keiner kann ohne den anderen: Körper und Geist

Selbst wer sein Handy abstellt und sich regelmäßig in die Natur begibt, kann unter anhaltendem Stress leiden. Dann ist es Zeit für Techniken wie Meditation, Achtsamkeitstraining oder Yoga, die auf Geist und Körper abzielen. Zwar steht die ernsthafte Forschung auf diesem Gebiet noch ziemlich am Anfang, doch deuten bisherige Befunde darauf hin, dass Entspannungstechniken eine zielgerichtete Reduktion der schädlichen Folgen bewirken, die Stress für das Gehirn hat. Gleichzeitig fördern sie einen ausgeglichenen Hormonhaushalt. Das ist besonders für jene Frauen wichtig, die unter Hitzewallungen leiden, aber nur begrenzte medikamentöse Optionen haben, wie Krebspatientinnen oder Frauen mit einer Vorgeschichte von Herz-Kreislauf-Erkrankungen, Lebererkrankungen oder Endometriose.[19] Zudem können Techniken für Körper und Geist Frauen dabei helfen, die Wechseljahre ohne Einnahme von Medikamenten zu durchleben.

Diese bewährten Entspannungstechniken können auch pflegenden Angehörigen eine Verschnaufpause verschaffen, während sie ihre Angehörigen beruhigen. Da Patienten mit Demenz (besonders im Frühstadium dieser Krankheit, wenn sich die Betroffenen mit ihren nachlassenden kognitiven Fähigkeiten auseinandersetzen) oft mit Ängsten und Panikattacken zu kämpfen haben, kann eine gemeinsame Achtsamkeitsübung mit der pflegebedürftigen Person – wer auch immer dies sein mag – beiden einen friedvollen Augenblick im stressigen Tag verschaffen. Erinnert sei auch an den positiven Effekt, den Atem- und Achtsamkeitsübungen auf Eltern und Kinder haben können, besonders wenn man damit in jungen Jahren beginnt. Wir ermuntern beispielsweise unsere vierjährige Tochter stets, drei tiefe, zwerchfellgestützte Atemzüge zu machen, wenn sie aufgeregt oder überfordert ist, und fördern das offene Gespräch über ihr Befinden und ihre Emotionen. Diese einfache Methode hat in den sogenannten *terrible threes* (dem dritten Lebensjahr, das nicht selten von Konflikten und Wutanfällen geprägt ist) einen großen Unterschied gemacht.

Meditation

Seit Jahrtausenden bedienen sich Kulturen in aller Welt der Meditation, um das körperliche, mentale und spirituelle Wohlbefinden zu fördern und zu bewahren. Seit einiger Zeit wird daher erforscht, inwiefern diese Praktiken auch vor zu großer Stresseinwirkung schützen. Erste Ergebnisse legen nahe, dass Meditation nicht nur Stress und Ängstlichkeit verringert, sondern auch einen positiven Einfluss auf die Neuroplastizität hat.[20] Diese bezeichnet die Fähigkeit des Gehirns, durch Anpassung und Veränderung seine Leistungsfähigkeit zu optimieren. Offenbar stehen vor allem Atemtechniken im Zusammenhang mit einer Reduzierung der Hirnschrumpfung (die im Laufe der Jahre auftreten kann) sowie einer Umkehr jener Genexpression, die für stressinduzierte Symptome verantwortlich ist. Bewusst langsame, tiefe Atemzüge senken die Herzfrequenz, bringen Ruhe, wo vorher Stress herrschte, und zügeln die Entzündungsreaktionen, die sonst die Folge wären.

Es gibt viele unterschiedliche Meditationsformen. Eher unruhige Geister können sich an einer «Meditation im Gehen» oder gar beim Geschirrspülen versuchen – seien Sie ganz offen bei der Suche nach der Methode, die am besten zu Ihnen passt. Jede der im Folgenden beschriebenen Möglichkeiten kann Stress effektiv reduzieren und zugleich Ihre Gesundheit in vielerlei Hinsicht fördern.

Die Transzendentale Meditation (TM) ist heute recht bekannt. Dabei sitzt man zweimal täglich für eine bestimmte Anzahl Minuten da und wiederholt ein persönliches Mantra. Dieses erhält man von seinem Lehrer; es ist allein für den persönlichen Gebrauch gedacht. Personen, die TM praktizieren, berichten davon, dabei einen Zustand tiefer Entspannung zu erlangen, der oft ein Gefühl innerer Ruhe oder inneren Friedens bewirkt. Tatsächlich ergaben Studien, dass die TM den Blutdruck und das Risiko für Herz-Kreislauf-Erkrankungen senkt. So zeigten bei einer randomisierten kontrollierten Untersuchung mit 201 teilnehmenden Frauen und Männern, die eine koronare Herzerkrankung aufwiesen, nach wenigen Jahren regelmäßigen Praktizierens von TM 48 Prozent der Teilnehmerinnen und Teilnehmer ein vermindertes Mortalitätsrisiko und 24 Prozent ein geringeres Risiko für Herzinfarkt und Schlaganfall.[21]

Die Achtsamkeitsmeditation (Vipassana-Meditation), eine aus dem Buddhismus kommende Praktik, die unter anderem mit Atemtechnik arbeitet, umfasst auch das Fokussieren auf das, was die Meditierende im Augenblick umgibt. Die Achtsamkeitsbasierte Stressreduktion (Mindfulness-Based Stress Reduction, kurz MBSR) verringert nachweislich die Stressreaktion bei Alzheimer-Patienten und den sie pflegenden Personen.[22] Außerdem lindert sie offenbar Wechseljahressymptome. Bei einer randomisierten Studie mit 110 teilnehmenden Frauen kurz vor und nach der Menopause zeigte sich ein Rückgang der Hitzewallungen und nächtlichen Schweißausbrüche um 15 Prozent in der Gruppe, die MBSR praktizierte, gegenüber der Gruppe, die dies nicht tat.[23] Die MBSR-Gruppe zeigte auch eine bleibende Verbesserung der Lebens- und Schlafqualität sowie weniger Ängste und empfundenen Stress.

Eine andere wunderbare Möglichkeit ist die Kirtan Kriya (KK), eine Meditationspraktik aus der Tradition des Kundalini-Yoga. Sie schreibt vor, die Laute «Sa Ta Na Ma» zusammen mit Mudras, eleganten Fingerpositionen, lediglich zwölf Minuten täglich zu praktizieren. Diese kurze Übung reduziert nachweislich Entzündungswerte und verbessert das Gedächtnis, den Schlaf und das allgemeine Wohlbefinden sowohl bei Menschen mit durchschnittlicher Kognitionsleistung als auch bei solchen mit leichter kognitiver Beeinträchtigung. Bei einer Studie waren die Teilnehmerinnen und Teilnehmer binnen acht Wochen geistig klarer und zeigten eine um bis zu 50 Prozent verbesserte Gedächtnisleistung.[24]

Die KK ist derzeit die einzige Meditationsform, die speziell bei Patienten mit diagnostizierter Demenz untersucht wurde. Zudem wurde sie auch explizit bei Frauen erforscht. Eine Pilotstudie der Alzheimer's Research & Prevention Foundation (ARPF) untersuchte bei

161 Frauen mit Alzheimer-Risiko – manche waren vergesslich, andere zeigten eine diagnostizierte milde kognitive Beeinträchtigung, wieder andere standen wegen ihrer Pflegetätigkeit unter Belastung – die Wirkung der KK auf die Kognition. Nach zwei bis vier Monaten zeigten jene, die täglich die Übungen durchgeführt hatten, eine verbesserte Durchblutung verschiedener Partien des Gehirns sowie eine Verbesserung ihrer generellen kognitiven Funktion.[25] Wäre es nicht wunderbar, wenn wir unser Gedächtnis verbessern könnten, einfach indem wir jeden Morgen zwölf Minuten singen?

Wenn Sie noch keine Meditationserfahrung haben, empfehle ich, mit der KK zu beginnen. Sie ist einfach und für jede verfügbar. Folgen Sie einfach der Anleitung in der nachfolgenden Tabelle; weitere hilfreiche Anleitungen finden sich im Internet, etwa auf der Website der ARPF (englischsprachig): alzheimersprevention.org/research/12-minute-memory-exercise. Es kann hilfreich sein, die KK zu Musik durchzuführen; auf Spotify, YouTube und anderen Kanälen sind mehrere Playlists zu finden. Wenn Sie allein meditieren, empfehle ich eine spezielle Meditations-App, die Ihnen mit sanften Tönen signalisiert, wann es Zeit ist, die Art Ihres Gesangs (Chants) zu ändern.

Die Praxis der Kirtan Kriya

mit frdl. Genehmigung der ARPF

Setzen Sie sich im Schneidersitz, also einfach mit gekreuzten, angewinkelten Beinen, auf den Boden, auf einen Stuhl oder ein Sofa. Wenn Sie noch Yoga-Neuling sind: Setzen Sie sich möglichst bequem hin.
Halten Sie den Nacken gerade und Ihr Kinn leicht gesenkt. Es soll sich fast so anfühlen, als würde Ihr Kopf an der Oberseite von einem Band emporgezogen. Setzen Sie sich gerade hin und lassen Sie Ihrem Körper Zeit, sich auszurichten.
Legen Sie die Hände mit nach oben gewandten Handflächen auf den Knien ab.
Chanten (singen) Sie die Silben «Sa Ta Na Ma» und bringen Sie dabei Ihren Daumen nacheinander mit dem Zeigefinger (bei «Sa»), mit dem Mittelfinger (bei «Ta»), mit dem Ringfinger (bei «Na») und mit dem kleinen Finger (bei «Ma») zusammen.

Ablauf der 12-minütigen Übung:
- 2 Minuten laut singen
- 2 Minuten flüsternd singen
- 4 Minuten stumm singen
- 2 Minuten flüsternd singen
- 2 Minuten laut singen

Atmen Sie tief ein und strecken Sie die Arme empor. Atmen Sie aus, senken Sie die Arme und entspannen Sie einen Moment.

Yoga

Yoga umfasst Übungen für Geist und Körper; es hat seinen Ursprung in der altindischen Philosophie. Die unterschiedlichen Yoga-Richtungen kombinieren meist bestimmte Körperhaltungen und Bewegungen, Atemtechniken sowie Meditation oder Entspannungsübungen. Zwar sprechen bislang kaum Belege dafür, dass Yoga gegen eine ausgeprägte Demenz wirken kann, aber eine randomisierte klinische Studie zum Kundalini-Yoga lieferte vielversprechende Ergebnisse hinsichtlich kurz- und langfristiger Verbesserungen bei Patienten mit geringer kognitiver Beeinträchtigung, und das nach nur zwölf Wochen der Behandlung.[26] Fünf separate Studien ergaben zudem, dass Frauen, die Yoga praktizieren, geringere Anzeichen von Stress und Schlaflosigkeit zeigten.[27] Weitere ermutigende Ergebnisse stammen aus klinischen Testreihen, die die Wirkung von Yoga und Meditation auf Patientinnen nach überstandenem Brustkrebs auswerteten. Eine Studie mit 40 Brustkrebspatientinnen ergab, dass eine zwölfwöchige Behandlung mit einer Kombination aus traditionellem Hatha-Yoga und Meditation die Wechseljahressymptome bei den Frauen signifikant minderte, auch bei jenen, die eine Chemotherapie erhielten.[28] Nach zwölf Wochen berichteten die Teilnehmerinnen von einer generellen Verbesserung ihrer Lebensqualität, unter anderem mit weniger Hitzewallungen, weniger Beschwerden des Urogenitaltrakts und weniger Erschöpfung.

Akupunktur

Die Akupunktur ist eine der Säulen der traditionellen chinesischen Medizin (TCM); dabei stimuliert der Therapeut bestimmte Punkte auf den sogenannten Meridianen oder «Leitbahnen» des Körpers, um so Krankheiten und die von diesen verursachten Schmerzen zu behandeln. Das Setzen feiner Nadeln in die Haut stimuliert verschiedene Körpersysteme und -organe; dies soll Beschwerden und Symptome lindern. Was unseren Fokus angeht, haben zwar Studien eine geringere Häufigkeit und Intensität von Hitzewallungen bei Frauen nach der Menopause ergeben, wenn auch weniger ausgeprägt als bei einer Hormonersatztherapie (HET).[29] Auch sie bietet eine nicht medikamentöse Alternative für Frauen, die eine solche suchen. Eine meiner besten Freundinnen beschrieb mir die Akupunktur, wenn sie denn von geübten Profis angewandt wird, als «fast wie Zauberei».

Hallo, Mond

Unruhige Nächte, quälende Gedanken, Schäfchen zählen … Kommt Ihnen das bekannt vor?

Tatsache ist: Frauen tun sich mit dem Schlafen schwerer als Männer. Die Women and Sleep Poll, eine Umfrage der US-amerikanischen National Sleep Foundation, ergab, dass Frauen nicht nur schwerer ein-, sondern auch schwerer durchschlafen. Nicht verwunderlich also, dass sie auch tagsüber häufiger unter Müdigkeit leiden,[30] besonders in den Wechseljahren. In dieser Zeit werden Frauen oft durch nächtliche Hitzewallungen wach, sie schlafen schlecht, wenn sie Glück haben, und gar nicht, wenn sie Pech haben. Nicht zu vergessen die vielen Jahre des Schlafmangels, wenn man Kinder großzieht. Eine Freundin schickte mir vor einer Weile folgenden Spruch, der mich zum Schmunzeln brachte: «Mütter schlafen nicht. Mütter befinden sich in einem halb bewussten Schwebezustand und warten darauf, dass irgendwer irgendwas braucht.» Wie wahr, ganz gleich, wie klein oder groß die Kinder sind.

Chronische Störungen des Schlafs sind somit ein Riesenproblem. Sie können nicht nur eine schlechte Stimmung bewirken, womöglich sogar eine Depression, sondern auch kognitive Probleme. Wenn wir schlafen, verarbeitet das Gehirn Informationen und findet Lösungen für komplexe Probleme. Jeder, der schon einmal unter Schlafstörungen oder gar Schlaflosigkeit gelitten hat, weiß, wie schwer es schon nach wenigen Nächten mit unzureichendem Schlaf ist, richtig zu «funktionieren». Ein guter Nachtschlaf ist ohne jeden Zweifel unerlässlich für das Bilden von Gedächtnisinhalten und für das Lernen, und schlechter Schlaf wirkt sich rasch nachteilig auf diese essenziellen Fähigkeiten aus. Dann wäre da noch die Art, wie wir emotionale Informationen verarbeiten. Das müde Gehirn erinnert sich besser an negative Erlebnisse und negative Fakten, und es vergisst die positiven, womit Stimmungsschwankungen und depressive Gefühle quasi vorprogrammiert sind.

Generell ist Schlafmangel ein ernsteres Problem, als vielfach angenommen. Da so viele Menschen so oft darunter leiden, fangen wir an zu denken, dass er «machbar» ist – schließlich ist er für viele von uns zur Norm geworden. Doch immer mehr Forschungsergebnisse belegen, dass er auf lange Sicht ungute, teils sehr bedenkliche Folgen hat. Neben etlichen anderen schwerwiegenden Konsequenzen hat sich auch ein erhöhtes Risiko für kognitiven Abbau und Demenz gezeigt.[31] Neuere Studien belegen, dass nur im Schlaf das Gehirn (das sonst zu sehr mit anderen Dingen beschäftigt ist) essenzielle «Aufräumarbeiten» tätigen und sich ansonsten schädlicher Toxine entledigen kann.[32] Sowohl zu wenig als auch zu häufig unterbrochener Schlaf werden mit einer vermehrten Bildung von Alzheimer-Plaques im Gehirn ansonsten scheinbar gesunder Personen in Verbindung gebracht,[33] ebenso mit einer verminderten kognitiven Leistungsfähigkeit.[34]

Wir schlafen in Zyklen

Bei genauem Hinsehen passiert ziemlich viel, wenn wir schlafen. Auch wenn eine Schläferin von außen betrachtet kaum mehr zu tun scheint, als Schnarchlaute hervorzubringen, ist Tiefschlaf keineswegs so simpel, wie es den Anschein hat. Tatsächlich läuft eine komplizierte Abfolge von Schlafzuständen ab. Das erste Stadium ist natürlich das Einschlafen, das erst einmal gelingen muss! Ist das geschafft, gleiten wir in den «leichten Schlaf» des zweiten Stadiums. In dieser Phase bereitet sich das Gehirn aufs Abschalten vor, ähnlich einem Computer, der heruntergefahren wird. Im dritten Stadium erfolgt der Übergang zum Tiefschlaf, dem vierten Stadium. In diesem zeigen sich beim EEG «langsame» Hirnwellen. Und im Tiefschlaf entledigt sich das Gehirn auch der «Abfälle» des Tages, inklusive schädlicher Toxine, auch des Materials (neurotoxisches Beta-Amyloid), aus dem die Alzheimer-Plaques bestehen. Nach einer Weile wird diese Phase der Regeneration durch den REM-Schlaf (abgekürzt aus *rapid eye movement*) abgelöst, währenddessen wir träumen. Nach dem Ende der REM-Schlafphase beginnt der ganze Zyklus wieder von vorn, und das Gehirn erhält erneut Gelegenheit zu Heilung und Reparatur.

Bekommen wir jedoch von vornherein nicht genügend Schlaf oder wachen wir in der Nacht immer wieder auf – besonders mitten im kostbaren Tiefschlaf –, wird dieser lebenswichtige Prozess gestört. Darunter leidet die Leistungsfähigkeit unseres Gehirns, und auch der Abbau der Alzheimer-Plaques wird gehemmt. Wird unser nächtlicher Tiefschlaf immer wieder gestört, kann das in einer merklichen Zunahme von Alzheimer-Plaques resultieren.

Somit ist eine gute Schlafhygiene (also das zu tun, was nötig ist, um die Schlafstörungen zu beenden) kein Kann, sondern ein Muss. Zwar lieferten Studien noch recht unterschiedliche Angaben dazu, wie lange wir eigentlich genau schlafen sollten (vielleicht weil es «die» richtige Schlafdauer einfach nicht gibt), doch aktuell sind die meisten Menschen mit sieben bis acht Stunden pro Nacht wohl auf der sicheren

Seite; für Menschen jenseits der 65 geht man von mindestens sechs Stunden Schlafbedarf aus.[35]

Interessanterweise ist die so wichtige Tiefschlafphase bei Frauen meist etwas länger als bei Männern.[36] Warum also können wir davon nicht profitieren? Weil wir unseren Tiefschlaf so oft nicht bekommen! Und als wäre das noch nicht genug, hat sich auch die Schlafapnoe (Schlafapnoe-Syndrom, SAS) inzwischen zu einem Problem für Frauen über 50 entwickelt; mehr als die Hälfte der Frauen in der Postmenopause sind davon betroffen.[37] Die lange als «Männerleiden» betrachtete Schlafapnoe ist eine Schlafstörung mit hohem Gefahrenpotenzial; dabei kommt es im Schlaf immer wieder zu Atemaussetzern, und das in Einzelfällen sogar Hunderte Male in einer Nacht. Diese Atemaussetzer können zudem dazu führen, dass das Gehirn zeitweise nicht ausreichend mit Sauerstoff versorgt wird. Wenn Sie also laut schnarchen und sich auch nach ausreichend langer Bettruhe morgens unausgeruht fühlen, könnte eine Schlafapnoe dahinterstecken.

Gesunder Schlaf geht vor

Glücklicherweise haben wir einige Möglichkeiten, um etwas für unser unausgeschlafenes Gehirn zu tun.

Bei der Schlafapnoe reichen die Optionen von Veränderungen in der Lebensführung bis hin zur Therapie mit CPAP-Geräten (abgekürzt aus *continuous positive airway pressure*; Atemtherapiegeräte mit konstantem Überdruck) oder einer operativen Behandlung. Wenn Sie fürchten, unter einer Schlafapnoe zu leiden, sprechen Sie mit Ihrer Ärztin bzw. Ihrem Arzt darüber. Im Internet sind weitere Informationen bei den entsprechenden Fachgesellschaften zu finden.[38] Wenn Sie nicht unter Apnoe leiden und trotzdem nicht schlafen können: Bitte lesen Sie weiter.

In den USA verteilen Ärzte Schlaftabletten oft so großzügig wie Bonbons an Halloween. Ich bin keine Freundin von Schlaftabletten, und das sollten Sie auch nicht sein. Diese Medikamente sind nicht immer die beste Lösung, vor allem, weil sie nicht so hilfreich sind, wie uns die Pharmahersteller glauben machen wollen. Tatsächlich verschafft uns eine Schlaftablette durchschnittlich nur maximal 40 zusätzliche Minuten Schlaf, um den Preis zahlreicher potenzieller Nebenwirkungen. Wenn Sie es leid sind, nachts auf die Uhr zu starren, lassen Sie die Tabletten weg und versuchen Sie es erst einmal mit diesen Anregungen, bevor Sie sich aufs Ohr legen:

- Bauen Sie eine Phase des «Herunterfahrens» ohne elektronische Gerätschaften (also keine Textnachrichten oder E-Mails, kein Fernsehen oder Streaming) vor dem Zubettgehen ein; diese sollte mindestens eine halbe Stunde lang sein. Wenn Sie dies regelmäßig einhalten, wird das nicht nur Stress reduzieren, sondern auch die Melatoninausschüttung im Gehirn und somit das Ein- und Durchschlafen fördern.
- Halten Sie das Schlafzimmer möglichst frei von Smartphone, Fernseher und sonstigen elektronischen Geräten. Es sollte ein Ort der Ruhe und des Schlafes sein.
- Sorgen Sie dafür, dass die Raumtemperatur im Schlafzimmer nicht zu hoch ist. Ein Bestandteil der Schlafeinleitung ist ein leichtes Absinken der Körpertemperatur. Ist der Raum zu warm, kann dies nicht erfolgen, und das Einschlafen fällt schwerer.
- Minimieren Sie den Lichteinfall ins Schlafzimmer. Wenn Sie nicht besonders früh aufstehen wollen, sollte der Raum dunkel sein.
- Vielen Frauen ist das Ambiente wichtig. Schaffen Sie eine behagliche Stimmung, indem Sie das Licht dimmen oder auch einige Kerzen im Raum anzünden. Auch beruhigende Musik und Duftöle wie etwa Lavendelöl in einer Duftlampe können beim Entspannen helfen.
- Die oben beschriebenen Praktiken für Geist und Körper können auch zu besserem Schlaf verhelfen. So gibt es einige sehr schöne Anleitungen für Einschlaf-Meditationen im Internet oder bei iTunes (ich schätze besonders einige von Jon Kabat-Zinn).

- Möglichst immer zur gleichen Zeit zu Bett gehen und aufstehen fördert regelmäßige Schlafgewohnheiten. Ihr Körper schätzt einen beständigen Schlafrhythmus. Versuchen Sie, dies zu erreichen.
- Wenn Sie nachts aufwachen, lassen Sie sich davon nicht beunruhigen. Versuchen Sie zu entspannen, vielleicht mit einer Einschlaf-Meditation oder beruhigender Musik, damit Ihr Gehirn leichter wieder in den Schlaf findet. Lassen Sie Ihr Smartphone liegen und den Fernseher ausgeschaltet!
- Wenn Sie nachts aufstehen müssen, nutzen Sie lieber ein gedämpftes Nachtlicht statt der Deckenbeleuchtung.
- Manche Ärzte empfehlen ein tragbares Gerät zur Überwachung des Schlafes, was hilfreich sein kann, um sich seine Schlafgewohnheiten bewusst zu machen und entsprechende Anpassungen vorzunehmen. Legen Sie das Gerät jedoch beiseite, sobald Sie Ihre Schlafgewohnheiten kennen. Es gibt keinen Grund, diese Geräte nachts zu tragen, wo wir doch schon tagsüber ständig mit Technik bombardiert werden.
- Leichte körperliche Aktivität mit geringer Adrenalinausschüttung, wie entspanntes Aufräumen oder leichtes Yoga, können unser Gehirn beruhigen.
- Die in Kapitel 10 beschriebene gesunde Ernährung in Kombination mit den richtigen Nahrungsergänzungsmitteln ist ebenfalls entscheidend, damit unser immer aktives Gehirn neue Energie tanken kann. Schauen Sie sich diese Optionen noch einmal an, bevor Sie zu rezeptfreien oder verschreibungspflichtigen Medikamenten greifen.
- Ernährungsfachleute wissen so einiges über Schlaf. Hier ein kleiner Trick: Dieselben Nahrungsmittel, die unsere Stimmung stabilisieren, helfen uns auch beim Schlafen. Stimmung und Schlaf haben einen Verbündeten: die Aminosäure Tryptophan. Das Gehirn braucht Tryptophan, um Serotonin (das uns beruhigt) und Melatonin (das uns einschlafen lässt) zu bilden. Mit zwei

Maßnahmen können Sie sicherstellen, dass Sie genug Tryptophan aufnehmen. Erstens: Nehmen Sie abends Nahrungsmittel zu sich, die viel Tryptophan enthalten, wie Milch, Joghurt, Fisch, Muscheln oder Hähnchenfleisch. Auch pflanzliche Nahrungsmittel wie Chiasamen, roher Kakao, Reis, Hafer, Soja, Pflaumen sowie Sesam und Kürbiskerne sind reich an Tryptophan. Zweitens: Nehmen Sie mit diesen tryptophanreichen Nahrungsmitteln auch ausgewählte Kohlenhydrate zu sich, um deren Absorption zu steigern. Lachs mit Naturreis etwa ist nahezu unschlagbar. Oder versuchen Sie es mit einem abendlichen Nachtisch aus mit Kakao bestreutem Joghurt. (Nicht ohne Grund gilt warme Milch mit Honig seit Jahrhunderten als bewährter Gutenachttrunk.)

- Ein weiterer Trick besteht im Verzehr von Nahrungsmitteln, die Melatonin enthalten, das «Einschlafhormon». Hier stehen Pistazien an vorderster Stelle. Diese aromatischen Kerne sind hinsichtlich ihres Melatoningehalts einfach unschlagbar. Eine Handvoll Pistazien ist genauso wirkungsvoll wie die Einnahme eines Nahrungsergänzungsmittels mit Melatonin und eindeutig zu bevorzugen, denn Pistazien enthalten auch viel Tryptophan, Ballaststoffe und Vitamin B6 (vom leckeren Geschmack ganz abgesehen). Weizen, Gerste und Hafer enthalten ebenfalls viel Melatonin, ebenso wie Weintrauben, Kirschen und Erdbeeren.
- Achten Sie auf eine gute Versorgung mit B-Vitaminen, besonders mit B6 und B12. Eine Unterversorgung mit diesen Vitaminen kann Schlafstörungen fördern. Mit den richtigen Nahrungsmitteln (bevorzugt Fisch, Eier und Milch für die Versorgung mit B12 und grüne Blattgemüse wie Spinat und Kohl als Quelle von B6), ggf. auch Nahrungsergänzungsmitteln, können Sie sich hier rasch behelfen.
- Manche von uns sollten eher darauf achten, was sie *nicht* zu sich nehmen. Koffein und Alkohol können uns wach halten und den REM-Schlaf beeinträchtigen. Alkohol mag beim Einschlafen hel-

fen, doch er kann auch bewirken, dass wir mitten in der Nacht aufwachen. Meiden Sie eine Zeitlang solche Getränke nach 14 Uhr und beobachten Sie, was sich verändert.

- Wenn Sie noch rauchen: Verzichten Sie wenigstens die letzten vier Stunden vor dem Zubettgehen darauf.
- Schlafempfehlungen für Frauen wären unvollständig ohne den Hinweis auf das Progesteron. Wie beim Östrogen geht auch der Progesteronspiegel in den Wechseljahren zurück. Progesteron wirkt angstlösend auf das Gehirn, sein Rückgang kann also zu Schlafproblemen führen. Trifft das auf Sie zu, sollten Sie Ihren Progesteronspiegel regulieren. Wie Studien ergaben, sind Progesteroncremes und die in Kapitel 11 beschriebenen Nahrungsergänzungsmittel oft recht wirksam. Sprechen Sie hierzu Ihre Ärztin bzw. Ihren Arzt an.
- Finger weg von rezeptfreien Schlafmitteln, besonders jenen, die mit Schmerzmitteln kombiniert sind. Sie können auf lange Sicht die Leber erheblich belasten und andere Nebenwirkungen mit sich bringen, auf die ich im folgenden Kapitel eingehe. Auch Sedativa (Beruhigungsmittel) wie Benzodiazepine oder Diphenhydramin (ein Antihistaminikum) sind nicht angeraten. Zu erwägen ist auch, eine Medikation mit Sedativa (wenn sie klinisch nicht indiziert ist) unter ärztlicher Begleitung auszusetzen.

Letztlich erlebt jede Frau Schlaf und Stress unterschiedlich, doch bei der Optimierung von beidem gilt derselbe Grundsatz: Nehmen Sie sich Zeit, auf sich selbst zu hören, suchen Sie nach den Wurzeln Ihrer Symptome, nehmen Sie schrittweise Veränderungen vor und geben Sie sich genügend Zeit, um zu erleben, was dabei herauskommt. Bleiben Sie dran und seien Sie konsequent. Dieser Ansatz kann Ihnen im Laufe der Zeit grundlegend helfen. Der Griff nach Medikamenten bewirkt oft nicht mehr als ein Verdecken der Symptome und vermittelt eher die Illusion besseren Schlafs als eine echte Verbesserung. Die Suche nach dem für Sie richtigen Weg zu einem stressfreien Tag und ruhigem

Nachtschlaf lohnt den Aufwand, und Gleiches gilt für die Suche nach Methoden für Entspannung und langfristigen Stressabbau. Ihr gegenwärtiges und zukünftiges Wohlergehen hängt davon ab.

KAPITEL 14

Noch mehr Wege, um Ihr Gehirn zu schützen

Da wir uns nun dem Ende dieses Buches nähern, möchte ich Sie noch auf einige weitere Optionen hinweisen, mit denen Sie Ihr Gehirn schützen und Ihre geistige Klarheit fördern können. Neben Anpassungen hinsichtlich der Fragen, was wir essen, wie oft wir uns bewegen, wie viel Stress in unserem Leben auf uns lastet und wie gut wir schlafen, gibt es weitere bewährte Methoden, die wir in unsere Lebensweise integrieren und mit denen wir Krankheiten vorbeugen können. Dazu zählt vor allem, wie oft wir unseren Intellekt fordern, und sogar, wie zufrieden wir mit unserer beruflichen Laufbahn sind. Zunächst will ich auf diese Aspekte eingehen; dann wenden wir uns einigen Tricks zu, mit denen man Entzündungen entgegenwirken, den Hormonhaushalt stabilisieren und sein Gehirn für die kommenden Lebensjahre schützen kann.

Dabei sei betont, dass jede der beschriebenen Praktiken für sich zwar die Gehirngesundheit fördert, sie in Kombination miteinander und auf regelmäßiger Basis jedoch mehr bewirken als die Summe ihrer Teile. Inwieweit wir all diese gesunden Gewohnheiten in unseren Alltag einbauen können, entscheidet letztlich darüber, wie gesund und stabil unser Gehirn ist und sein wird.

Den Intellekt fordern

Schon lange ist allgemein anerkannt, dass intellektuelles «Training» das Gehirn aktiv hält und die kognitive Leistungsfähigkeit verbessert, während es zugleich das Risiko für eine spätere Demenz verringert.[1] Expertinnen und Experten glauben, dass ständige Weiterbildung, befriedigende Hobbys und intellektuelle Aktivität allesamt dazu beitragen, einem kognitiven Abbau zu begegnen, indem sie die «kognitive Reserve» unseres Gehirns vergrößern. Dieses interessante Konzept hat besonders auf dem Gebiet der Gehirnalterung viel Aufmerksamkeit erfahren. So wie ein gutes PS-starkes Auto mit Leichtigkeit in einen anderen Gang wechselt, um einem Hindernis auszuweichen, kann ein Gehirn in Topform umschalten und Schlenker machen, um mit seinen zahllosen mentalen Herausforderungen zurechtzukommen. Je mehr wir unsere Gehirnzellen benutzen, desto stärker werden die Verbindungen zwischen diesen Zellen und desto schneller kann unser Gehirn auf externe und interne Reize reagieren. Kurzum, ein reich stimuliertes Gehirn ist ein flexibleres Gehirn, das mehr Reserven hat. Die ständige Beschäftigung mit Aufgaben und Aktivitäten, die unser Gehirn auf vielfältige Weise stimulieren, lässt diese kognitive Reserve anwachsen und verbessert die Fähigkeit des Gehirns, sich vor Schaden zu schützen; zugleich wehrt es so manche unerwünschte, altersbedingte Veränderung ab.

Zahlreiche Befunde unterschiedlichster Art belegen den Zusammenhang zwischen intellektueller Aktivität und besserer geistiger Leistungsfähigkeit. Eine Studie, die 9000 Personen 15 Jahre lang begleitete, fand bei jenen mit einem höheren Bildungsgrad oder solchen Personen, die ihr Leben lang geistig bzw. gedanklich rege und aktiv waren, eine größere kognitive Reserve, die die Alterung des Gehirns ausgleichen und die kognitive Fitness bewahren konnte.[2] Eine weitere Studie mit mehr als 400 teilnehmenden Senioren ergab, dass jene, die sich regelmäßig intellektuell betätigten, ein um 54 Prozent geringeres Risiko für kognitiven Abbau hatten als jene, die das nicht taten.[3]

Studien zum Gehirn, die mit bildgebenden Verfahren arbeiteten, belegen außerdem, dass eine lebenslange kognitive Betätigung – wie das Lesen von Büchern und Zeitungen, Schreiben, Musizieren sowie Schach- oder Kartenspiel – die Bildung von Alzheimer-Plaques verlangsamen, ja möglicherweise sogar verhindern kann.[4] Besonders eindrucksvoll sind Befunde, die zeigen, dass sogar Träger von an Alzheimer ursächlich beteiligten Mutationen umso später einen kognitiven Abbau zeigten, je höher ihr Bildungsgrad war.[5]

Was bedeutet all dies für die Gesundheit von Frauen? Nun, Frauen waren von einem fehlenden Zugang zu Bildung oder zu einem intellektuell aktiveren Leben historisch gesehen besonders betroffen. Zwar konnten Frauen im Laufe der Geschichte Bücher lesen, sich kunsthandwerklich oder künstlerisch betätigen oder sich sozial engagieren, doch sie hatten weniger Möglichkeiten, eine Ausbildung zu erhalten oder einen hohen Bildungsstand zu erlangen. Da Freizeitbeschäftigungen meist weniger konsequent und regelmäßig ausgeübt werden als berufliche Tätigkeiten, könnte auch ihre Schutzfunktion für das Gehirn geringer sein als eine formelle Ausbildung[6] oder ein stabiles Arbeitsverhältnis.

Zum Glück haben sich die Zeiten geändert, wie beispielsweise die letzte Volkszählung in den USA dokumentiert; heute ist der Bildungsstand bei Frauen in vielen Ländern genauso hoch wie bei Männern, teilweise sogar höher.[7] Wie schon beschrieben, hat zudem ein Wandel in den beruflichen Verhältnissen stattgefunden; Frauen bekleiden heute mehr führende Positionen und üben andere Funktionen aus, die früher eher Männern vorbehalten oder von männlichen Seilschaften dominiert waren. Es bleibt zu hoffen, dass sich dieser Trend letztlich auch in geringeren Alzheimer-Erkrankungsraten bei Frauen niederschlagen wird, besonders wenn es uns gelingt, mehr Arbeit mit weniger Stress zu vereinen.

Nicht immer liegt es allerdings in unserer Macht, uns fortzubilden oder einen tollen Job zu finden, doch zum Glück gibt es vielerlei andere Wege, wie wir unseren Geist auf Trab halten können.

Viele Menschen interessieren sich für Denkspiele («Brain Games», Gehirnjogging), also befassen wir uns hier zunächst mit diesen. In den letzten Jahren kamen zahllose Softwareprodukte für das Gehirntraining auf den Markt, die angeblich alle unser Gedächtnis verbessern und unseren Intelligenzquotienten (IQ) um ein paar Punkte anheben. Ob diese Tools aber wirklich nennenswerten Einfluss auf unsere Kognition haben, ist umstritten. Generell gibt es zweierlei Arten von kognitivem Training: die Tests, die wissenschaftlich fundiert sind, und die Tests, die das von sich behaupten, es aber nicht sind.

Insbesondere wird immer deutlicher, dass kommerzielle, internetbasierte Programme für das Gehirntraining ihr Geld nicht wert sind. In der Vergangenheit bekamen die entsprechenden Unternehmen einigen Gegenwind bezüglich der tatsächlichen Wirksamkeit ihrer Programme; so wurde beispielsweise der App-Anbieter Lumosity von der US-amerikanischen Federal Trade Commission (FTC) zu einer Strafe von zwei Millionen Dollar wegen irreführender Werbung verdonnert. Manche Nutzer berichten jedoch von einer im Laufe der Zeit besseren kognitiven Leistungsfähigkeit. Sind die Effekte nun real oder nur eine Illusion?

Eine neuere randomisierte, kontrollierte Studie könnte das Rätsel gelöst haben. Sie untersuchte 128 Teilnehmerinnen und Teilnehmer, die entweder Standard-Videospiele oder aber spezifisch als Gehirntraining deklarierte Lumosity-Spiele spielten. Die Teilnehmer spielten jeweils fünfmal die Woche eine halbe Stunde lang. Nach zehn Wochen stellten die Forscher fest, dass alle Teilnehmer mit der Zeit besser abschnitten. Es war schlichtweg die Wiederholung der Tests, die das Abschneiden verbesserte, nicht der jeweilige Test an sich. Kurzum, der sogenannte Testungseffekt kann leicht mit einer echten Verbesserung verwechselt werden. Tatsächlich aber verbesserte das kognitive Training die Gehirnaktivität nicht, ebenso wenig das Entscheidungsverhalten oder die kognitive Leistungsfähigkeit.[8] Mit diesem Ergebnis hatte sicher niemand gerechnet.

Was das wissenschaftlich fundierte kognitive Training angeht, schaden solche Tools ganz sicher nicht, doch auch hier stellt sich die Frage, ob sie wirklich das bewirken, was sie versprechen. Die beiden großen Studien zur Bewertung solcher Trainingsmethoden, die Advanced Cognitive Training for Independent and Vital Elderly (ACTIVE-Studie) und die Iowa Healthy and Active Minds Study (IHAMS), ergaben beide eine gewisse Verbesserung bezüglich der Aufmerksamkeit und Informationsverarbeitungsgeschwindigkeit, nicht jedoch hinsichtlich der Gedächtnisleistung.[9] Keine der Maßnahmen verlangsamte zudem die Entwicklung einer Demenz. Die umfassende Analyse dieser und anderer Studien ergab letztlich, dass kognitives Training nur eine begrenzte oder mäßige Wirkung hat.[10] Ob diese Wirkung auf lange Sicht umfassendere, anhaltende Vorteile bewirken kann, bleibt unklar.

Irgendwann wird vielleicht eine effektivere Software für das Gehirntraining kommen; bis dahin rate ich Ihnen zu Aktivitäten, die sich als wirksam gegen kognitive Alterung und Demenz erwiesen haben und ebenfalls Spaß machen. Dazu zählen die Lektüre von Büchern, Theaterbesuche und ganz klassische «analoge» Spiele mit Freunden und Familie. Entscheidend ist dabei, dass man bei diesen Aktivitäten *etwas Neues lernt*. Ihr Gehirn braucht die Herausforderung. Wenn Sie beispielsweise schon regelmäßig Schach spielen, ist es weniger von Nutzen, noch mehr Schach zu spielen; effektiver ist es, ein anderes Spiel zu erlernen. Wenn Sie gerne und oft leichte Lektüre verschlingen, versuchen Sie sich doch einmal an anspruchsvollerer Kost, wie einem guten Klassiker. Sie sehen schon, worum es geht: Lassen Sie Ihre Neurone feuern!

Im Folgenden einige erstklassige Aktivitäten, die das Gehirn nachweislich fit halten, eine kognitive Reserve aufbauen und den kognitiven Abbau verzögern:

- Tägliche Zeitungslektüre
- Erlernen einer Fremdsprache oder Auffrischung einer früher einmal erlernten Sprache
- Aneignung eines neuen Hobbys

- Lernen, ein Musikinstrument zu spielen (oder Auffrischung dessen, was Sie früher einmal gespielt haben)
- Regelmäßiges Musikhören. Wählen Sie tagsüber anregende und abends eher beruhigende Musik. Versuchen Sie es auch einmal mit Klassik; Studien ergaben, dass diese den Geist besonders wachhält. Viele Demenzpatientinnen und -patienten erinnern sich durchaus noch an Musik. Darum ist Musik ein effektives Instrument in der Pflege, denn sie aktiviert alte Gedächtnisinhalte und kann Demenzkranken Freude und Entlastung verschaffen; sie fühlen sich dann – zumindest für ein Weilchen – wieder wie sie selbst.
- Dokumentarfilme anschauen
- Mitgliedschaft in einem Lesekreis oder einer kulturell aktiven Gruppe
- Soziale Aktivität. Einsamkeit und Mangel an Stimulation werden beide in Zusammenhang mit Depression und einem erhöhten Risiko für kognitiven Abbau gestellt; gemeinsame Zeit mit anderen sollte also ein wichtiger Punkt Ihres Wochenplans sein. Soziale Medien sind damit nicht gemeint – seien Sie vielmehr in Gemeinschaft aktiv, ob in der Kirche, einer politischen Partei oder im Yogakurs.
- Spiele spielen. Karten- und Brettspiele, Bingo – sie alle bringen das Gehirn auf Trab und bieten zugleich einen willkommenen Anlass, Zeit mit Freunden oder der Familie zu verbringen.

Weitere Maßnahmen für ein gesundes Gehirn

Zum Schluss möchte ich noch einige Gewohnheiten vorstellen, mit denen wir unserem Gehirn wirklich Gutes tun. Diese fußen auf dem Prinzip, dass wir zwar nicht alles in unserem Leben kontrollieren können, wohl aber das, was wir in unseren Körper und damit direkt oder indirekt in unser Gehirn aufnehmen. Vor allem sollten wir uns weniger Umweltgiften aussetzen, allen voran Zigarettenrauch und Plastik; außerdem sollten Sie Ihren Medikamentenschrank neu sortieren und, ob Sie es glauben oder nicht, Ihre Zähne gut pflegen!

Hochriskantes Rauchen

Rauchen ist, darauf habe ich in diesem Buch schon mehrfach hingewiesen, äußerst gesundheitsschädlich. In früheren Zeiten rauchten fast nur Männer, da das Rauchen bei ihnen akzeptiert war. In den 1920er und 1930er Jahren jedoch taten die Frauen es ihnen als vermeintlicher Akt der «Befreiung» gleich. Seither verschwindet der Unterschied zwischen männlichen und weiblichen Rauchern immer mehr. Aus Statistiken geht hervor, dass vor rund zehn Jahren der Anteil von Rauchern bei Männern gerade einmal sechs Prozent vor dem bei Frauen lag,[11] während wir heute in etwa gleichauf liegen dürften.

Das Rauchverhalten von Männern und Frauen weist einige wohlbekannte Unterschiede auf. Männer rauchen meist, um die eigentliche Nikotinwirkung zu erzielen, während Frauen eher rauchen, um Stress abzubauen[12] – oder, bedauerlicherweise, schlichtweg aus Gewohnheit. Diese Unterschiede sind, wie so manche weiteren, im etwas anderen Aufbau unserer Gehirne begründet. Untersuchungen mit bildgebenden Verfahren zeigten, dass das Rauchen je nach Geschlecht unterschiedliche Anteile des Gehirns aktiviert. Bei Männern stimuliert es das Corpus striatum (Streifenkörper), das die Drogenwirkung der Zigarette verstärkt; bei Frauen dagegen aktiviert das Rauchen schnelle Antworten im Putamen, das einen Teil der Basalganglien (Kerngebiete des Endhirns) bildet und mit der Bildung von Gewohnheiten assoziiert ist.[13] Und was ist die Folge? Seit Jahrzehnten haben Männer mehr Erfolg beim Aufhören, indem sie Medikamente und Nikotinblocker, z. B. in Pflasterform, benutzen.

Zwar gab und gibt es immer mehr Fortschritte dabei, Menschen beim Aufhören zu helfen, doch noch immer ist das Rauchen eine der wichtigsten Krankheitsursachen. Zigarettenrauchen ist allein in den

USA jährlich für mehr als 480 000 Todesfälle verantwortlich. Es ist ursächlich bei 90 Prozent aller Todesfälle aufgrund von Lungenkrebs und bei 80 Prozent aller Todesfälle infolge der chronisch obstruktiven Lungenerkrankung (COPD). Zudem ist das Risiko für Herz-Kreislauf-Erkrankungen und Schlaganfall bei Rauchern mehr als doppelt so hoch wie bei Nichtrauchern.

Machen wir uns nichts vor: Wie man es auch dreht und wendet, Rauchen ist immer eine schlechte Idee. Bei Frauen beeinträchtigt es nicht nur die hinlänglich bekannten Systeme und Funktionen, sondern es greift auch unsere Ovarien, unseren Hormonhaushalt und insbesondere das fein abgestimmte weibliche Gehirn an. Die Gifte im Tabak senken den Östrogenspiegel im weiblichen Körper aktiv und lassen so unsere biologische Uhr schneller ticken. Diese Senkung stört das Wechselspiel der Hormone, das unsere Fruchtbarkeit gewährleistet, und löst nicht selten verfrühte Wechseljahre mit all ihren Begleitsymptomen aus.

Die Women's Health Initiative mit ihren 93 000 beteiligten Frauen ergab, dass selbst jene, die in ihrem gesamten Leben gerade einmal 100 Zigaretten oder einige mehr geraucht hatten, ein um 14 Prozent erhöhtes Risiko für Unfruchtbarkeit und ein um 26 Prozent erhöhtes Risiko für den Beginn der Wechseljahre noch vor ihrem 50. Lebensjahr zeigten.[14] Bei der Study of Women's Health Across the Nation zeigten Raucherinnen 60 Prozent mehr Hitzewallungen als Nichtraucherinnen, und sie hatten jene von der üblen Sorte, die mehr als sechs Jahre lang auftraten.[15] Rauchen kann auch die Wirksamkeit einer Behandlung, die auf die Linderung von Hitzewallungen bei Brustkrebspatientinnen hinwirkt, blockieren. Und wo wir gerade beim Thema sind: Wir alle wissen nur zu gut, dass Rauchen ein Hauptrisikofaktor für diese Art der Krebserkrankung ist.

Wenn Sie also das Gefühl haben, dass Rauchen Sie beruhigt, Ihnen Halt gibt oder eine nette Angewohnheit ist, verspüren Sie jetzt vielleicht den Wunsch, die Sache noch einmal neu zu bewerten und zu prüfen, um welchen Preis Sie all dies bekommen. Manche glauben sogar, Rauchen mache attraktiv, doch das Gegenteil ist der Fall, denn es beschleunigt den Alterungsprozess. Und das zeigt sich, nach all den Verheerungen, die es in unserem Körper anrichtet, letztlich auch an unserem Äußeren.

Leider ist das noch nicht alles. Es mehren sich die Befunde dafür, dass Rauchen das Risiko, an Alzheimer zu erkranken, bei Frauen wie Männern erhöht,[16] wahrscheinlich weil es Entzündungen und oxidativen Stress verursacht. Rauchen ist überdies mit einem erhöhten Risiko für Herz-Kreislauf-Erkrankungen korreliert; wenn Sie mit dem Rauchen aufhören oder zumindest deutlich weniger rauchen, verringert dies wiederum besagtes Risiko.[17] Die Finger von Zigaretten zu lassen, ist besonders für Frauen mit dem ApoE4-Gen wichtig, denn für sie birgt das Rauchen möglicherweise noch größere Risiken.[18]

Wenn Sie Raucherin oder ehemalige Raucherin sind (auch, wenn es schon viele Jahre zurückliegt), sollten Sie unbedingt darauf achten, sich möglichst reich an Antioxidanzien zu ernähren, sich regelmäßig moderat zu bewegen, Stress zu reduzieren und sich möglichst wenig Umweltschadstoffen auszusetzen. Eine Nahrungsergänzung mit antioxidativen Vitaminen ist ebenfalls hilfreich, um der Langzeitwirkung des Rauchens auf Ihre Körpersysteme entgegenzuwirken (siehe Kapitel 11).

Die Zeichen stehen auf Grün

Da wir gerade bei den Schadstoffen sind, möchte ich Sie noch auf andere Alltagsprodukte hinweisen, die Xenoöstrogene enthalten, also Substanzen, die unseren Östrogenhaushalt stören. In Kapitel 10 haben wir uns bereits mit solchen endokrinen Disruptoren beschäftigt, die in unserer Nahrung stecken, doch in dieser Hinsicht sind Umweltschadstoffe ein ebenso großes Problem.

Im Jahr 2015 waren durch Umweltschadstoffe verursachte Krankheiten verantwortlich für schätzungsweise neun Millionen vorzeitige Todesfälle allein in den USA – und für 16 Prozent aller Todesfälle weltweit![19] Die Umweltverschmutzung fordert dreimal mehr Todesopfer als Aids, Tuberkulose und Malaria zusammen und 15-mal mehr als alle Kriege und sonstigen gewaltsamen Auseinandersetzungen.

Leider haben wir nicht viel Einfluss auf unsere Umwelt, aber ganz ohne Frage können wir unsere persönlichen Entscheidungen bewusst treffen. Tatsächlich stellen Haushaltsgegenstände einen erheblichen Teil des Problems dar.

Wenn nicht besonders gekennzeichnet, enthalten die meisten Lebensmittel- und Getränkeverpackungen, Kosmetikaflaschen sowie Einwegteller und -utensilien Chemikalien wie Bisphenol A (BPA)[20], die leicht in unsere Nahrung übergehen können, wenn die Behälter zerkratzt oder erwärmt werden. BPA etwa gelangt immer dann in Ihre Nahrung, wenn Sie gefrorene oder aufbewahrte Speisen in Plastikbehältern in die Mikrowelle stellen oder in Frischhaltefolie erwärmen. Dasselbe gilt für Plastikflaschen, die sich beispielsweise im Auto oder in der Sonne erwärmen oder in die man warme Getränke füllt. Kaffee in Plastikbechern, Burger in Styropor, Gemüse im Dampfgar- bzw. Bratbeutel, Nudeln im Karton zum Mitnehmen? Sagen wir all diesen Dingen Sayonara! Wenn Sie Essen nach Hause bestellen, sollten Sie lieber kalte Speisen (wie Sushi) wählen; bei heißen Speisen sollten Sie diese sofort aus dem Behälter nehmen. Benutzen Sie Behälter und Gefäße aus Glas, Keramik, Porzellan, emailliertes Metall oder Edelstahl, um Lebensmittel zu Hause aufzuwärmen, zu kochen, zu servieren oder aufzubewahren.

Und stellen Sie kein Plastik in den Geschirrspüler! Hitze, Plastik und Wasser sind eine schlechte Kombination. Ist ein Plastikbehälter laut Herstellerangabe geeignet für die Geschirrspülmaschine, platzieren Sie ihn im Oberkorb, mit größtmöglichem Abstand zum Heizelement. Wählen Sie außerdem keine Spülprogramme mit hohen Wasch- oder Trockentemperaturen.

Viele übliche Haushaltsreiniger enthalten überdies ätzende Chemikalien wie Ammoniak und stecken voller synthetischer Duftstoffe, um deren Geruch zu überdecken. Diese Duftstoffe können Phthalate enthalten, die sich stark auf den Hormonhaushalt auswirken können. Warum also das Risiko eingehen, zumal natürliche Reinigungsmittel auch noch preiswerter sind! Weg mit dem Allzweckreiniger – Essigessenz und Muskelschmalz, viel mehr braucht es nicht.

Wussten Sie, dass sich Xenoöstrogene auch in Ihrer Wimperntusche verstecken können? Kommerzielle Kosmetik- und Hautpflegeprodukte enthalten viele Chemikalien, dank derer wir gut aussehen, uns gut fühlen und gut riechen … die aber gleichzeitig in unseren Hormonhaushalt eingreifen und, bei stärkerer Exposition, sogar zur Krebsentstehung beitragen können.[21] Dasselbe gilt für Zahnpasta, Deodorant und alles mögliche andere, was Sie in und an Ihren Körper bringen. Die Haut ist unser größtes Organ, und mehr als 60 Prozent dessen, was wir auf unsere Haut auftragen, wird in die Blutbahn aufgenommen. Wenn wir mehr darauf achten, was für Produkte wir verwenden, können wir nicht nur unsere unmittelbare Umgebung massiv «entgiften», sondern zugleich auch unsere gemeinsame CO_2-Bilanz auf unserem schönen Planeten verbessern.

Ich persönlich bin eine große Freundin der «Clean Beauty»-Bewegung und benutze seit Jahren ökologische Hautpflege- und Make-up-Produkte. Man braucht vielleicht etwas Zeit, um die richtigen Produkte für den eigenen Hauttyp zu finden, doch die Vorteile überwiegen die Nachteile um ein Vielfaches. Auskunft über problematische Inhaltsstoffe und Tipps zu unbedenklichen Produkten bieten unter anderem verschiedene Websites.[22] Für den Anfang können Sie aber schon einmal testweise Kokosöl zum Abschminken benutzen: Verteilen Sie einige Tropfen auf Lidern, Gesicht und Lippen und nehmen Sie es dann mit einem weichen Lappen ab. Die reinste Zauberei!

Medikamente unter der Lupe

Küche und Kosmetik sind schon in Arbeit, also lassen Sie uns einen Blick in Ihren Arzneischrank werfen. Wussten Sie, dass dessen Inhalt mit darüber entscheiden kann, welche kognitiven Veränderungen

Sie erfahren? Zwar gibt es noch keine belastbaren Belege dafür, dass bestimmte verschreibungspflichtige Arzneimittel kognitiven Abbau und Demenz verursachen, doch manche Medikamente könnten das Risiko dafür signifikant erhöhen. Toxische Nebenwirkungen von Medikamenten können überdies Symptomen einer Demenz ähneln – befremdlich.

Insbesondere könnten manche gängigen Medikamente gegen Depressionen, Asthma und Allergien mehr Risiken bergen als vermutet. Diese Arzneien gehören zu den Anticholinergika (Parasympatholytika); ihre Wirkung beruht auf der Blockade des Neurotransmitters Acetylcholin, der im Gehirn unter anderem bei der Bildung von Erinnerungen eine wichtige Rolle spielt. Somit wirken diese Medikamente genau jenen entgegen, die zur Behandlung der Alzheimer-Krankheit zum Einsatz kommen (wie Donezepil); diese fördern die Acetylcholinwirkung.

Eindeutiger belegte nachteilige Effekte hinsichtlich Gedächtnisbeeinträchtigungen und Demenzrisiko zeigen das Antihistaminikum Diphenhydramin, das gegen Reiseübelkeit eingesetzte Dimenhydrinat (ebenfalls ein Antihistaminikum) sowie das Antidepressivum Paroxetin. Sowohl Diphenhydramin als auch Dimenhydrinat werden häufig bei Schlafstörungen als Alternative zu Schlaftabletten eingenommen. Bei einer Studie mit mehr als 3000 teilnehmenden älteren Testpersonen zeigten jene, die eines dieser Medikamente mehrere Jahre lang eingenommen hatten, mit viermal höherer Wahrscheinlichkeit eine leichte kognitive Beeinträchtigung oder Demenz als jene, die diese Arzneien nie eingenommen hatten.[23]

Auch die Einnahme von Benzodiazepinen über längere Zeit wird mit einem erhöhten Alzheimer-Risiko in Verbindung gebracht;[24] Medikamente dieser Wirkstoffklasse werden gegen Schlaflosigkeit, Ängste und manchmal Epilepsie eingesetzt. Das in den USA unter dem Warennamen Ambien so oft verschriebene Schlafmittel Zolpidem, das vielen Frauen so viele Probleme bereitete, ist den Benzodiazepinen sehr ähnlich. Eine Studie mit 7184 älteren Erwachsenen ergab, dass jene, die in mehr als drei aufeinanderfolgenden Monaten Benzodiazepine eingenommen hatten, in den nächsten sechs Jahren ein um fast 50 Prozent erhöhtes Alzheimer-Risiko hatten. Das deutet auch auf die Auswirkung einer längeren Einnahme dieser Medikamente hin, denn eine kurzfristige Einnahme ließ das Alzheimer-Risiko nicht ansteigen. Diese Daten bekräftigen, was die meisten Klinikerinnen und Kliniker schon lange wissen: Benzodiazepine sollten bei der Behandlung insbesondere von Schlafstörungen nicht die erste Wahl sein.

Für all diese Medikamente gilt: Dass ein gelegentlicher Gebrauch eine Demenz verursacht, ist unwahrscheinlich. Die Einnahme über längere Zeit jedoch kann Ihr Risiko erhöhen. Wenn Sie verordnete und/oder rezeptfreie Medikamente einnehmen (oder solche früher über Monate oder Jahre eingenommen haben) und Probleme mit dem Gedächtnis, Denken oder der Konzentration haben, bitten Sie Ihre Ärztin bzw. Ihren Arzt, doch einmal die Gesamtliste Ihrer Medikamente dahin gehend in Augenschein zu nehmen; vielleicht kommt eines davon als Ursache für die Symptome in Frage. Dies ruft uns auch noch einmal eindrücklich ins Gedächtnis, selbstbewusst mit Arzt oder Ärztin die Risiken und Nutzen aller Medikamente zu erörtern, die uns verschrieben werden. Die gute Nachricht: Sollte tatsächlich ein bestimmtes Medikament hinter Ihrer kognitiven Beeinträchtigung stecken, werden Sie wahrscheinlich nach dem Absetzen desselben eine Verbesserung, ja vielleicht sogar das Verschwinden der Symptome verzeichnen.

Doch Achtung: Die Einnahme Ihrer Medikamente sollten Sie niemals ohne Rücksprache mit Ärztin oder Arzt beenden, beginnen oder ändern!

Gesunde Zähne

Wenn Sie Ihren Arzneischrank inspiziert haben, werfen Sie doch auch einmal einen Blick in den Spiegel. Bitte lächeln: Wie geht es Ihren Zähnen? Und Ihrem Zahnfleisch?

Mundhygiene ist ein entscheidender Faktor für die Gehirngesundheit, der oftmals komplett übersehen wird.[25] Das Augenmerk liegt aktuell vor allem auf der Parodontitis, einer Zahnfleischentzündung, infolge derer Zähne sich lockern oder ganz ausfallen können. Die Krankheit richtet nicht nur im Mund Schaden an, sondern auch im Gehirn. Es braucht noch weitere Belege, doch zeichnet sich ein Zusammenhang zwischen Parodontitis und einem erhöhten Risiko für Gehirnentzündungen und Alzheimer-Plaques ab.[26] Parodontitis lässt sich recht gut behandeln, lassen Sie sie also nicht einfach bestehen.

Empfehlungen für eine gute Mundhygiene sind unter anderem:

- Regelmäßige professionelle Zahnreinigung
- Zähne putzen nach jeder Mahlzeit, mindestens aber zweimal täglich
- Täglicher Gebrauch von Zahnseide oder Interdentalbürsten
- Rät die Zahnärztin oder der Zahnarzt zur Parodontitisbehandlung, sollte dies ernst genommen werden.
- Kontrollieren Sie Ihre Zahnpasta: Enthält sie Titan oder andere schädliche Chemikalien? Wenn ja, wählen Sie ein anderes Produkt.

SCHLUSSBEMERKUNGEN

Arrivederci ... einstweilen

Ich mag Abschiede nicht. In meiner Muttersprache sagen wir zum Glück nicht *goodbye* oder *Adieu*. Arrivederci bedeutet ungefähr so viel wie «bis wir uns wieder begegnen» – *auf Wiedersehen*. Bevor dies jedoch erfolgt, möchte ich sichergehen, dass Sie die letzten Buchseiten mit der Inspiration für eine frohe, gesunde Zukunft umblättern. Mit den Strategien, die Sie hier in der Hand halten, entlasse ich Sie in der heiteren Gewissheit, dass Sie im Begriff sind, Ihr Leben von Grund auf zu ändern.

Ich werde oft gefragt, was ich zum «Altern in Würde» zu sagen habe. Dieser Ausdruck ist mir sehr lieb, denn genau das wünsche ich meinen Angehörigen und Freunden, den Patientinnen, um die ich mich kümmere, und all jenen, mit denen ich durch dieses Buch in Kontakt komme. Ich wünsche es mir auch selbst. Die Würde des Alters geht weit über bloßen Stil hinaus; sie ist auch die Weisheit, Intelligenz und Nachdenklichkeit eines aktiven und widerstandsfähigen Gehirns.

Das Konzept vom Altern in Würde passt allerdings nicht so recht zu der heutigen von Jugendlichkeit besessenen, ergebnisorientierten Kultur. In unserer Zeit ist das Alter ein Stigma. Viele Kulturen bewunderten und respektierten die Vorteile des Reifens und leben diese Einstellung bis heute; bei uns sehe ich jedoch eine Kultur, die das Altern fürchtet und unbedingt vermeiden will.

Wenn das Älterwerden vermieden werden soll, kommen unzählige Möglichkeiten ins Spiel, jünger auszusehen; es wird viel Geld für Medikamente und plastische Chirurgie ausgegeben oder aber das Alter schlichtweg geleugnet. Besonders Frauen stehen unter diesem Druck. Wenn Männer altern, betrachtet man sie oft wie gute Weine, die mit den Jahren im Wert steigen. Frauen dagegen sieht man eher wie Milch – nach dem hypothetischen «Mindesthaltbarkeitsdatum» werden sie misstrauisch beäugt. Sobald eine Frau die vierzig erreicht, öffnen sich die Online-Werbungen mit Anti-Aging-Tricks und Tipps, wie man in Form bleibt und «trotzdem» gut aussieht. Wir werden dazu gedrängt, uns erst einmal mit unserem Äußeren zu beschäftigen statt mit der Gesundheit von Geist und Körper.

Lassen wir uns das tatsächlich weismachen? Müssen wir unser Wohlbefinden im Namen der Konventionen und Gebräuche, die uns eigentlich nur behindern, wirklich hintanstellen? Könnte nicht auch einmal unser Intellekt das Titelthema der Zeitschriften sein statt unserer Falten und Figuren?

Natürlich kann man argumentieren, dass sich diese Fragen heutzutage Frauen wie Männern stellen. Das vorliegende Buch hat aber nun einmal die weibliche Gesundheit und insbesondere die des weiblichen Gehirns zum Thema. Auch wenn immer deutlicher wird, dass unsere Gehirne über einzigartige, bemerkenswerte Fähigkeiten verfügen, bringen unsere Stärken bei uns Frauen doch auch Risiken mit sich, die bislang nicht erforscht sind und mit denen wir noch ziemlich allein dastehen. Dieses einzigartige Organ weist einige Anfälligkeiten auf, die – wie ich in diesem Buch immer wieder dargelegt habe – derzeit bei Frauen doppelt so häufig oder noch häufiger auftreten und sich als Alzheimer-Krankheit und Demenz, als Depression und Angst oder in anderer Form manifestieren. Wir erkennen an, dass dem sowohl biologische als auch gesellschaftliche Faktoren zugrunde liegen, begründet in unserer Evolution, unserer Geschichte und unserer Gesellschaft sowie den Kräften, die heute auf uns einwirken. Doch so schwer diese Risiken auch wiegen mögen, viele bestehen nicht etwa, weil sie biologisch unvermeidbar wären – sie bestehen aufgrund von Fehlinformationen und Achtlosigkeit.

Nun, ich nehme das nicht hin. Ich nehme das für mich nicht hin, für meine Mutter nicht und ganz gewiss nicht für meine Tochter. Und wenn Sie bis hierhin gelesen haben, gehe ich davon aus, dass Sie genauso empfinden. Wir sind nicht allein. Als leidenschaftliche Forscherin auf diesem Gebiet arbeite ich mit Feuereifer und gemeinsam mit Kolleginnen und Kollegen in aller Welt daran, das Forschungsgebiet der weiblichen Gehirngesundheit neu zu bewerten, neu zu beleben und zu ebnen, mit selektiven Screening-Maßnahmen und Interventionen, die explizit auf die weibliche Physiologie zugeschnitten sind. Damit wollen wir Frauen die Fürsorge angedeihen lassen, die ihnen als Menschenrecht zusteht.

Das Wunder des weiblichen Geistes und seines Einwirkens auf die vielen Funktionen und Aktivitäten des Körpers bietet reichlich Stoff für Forschungen. Es verdient die Neugier, Aufmerksamkeit und Sorgfalt, die es braucht, um einen vollkommen neuen, aktuellen Standard in der medizinischen Versorgung von Frauen zu etablieren. Der Beitrag der Frauen zur Gesellschaft als Ganzes wird immer größer, und so liegt unser aller zukünftiges Wohl in unserem Engagement, diese Aufgabe zu erfüllen. Wir leben in einer unruhigen Zeit des grundlegenden Wandels. Machen wir uns also bereit, schauen wir, was fehlt, und tun wir alles dafür, diese Hürden zu nehmen; das ist schon lange überfällig.

Dies zu vollenden, verlangt manche Veränderungen und einiges Umdenken, und vielleicht braucht es zunächst die ersten Maßnahmen, die wir selbst ergreifen, bevor dieser Wandel sich mit einem Dominoeffekt in der gesamten Gesellschaft verbreitet. Was die von uns ergriffenen Maßnahmen angeht, biete ich Ihnen mit den in diesem Buch vorgestellten Forschungsergebnissen, Erkenntnissen und Strategien einige Handreichungen. Wir können uns – ob gemeinsam oder jede für sich – von diesen Einschränkungen und den Risiken, die sie bergen, befreien.

Das wichtigste Mittel für die einzelne Person ist weder die Gesetzgebung noch die Forschung oder eine Zauberpille. Für die Gehirngesundheit bedeutet Vorbeugung alles. Zwar machen wir täglich Fortschritte in der Behandlung von Krankheiten, die einst als nicht behandelbar galten, doch sind es bislang eher Präventionsstrategien als Medikamente, die auf diesem Gebiet die größten Erfolge zeigen. Ein solches Eingreifen im Vorfeld sowie das Ausnutzen der Ansatzmöglichkeiten, die sich in unserem hormonellen Auf und Ab ergeben, bilden die Grundlage für diesen Ansatz.

Die Gesundheitsfürsorge für Frauen umfasst meist auch eine hormonelle Therapie in irgendeiner Form, ob HET, Empfängnisverhütung oder Anti-Östrogen-Behandlung. Als Frauen müssen wir beide Seiten der Medaille kennen, um kluge, kundige Entscheidungen zu treffen und dabei nicht nur unsere gegenwärtige, sondern auch unsere zukünftige Gesundheit im Blick zu haben. Gleichzeitig verdienen wir Optionen, die im Hinblick auf die Gesundheit und das Wohl unseres Körpers und Geistes gründlich erforscht und mit aller Sorgfalt entwickelt wurden.

Die Ihnen hier vorliegenden, die besonderen Bedürfnisse von Frauen berücksichtigenden Maßnahmen bilden den Kern (und die Spitze) dieser Bewegung. Sie sind darauf zugeschnitten, die fein abgestimmte Arbeit des weiblichen Gehirns zu schützen, während es die hormonellen Entwicklungen mitvollzieht, die zum Leben einer Frau gehören. Forschungen zeigen, wie das Gehirn der Frau im Einklang mit den massiven Veränderungen ihres Körpers – Adoleszenz, Schwangerschaft, Wechseljahre und Menopause – arbeitet. Die Empfehlungen zur Lebensweise berücksichtigen diese spezifisch weiblichen Kriterien, abgestimmt darauf, unsere kognitive Gesundheit ebenso zu fördern wie unsere Vitalität und unser Selbstempfinden insgesamt. Indem wir medikamentöse und nicht medikamentöse Optionen abwägen und uns gut ernähren, uns ausreichend bewegen, Stress reduzieren sowie mehr und besser schlafen sowie unser Leben mit all den sozialen, kulturellen und intellektuellen Angeboten bereichern, die unserem Geist

Energie schenken und ihm guttun, schaffen wir das Fundament für gute Lebensqualität, nicht nur in der Blüte der Jugend, sondern auch im Alter.

Doch dafür müssen wir neue Prioritäten setzen.

Ein tibetisches Sprichwort besagt: «Iss halb so viel, laufe doppelt so viel, lache dreimal so viel und liebe unbegrenzt.» Das erreichen wir weder über Nacht noch indem wir kurzfristige Abhilfe suchen. Bestimmt werden Sie hier und da auf Berichte, Apps und Ernährungstricks stoßen, die eine Veränderung des Gehirns binnen Wochen verheißen; unsere Arbeit aber geht tiefer und verlangt Geduld und Beharrlichkeit. Ein echter Wandel stellt sich nach drei bis sechs Monaten ein und hält nur so lange an, wie Sie aktiv etwas für sich tun. Dieser Plan ist für immer, nicht um schnell etwas in Ordnung zu bringen. Wie alles von herausragender Qualität erfordert er Disziplin, Beständigkeit und Biss. In diesem Fall wird der Nutzen dieser Art von Investition in sich selbst ein Leben lang anhalten – und sich nicht nur auf Sie selbst, sondern auch auf all jene auswirken, die Sie lieben.

Letztlich sind wir sehr wohl die Summe unserer Teile. Vielleicht ist es an der Zeit, sich von unserem weiblichen Gehirn etwas abzugucken: *tend and befriend*, das Sich-Kümmern und Sich-Anfreunden – mit unserem Gehirn, unserem Körper, uns selbst und miteinander. Heute gibt es ein wachsendes Bewusstsein dafür, was sich auf dem Gebiet der medizinischen Versorgung von Frauen und zum Wohle der Frauen generell ändern muss. Jetzt ist der Moment, um einen Schlussstrich zu ziehen, die eigenen Bedürfnisse zu formulieren und sie neu anzugehen.

Ich freue mich darauf, wenn der weibliche Geist und all das, was er bewirkt, endlich in seiner Gänze gefeiert, angemessen gewürdigt, genauso gut bezahlt und einfach nur bewundert wird. Bis wir uns wieder begegnen, seien Sie versichert, dass ich an Ihrer Seite stehe, wenn wir gemeinsam die Art von Fürsorge auf den Weg bringen, die Frauen brauchen und die Frauen bieten können.

Anhang

Ernährungsplan und Rezepte

Ernährungsempfehlungen

Forschungsergebnisse zeigen, dass die beste Ernährung für Frauen reich an Ballaststoffen, gesunden Kohlenhydraten, essenziellen Fetten, Proteinen sowie vielerlei Vitaminen und Mineralstoffen ist – eine variable Ernährung, vornehmlich auf pflanzlicher Basis mit mäßigen Anteilen von Fisch und noch geringeren Anteilen von Fleisch, Eiern und Milchprodukten. Wir können ein bisschen von allem essen, solange es aus den richtigen Quellen stammt und wir es in den richtigen Mengen (siehe Angaben zu Portionsgrößen unten) sowie möglichst innerhalb seiner Saison konsumieren. Wenn wir Obst und Gemüse in dessen jeweiliger Erntesaison essen, garantiert das größtmögliche Frische und den höchsten Nährstoffgehalt – und preiswerter ist es außerdem. Insgesamt und ganz unabhängig von Erntezeiten sollte mindestens die Hälfte dessen, was auf Ihrem Teller landet, pflanzlicher Herkunft sein.

Wichtig ist es auch, regelmäßig und überlegt zu essen, keine Mahlzeiten ausfallen zu lassen und sich bewusst zu sein, was und wann man isst. Frühstück, Mittag- und Abendessen sollten Sie immer zu sich nehmen; falls Sie Hunger haben oder Sport treiben, können Sie noch zwei kleine Zwischenmahlzeiten einschieben.

Ein typischer Tag

Frühstück	Kräutertee (ohne Zucker), dazu wahlweise: • Joghurt mit frischem Obst und / oder Vollkorn (Müsli, Haferflocken, Weizenkeime) • Haferflocken oder Müsli mit frischem Obst, Nüssen und Samen • Eier mit Toast und / oder Avocado • Smoothie mit Obst, Gemüse sowie Nüssen oder Samenbutter
1. Zwischenmahlzeit	1 Tasse Kaffee oder Tee (ohne Zucker), dazu wahlweise: • Grüner Saft • Handvoll Nüsse • Frisches Obst • Dunkle Schokolade
Mittagessen	Grüne Salate mit Dressing Vollkornbrot, Naturreis, Dinkel- oder Roggenbrötchen Dazu wahlweise: • Gericht oder Suppe aus Hülsenfrüchten • Tofugericht • Vegetarischer Burger • Fisch (pochiert, gebacken, gegrillt oder aus der Dose) • Eier (nicht mehr als 2–3 pro Woche)
2. Zwischenmahlzeit	Wahlweise: • Handvoll Mandeln • Trockenfrüchte • Algensnack • Edamame • Glas Milch oder Nussmilch
Abendessen	Gekochtes Gemüse (gedünstet, gebacken, püriert, als Suppe) Rohkostgemüse mit Dressing Dazu wahlweise: • Fisch oder Muscheln (pochiert, gebacken, gegrillt oder aus der Dose) • Gericht oder Suppe aus Hülsenfrüchten • Vegetarischer Burger • Geflügel (gegrillt oder gebacken) • Käse (höchstens ein- bis zweimal pro Woche) • Rotes Fleisch (höchstens ein- bis zweimal pro Woche)

Eine typische Woche

Im Folgenden finden Sie eine typische Woche mit gesunden Mahlzeiten. Ergänzende Rezepte (für die kursiv geschriebenen Gerichte) folgen am Ende dieses Anhangs.

Montag	
Frühstück	1 Tasse grüner Tee; Naturjoghurt mit Müsli; Blaubeeren
1. Zwischenmahlzeit	Grüner Saft (Sellerie, Gurke, Spinat, grüner Apfel, Zitrone, Ingwer)
Mittagessen	Gemischter Blatt- und Tomatensalat mit Balsamico-Leinöl-Vinaigrette; *gewürzte Kichererbsen*
2. Zwischenmahlzeit	Zwei getrocknete oder frische Aprikosen
Abendessen	Gemischter Salat mit Zwiebeln und nativem Olivenöl extra; gedünstete grüne Bohnen; *Dijon-Lachssteak*; Naturreis

Dienstag	
Frühstück	1 Tasse Rooibostee mit etwas Milch; Haferflocken mit Milch und unbehandeltem Honig; frische Himbeeren
1. Zwischenmahlzeit	1 Handvoll geröstete Mandeln mit Tamari
Mittagessen	*Kokos-Limetten-Tofu mit Mischgemüse*; gedämpfter Naturreis
2. Zwischenmahlzeit	Algensnack
Abendessen	*Grüner Lieblingssalat* mit Oliven und Feta; gebackene Putenbrust; gegrillte Zucchini und Paprikaschoten

Mittwoch	
Frühstück	1 Tasse Rosentee; Mehrkorntoast mit unbehandeltem Honig und Kokosöl; gebackene Birne mit Zimt
1. Zwischenmahlzeit	Rote-Bete-Saft (Rote Bete, Karotte, Apfel, Ingwer, Zitrone)
Mittagessen	*Linsensuppe*; 2 Roggenbrötchen; 1 kleiner Apfel
2. Zwischenmahlzeit	Edamame
Abendessen	*Vellutata di Broccoli; Veggie-Burger*; Wasserkressesalat mit Kirschtomaten und Zitronen-Vinaigrette

Donnerstag	
Frühstück	1 Tasse Schwarzer Tee mit etwas Milch; *Frühstücks-Eiermuffins* mit Avocado; 1 Scheibe Toast
1. Zwischenmahlzeit	Cappuccino
Mittagessen	*Nizza-Salat*; Vollkorn-Weizenknäckebrot
2. Zwischenmahlzeit	Gojibeeren mit dunklem Schokoladenüberzug; Mandeln
Abendessen	*Zucchini Infornati; Brokkolipüree*; gegrillte Hähnchenbrust

Freitag	
Frühstück	1 Tasse Earl-Grey-Tee; Müsli mit gerösteten Haselnüssen, Rosinen und Mandelmilch; Blau- oder Brombeeren
1. Zwischenmahlzeit	1 Apfel
Mittagessen	*Glory Bowl*
2. Zwischenmahlzeit	Hummus mit Karotte und Selleriestangen
Abendessen	*Grünes Süppchen; Fischfilet in Mandelkruste*; Basmati-Naturreis

Samstag	
Frühstück	1 Tasse Ingwer-Zitronen-Tee mit etwas Milch; *Avocado-Toast*; 2 Trockenpflaumen
1. Zwischenmahlzeit	½ Grapefruit
Mittagessen	einfacher grüner Salat mit nativem Olivenöl extra; Pasta Primavera
2. Zwischenmahlzeit	Karottensaft
Abendessen	*Süßkartoffeln mit Feigen und Ziegenkäse*

Sonntag	
Frühstück	1 Tasse Rooibostee mit etwas Milch; *BB-Frühstückssmoothie*
1. Zwischenmahlzeit	1 Riegel Sesamkrokant
Mittagessen	*Frühlings-Frittata* mit Avocado; Spinatsalat
2. Zwischenmahlzeit	1 Apfel mit unbehandelter Mandelbutter
Abendessen	*Zitronenhuhn; Ofengemüse mit Meersalz und Thymian*; 1 Scheibe Sauerteigbrot

Portionsgrößen

So etwas wie eine «Iss-so-viel-du-kannst»-Diät gibt es nicht, und ganz gleich, was in den Medien behauptet wird: Es hilft auch weder beim Abnehmen noch fördert es die geistige Leistungsfähigkeit, sich jeweils nur mit einem Typ Nahrungsmittel vollzustopfen – nicht einmal mit Grünkohl! Eine gesunde Ernährung ist vielseitig, sättigend und empfiehlt eine bestimmte Anzahl von Portionen pro Tag. Aber was zählt als Portion?

Wappnen Sie sich mit einer Lebensmittelwaage, und schauen wir gemeinsam, welche ungefähren Portionsgrößen bei unserer Ernährung für das weibliche Gehirn angemessen sind.

Nahrungsmittelgruppe	Größe einer Portion
Gemüse	ca. 110 g gekochtes Gemüse
	ca. 200 g rohes Gemüse
	ca. 250 ml Gemüsesaft
	ca. 500 ml Gemüsesuppe
Obst	ca. 120 g Obst
	ca. 125 ml Obstsaft
	¼ Avocado
	5 Oliven
Getreide	ca. 100 g gekochter Reis oder Cerealien
	ca. 200 g gekochte Pasta
	1 Scheibe Brot
	ca. 230 g gekochte Haferflocken
	ca. 40 g Müsli oder Knuspermüsli
Kartoffeln	eine kleine Kartoffel
Hülsenfrüchte	ca. 110 g gekochte Hülsenfrüchte (ca. 220 g als Hauptmahlzeit)
	ca. 60 g Hummus
Nüsse und Samen	1 EL Nuss- oder Samenbutter
	1 Handvoll ungesalzene Nüsse / Samen als Snack oder ca. 35 g als Bestandteil einer vegetarischen Mahlzeit
	ca. 250 ml Nussmilch

Nahrungsmittelgruppe	Größe einer Portion
Öle	1 EL
Fleisch	ca. 60 g gegartes Fleisch oder Geflügel
Eier	1 Ei oder 2 Eiklar
Fisch und Meeresfrüchte	ca. 90 g Fisch oder Meeresfrüchte
Milchprodukte	ca. 125 ml Milch oder Nussmilch
	ca. 250 ml Joghurt
	ca. 45 g Hartkäse
	ca. 60 g Frisch- oder Hüttenkäse
	1 TL Butter
Süßes	ca. 30 g dunkle Schokolade
	1 TL Honig, Ahornsirup oder Kokoszucker

Einige anschauliche Vergleiche

- Eine Portion Gemüse oder Kartoffeln ist etwa so groß wie eine kleine Faust.
- Eine Portion Fleisch, Geflügel oder Fisch (gegart) ist etwa so groß wie Ihre Handfläche.
- Eine Portion Butter ist etwa so groß wie Ihr letztes Fingerglied.
- Eine Portion Hartkäse ist etwa so lang und breit wie Ihr Zeigefinger.
- Eine Portion Frischkäse hat etwa den halben Durchmesser Ihrer Handfläche.
- Eine Portion Obst entspricht etwa einer Handvoll Beeren, zwei kleinen Früchten (Aprikosen, Mandarinen), einer mittelgroßen Frucht (Orange, Apfel, Birne), einer halben großen Frucht (Grapefruit), zwei Scheiben einer sehr großen Frucht (Melonenarten, Ananas) oder zwei kleinen Stücken Trockenfrucht (Aprikosen, Pflaumen, Datteln).
- Eine Portion dunkler Schokolade ist etwa so lang und breit wie Ihr kleiner Finger.

Ein guter Tausch

Tauschen Sie dies …	… gegen das
Eisbergsalat	Gemischter Salat, Babyspinat, junger Grünkohl
fertiges Salatdressing	Natives Olivenöl extra, Naturjoghurt und frische Kräuter oder natives Olivenöl extra, Zitronensaft und Balsamessig
Rapsöl, Pflanzenöl	Natives Olivenöl extra
Salatcroutons	Gemischte Nüsse
Fertige Sauerkonserven	Sauergemüse, Sauerkraut
Banane	Beeren, Äpfel, Zitrusfrüchte
Fertiger Fruchtsaft	Fruchtschorle und / oder selbst gepresster Fruchtsaft (besonders frisch als sprudelnde Schorle)
Frühstückscerealien (Corn Flakes etc.)	Haferflocken, Müsli, Bio-Reisflocken
Instant-Haferflocken	zarte oder kernige Haferflocken
Pasta aus Weißmehl	Pasta aus Vollkornmehl
Geschälter Reis	Naturreis, Wildreis, roter Reis
Kartoffel	Süßkartoffel
Tiefkühlpizza	Steinofenpizza aus dem Restaurant, maximal einmal pro Woche
Rindfleisch aus konventioneller Haltung	Rindfleisch aus ökologischer Haltung
Hähnchenfleisch aus konventioneller Haltung	Hähnchenfleisch aus ökologischer Haltung
Eier aus Käfig- oder Bodenhaltung	Eier aus ökologischer Haltung
Speckstreifen	Puten-Speckstreifen
Burger-Brötchen	Vollkornbrot
Burger und Pommes frites	Putenburger mit Süßkartoffelecken
Chicken Nuggets	Gegrilltes Hähnchen
Mayonnalse	Mayonnaise auf Avocadobasis, Hummus, griechischer Joghurt mit Zitrone
Ketchup	Frische Salsa
Butter aus herkömmlicher Haltung, Margarine, butterhaltige Aufstriche	Butter aus ökologischer Haltung, Ghee, Avocado
Thunfisch aus der Dose	Weißer Thunfisch, möglichst aus dem Glas und aus nachhaltiger Fischerei
Fertiger Thunfischsalat	Selbstgemachter Thunfischsalat aus Weißem Thunfisch, Sellerie, Zwiebeln, Kräutern und Mayonnaise auf Avocadobasis

Tauschen Sie dies …	… gegen das
Geröstete oder gewürzte Nüsse	Rohe, ggf. selbst geröstete Nüsse
Herkömmliche Erdnussbutter	Natürliche Erdnuss- oder besser: Mandelbutter
Löslicher Eiskaffee	Geeister Kaffee mit Milch
Schmelzkäse	Echter Käse
Fettarmer Joghurt	Vollfetter Naturjoghurt (möglichst bio)
Chips und Dips	Karotten- und Selleriesticks mit Hummus
Tortillachips mit fertiger Salsa	Gurkenstäbchen mit Guacamole
Milchschokolade, Süßigkeiten	Dunkle Schokolade, Powerhappen aus Nüssen und Obst nach Rezepten von meiner Website
Eiscreme, Frozen Joghurt	Joghurtparfait mit frischem Obst, Nüssen und Honig (oder handgemachte Eiscreme, natürlich!)
Künstliche Süßstoffe	Stevia, Honig, Ahornsirup

Rezepte für ein gesundes Gehirn

Die Rezepte sind in alphabetischer Reihenfolge aufgeführt. Mehr Rezepte finden Sie in meinem Buch *Brain Food* (englischsprachig) und auf meiner Website: http://www.lisamosconi.com

Avocado-Toast

Vorbereitung: < 5 Minuten
Kochzeit: < 5 Minuten
Fertig in: < 10 Minuten
Zutaten (2 Portionen)
2 Scheiben weizenfreies Eiweißbrot
1 reife Avocado
1 TL natives Olivenöl extra
1 EL frischer Zitronensaft
Etwas Himalayasalz
Chiliflocken (optional)
Zubereitung:
Brot toasten.

Avocado halbieren, Kern entfernen und Fruchtfleisch in eine Schale geben. Mit Zitronensaft und Salz abschmecken. Zutaten mit einer Gabel zerdrücken, sodass kleinere Stückchen verbleiben.

Masse auf den Brotscheiben verteilen, mit Chiliflocken garnieren und mit Olivenöl beträufeln. (Wenn Sie Avocado lieber in Scheiben mögen, träufeln Sie die Zugaben einfach darüber.)

BB-(Blaubeer-und-Bananen-)Frühstückssmoothie

Vorbereitung: < 5 Minuten

Kochzeit: keine

Fertig in: < 5 Minuten

Zutaten (2 Portionen)

ca. 200 g Blaubeeren (frisch oder gefroren)

1 reife Banane

ca. 30 g Babyspinat

2 EL Mandelbutter

1 EL roher Kakao

1 EL Hanfsamen

ca. 500–750 ml Mandelmilch

Eis (optional)

Zubereitung:

Alle Zutaten in einen Mixer geben und fein pürieren. In Gläser füllen und servieren.

Brokkolipüree

Vorbereitung: 5 Minuten

Kochzeit: keine

Fertig in: 5 Minuten

Zutaten (4 Portionen):

ca. 300 g Brokkoliröschen, gedünstet

1 Knoblauchzehe

2 EL natives Olivenöl extra
2 EL Hanfsamen
Meersalz und Pfeffer zum Abschmecken

Zubereitung:

Alle Zutaten (bis auf Salz und Pfeffer) mit 2 EL warmem Wasser in einen Mixer geben und 1 Minute auf höchster Stufe pürieren.

Mit Meersalz und Pfeffer abschmecken. In eine Schüssel geben und sofort servieren.

Dijon-Lachssteak

Vorbereitung: 5 Minuten
Kochzeit: 15 Minuten
Fertig in: 20 Minuten

Zutaten (4 Portionen):

4 Lachssteaks (je ca. 120 g)
2 EL Dijonsenf
Meersalz und Pfeffer zum Abschmecken

Zubereitung:

Ofen auf 200 °C vorheizen. Eine flache Auflaufform mit Backpapier auslegen.

Lachs auf das Backpapier legen. Die Steaks dünn mit Dijonsenf bestreichen und mit Salz und Pfeffer würzen.

15 Minuten bzw. so lange backen, bis sich der Lachs leicht mit der Gabel zerteilen lässt.

Fischfilet in Mandelkruste

Vorbereitung: 10 Minuten
Kochzeit: 10 Minuten
Fertig in: 20 Minuten

Zutaten (2 Portionen):

ca. 250 g Kabeljaufilet

1 Ei (möglichst aus ökologischer Haltung)
ca. 75 g Mandeln
1 EL Kokosöl
Meersalz zum Abschmecken

Zubereitung:

Fischfilet abspülen und mit Küchenkrepp trocken tupfen. Beiseitestellen.

Eier in eine große flache Schale schlagen.

Mandeln mit der Küchenmaschine fein hacken und in eine andere Schale geben.

Fischfilet zunächst ins Ei tauchen (Überschuss abtropfen lassen), dann in den gehackten Mandeln wenden.

Kokosöl bei mittlerer Hitze in eine große Antihaft-Pfanne geben.

Fischfilets nebeneinander hineingeben. Auf einer Seite (ohne zu wenden) ca. 5 Minuten braten, bis die untere Kruste goldbraun ist. Wenden und von der anderen Seite ca. 5 Minuten braten, bis auch diese Seite goldbraun und der Fisch durchgegart ist. Mit Meersalz abschmecken und sofort servieren. Dazu passt ein einfacher grüner Salat.

Frühlings-Frittata

Vorbereitung: 15 Minuten
Kochzeit: 20–25 Minuten
Fertig in: 35–40 Minuten

Zutaten (6 Portionen):

3 EL natives Olivenöl extra
1 mittelgroße Zwiebel, in Scheiben geschnitten
3 Knoblauchzehen, gehackt
ca. 100 g Babyspinat
ca. 130 g grüne Erbsen (gedünstet)
ca. 155 g Edamame (geschält, gedünstet)
8 Eier (möglichst aus ökologischer Haltung)
ca. 65 ml Vollmilch

ca. 120 g geriebener Parmesan
Meersalz und Pfeffer zum Abschmecken

Zubereitung:

Ofen auf 180 °C vorheizen.

Währenddessen 2 EL Olivenöl in einer großen ofenfesten (am besten gusseisernen) Pfanne erwärmen. Zwiebel darin sautieren, bis sie weich ist (ca. 5 Minuten). Gehackten Knoblauch zugeben und weitere 4 Minuten kochen.

Spinat, Erbsen und Edamame hinzufügen. 2–3 Minuten sautieren, bis der Spinat weich ist. Vom Herd nehmen und beiseite stellen.

Eier und Milch in einer großen Schüssel mit dem Schneebesen gründlich verquirlen. Geriebenen Parmesan zugeben und gründlich untermischen. Gemüse zugeben und alles gründlich mischen.

Restliches Olivenöl in derselben Pfanne erwärmen und Ei-Gemüse-Mischung hineingeben. 5 Minuten bzw. so lange kochen lassen, bis das Ei am Rand gestockt ist.

Pfanne in den Ofen stellen und weitere 10 Minuten backen. Die Frittata sollte an der Oberseite leicht goldbraun sein. Mit Meersalz und Pfeffer abschmecken. Warm servieren.

Frühstücks-Eiermuffins

Vorbereitung: 5 Minuten
Kochzeit: 20 Minuten
Fertig in: 25 Minuten

Zutaten (6 Portionen):

10 große Eier (möglichst aus ökologischer Haltung)
ca. 80 ml Vollmilch
ca. 230 g geriebener Parmesan
ca. 70 g Champignons (in Scheiben geschnitten)
ca. 200 g Kirschtomaten (halbiert)
Meersalz oder Herbamare zum Abschmecken
1 EL frischer gehackter Schnittlauch

Zubereitung:
Ofen auf 180 °C vorheizen.
Eier und Milch in einer großen Schüssel gut vermischen.
Geriebenen Parmesan, Champignons, Tomaten und etwas Salz einrühren.
Mischung in 12 gefettete Muffinförmchen oder ein gefettetes 12er-Muffinblech geben. Mit gehacktem Schnittlauch bestreuen.
20 Minuten bzw. so lange backen, bis die Mitte der Muffins absinkt und diese zu bräunen beginnen. Vor dem Servieren 5 Minuten abkühlen lassen.

Gewürzte Kichererbsen

Vorbereitung: 10 Minuten
Kochzeit: 20 Minuten
Fertig in: 30 Minuten
Zutaten (4 Portionen):
2 EL natives Kokosöl extra
1 rote Zwiebel, geschält und fein geschnitten
4 Knoblauchzehen, geschält und fein gehackt
1 EL Garam Masala (Gewürzmischung)
1 TL Kurkuma
1 TL Zimt
Frischer Ingwer (ca. 5 cm langes Stück), gerieben
ca. 500 g Bio-Kichererbsen, gekocht, abgetropft und im Sieb abgespült
2 EL unbehandelter Honig
Meersalz zum Abschmecken
Zubereitung:
Kokosöl in einer gusseisernen Pfanne oder einem großen Topf bei mittlerer Hitze erwärmen. Zwiebel und Knoblauch zugeben. Sautieren, bis beide etwas glasig und an den Rändern leicht gebräunt sind (etwa 3–4 Minuten).
Garam Masala, Kurkuma, Zimt und geriebenen Ingwer hinzufügen

und 1–2 Minuten bzw. so lange kochen, bis die Mischung stark zu duften beginnt.
Kichererbsen zugeben. 10 Minuten sautieren, bis sie leicht bräunen. Hitze verringern, Honig unterrühren und für weitere 2–3 Minuten sautieren. Vom Herd nehmen und mit Meersalz abschmecken.

Glory Bowl

Vorbereitung: 30 Minuten
Kochzeit: ca. 15 Minuten
Fertig in: 45 Minuten
Zutaten (4 Portionen):
Für die Bowl:
3 große Blätter junger Grünkohl, fein geschnitten
ca. 120 g Karotten, geschält und klein geschnitten
ca. 75 g Rote Bete, geschält und klein geschnitten
ca. 50 g Broccoli, klein geschnitten
ca. 35 g Mandelblättchen
ca. 200 g gekochter Naturreis
ca. 100 g gekochtes Quinoa
ca. 125 g fester Tofu, abgetropft und in Würfel geschnitten
Für das Dressing:
2 kleine Knoblauchzehen, klein geschnitten
Frischer Ingwer (ca. 5 cm langes Stück), geschält und fein gehackt
2 EL Tamari-Sojasoße oder Nama Shoyu
Saft einer halben Zitrone
2 EL Tahini (bio)
1 EL natives Kokosöl extra
2 EL Wasser
Zubereitung:
Für die Bowl:
Grünkohl, Karotten, Rote Bete und Broccoli vermengen und ca. 10 Minuten bis zur gewünschten Textur bei mittlerer Hitze dünsten.

Mandeln bei mittlerer Hitze in einer Pfanne rösten (1 Minute).
Gedünstetes Gemüse und geröstete Mandeln mit dem gekochten Getreide und Tofu vermengen. Zum Anrichten auf Schalen verteilen.

Für das Dressing:

Alle Zutaten in einen Mixer geben und cremig pürieren.
Soße über die Bowls geben, vermengen, servieren – und genießen!

Grüner Lieblingssalat

Vorbereitung: 15 Minuten
Kochzeit: keine
Fertig in: 15 Minuten

Zutaten (4 Portionen):

Für den Salat:

ca. 50 g gemischter Salat, klein geschnitten
ca. 50 g Babyspinat, klein geschnitten
ca. 70 g junger Grünkohl, klein geschnitten
8 Frühlingszwiebeln, in Scheiben geschnitten (nur weißer Anteil)
4–5 Radieschen, in dünne Scheiben geschnitten
1 junger Fenchel, in dünne Scheiben geschnitten
ca. 60 g Kalamata-Oliven, klein geschnitten
ca. 80 g frisches Sauerkraut oder anderer Sauerkohl
1 reife Avocado, geschält, entkernt und in Würfel geschnitten

Für das Dressing:

1 EL Leinöl
Saft einer halben Zitrone
1 EL Apfelessig

Zubereitung:

Die Benutzung einer Küchenmaschine mit Schneidefunktion verringert die Zubereitungszeit um die Hälfte.
Alle Salatbestandteile in einer großen Schüssel vermengen.
Alle Zutaten für das Dressing im Mixer gut vermischen. Über den Salat geben und gut durchmischen. Sofort servieren.

Grünes Süppchen

Vorbereitung: 10 Minuten
Kochzeit: 20 Minuten
Fertig in: 30 Minuten

Zutaten (6 Portionen):

ca. 300 g Brokkoliröschen
ca. 300 g Erbsen (gefroren)
2 große grüne Zucchini, ungeschält und klein geschnitten
1 Bund (10–12 Blätter) Grünkohl Lacinato, entstielt und klein geschnitten
ca. 1 l Gemüsebrühe
2 Knoblauchzehen, gehackt
1 TL Ingwer, gerieben
Crème fraîche oder saure Sahne, 1 EL pro Person (optional)
geröstete Kürbiskerne (optional)

Zubereitung:

Broccoli, Erbsen, Zucchini und Grünkohl in einen großen, schweren Suppentopf geben und Gemüsebrühe zugießen, bis das Gemüse bedeckt ist.

Aufkochen und anschließend bei geschlossenem Deckel 10–12 Minuten köcheln lassen, bis das Gemüse weich zu werden beginnt. Knoblauch und Ingwer zugeben und weitere 10 Minuten köcheln lassen, bis der Grünkohl weich ist und die Suppe merklich duftet.

Im Mixer fein pürieren.

Mit einem Klacks Crème fraîche oder saurer Sahne sowie einigen Kürbiskernen servieren.

Kokos-Limetten-Tofu mit Mischgemüse

Vorbereitung: 40 Minuten
Kochzeit: 15 Minuten
Fertig in: 55 Minuten

Zutaten (6 Portionen):
1 Packung (ca. 400 g) sehr fester Tofu, abgetropft
3 Lauchzwiebeln, in 2,5 cm lange Stücke geschnitten
3 Knoblauchzehen, aufgeschnitten
1 EL geriebener Ingwer
4 kleine Baby-Pak-Choi, längs geviertelt
1 rote Paprika, aufgeschnitten
ca. 160 g Zuckerschoten, geputzt
2 EL Kokosöl
1 EL Sesamsamen
Für die Marinade:
ca. 125 ml Kokoscreme
Saft einer Limette
1 TL unbehandelter Honig
2 EL trockener Sherry
2 EL Sesamöl
2 EL Nama Shoyu oder Tamari-Sojasoße
Zubereitung:
Tofu in Würfel mit ca. 1,25 cm Kantenlänge schneiden. Auf mehrere Schichten Küchenkrepp legen und mit weiterem Küchenkrepp abdecken. 10 Minuten stehen lassen, gelegentlich auspressen.
In einem Zipper-Beutel die Zutaten für die Marinade vermischen. Tofu hinzugeben, sodass er bedeckt ist. Mindestens 30 Minuten im Kühlschrank stehen lassen. In der Zwischenzeit das Gemüse klein schneiden.
Einen großen Wok oder eine große Pfanne auf hoher Stufe erhitzen. 1 EL Kokosöl hineingeben und durch Schwenken verteilen.
Tofu in die Pfanne geben. Etwa 8 Minuten braten, bis er von allen Seiten gebräunt ist. Tofu aus der Pfanne nehmen und in eine mittelgroße Schüssel geben.
Zwiebeln, Knoblauch und Ingwer in die Pfanne geben. Etwa 1 Minute braten, dann aus der Pfanne nehmen und zum Tofu geben.
Restliches Kokosöl in die Pfanne geben und durch Schwenken ver-

teilen. Pak Choi, Paprika und Zuckerschoten hineingeben und ca. 4–5 Minuten braten. Mit der Tofu-Mischung vermengen.

Mit Sesamsamen bestreuen und mit Naturreis oder anderem Reis servieren.

Linsensuppe

Vorbereitung: 5 Minuten
Kochzeit: 35 Minuten
Fertig in: 40 Minuten

Zutaten (4 Portionen):

ca. 380 g rote Linsen (bio)
ca. 1 l Wasser
1 EL natives Kokosöl extra
1 TL Kurkuma, gemahlen
1 TL Kreuzkümmel, gemahlen
1 Zwiebel, klein geschnitten
3 Knoblauchzehen, gehackt
Frischer Ingwer (ca. 2,5 cm langes Stück), geschält und gerieben
1 Möhre (bio), geschält und fein geschnitten
2 Selleriestangen (bio), fein geschnitten
½ TL Rosmarin, getrocknet
ca. 1,5 l Gemüsebrühe
Meersalz zum Abschmecken

Zubereitung:

Linsen in Wasser über Nacht oder mindestens 5 Stunden einweichen (eingeweichte Hülsenfrüchte sind leichter verdaulich und verursachen keine Blähungen).

Öl in einer großen, schweren Pfanne bei mittlerer Stufe erhitzen. Kurkuma und Kreuzkümmel hinzugeben und 1 Minute unter Rühren erhitzen.

Zwiebel hinzugeben und unter Rühren erhitzen, bis sie goldgelb ist. Knoblauch und Ingwer hinzugeben und 2 Minuten garen.

Karotte, Sellerie, Linsen und Rosmarin hinzugeben und verrühren. Gemüsebrühe hinzugeben und einmal aufkochen, dann bei geringerer Hitze leise köcheln lassen. Mit Meersalz abschmecken. Abdecken und ca. 25 Minuten bzw. so lange köcheln lassen, bis die Linsen gar sind.

Nizza-Salat

Vorbereitung: 45 Minuten
Kochzeit: 10 Minuten
Fertig in: 55 Minuten
Zutaten (4 Portionen):
Für den Salat:
½ kg rotschalige Kartoffeln, in ca. 1 cm dicke Scheiben geschnitten
4 große Eier (möglichst aus ökologischer Haltung)
300 g feine grüne Bohnen, geputzt
8 Kirschtomaten, halbiert
1 Kopfsalat
6 Radieschen, geputzt und geviertelt
2 Gläser oder Dosen italienischer oder spanischer Thunfisch in Olivenöl, abgetropft
ca. 125 ml Kalamata-Oliven, halbiert
Für das Dressing:
1 Schalotte, gehackt
ca. 65 ml Weißweinessig
2 EL klassischer Dijonsenf
1 EL frischer Thymian, klein geschnitten
ca. 125 ml natives Olivenöl extra
Salz und Pfeffer zum Abschmecken
Zubereitung:
Kartoffeln in einen mittelgroßen Topf geben. Mit kaltem Wasser bedecken. Bei mittlerer Hitze zum Köcheln bringen und garen, bis sich eine Gabel leicht einstechen lässt (ca. 5 Minuten). Abgießen und in einer mittelgroßen Schüssel abkühlen lassen.

Im selben Kochtopf die Eier kochen. Mit kaltem Wasser aufsetzen und bei mittlerer Hitze zum Köcheln bringen, dann bei aufgelegtem Deckel vom Herd nehmen und 7–8 Minuten ziehen lassen. Abgießen und unter kaltem Wasser abkühlen. Unter kaltem fließendem Wasser pellen. Eier vierteln.
Inzwischen in einem anderen Topf gesalzenes Wasser zum Kochen bringen. Grüne Bohnen hineingeben und kochen, bis sie bissfest und hellgrün sind (ca. 2–4 Minuten). Sofort abgießen und trocken tupfen.
Für das Dressing Schalotte, Essig, Senf und Thymian in einer Schale mit dem Schneebesen verrühren. Olivenöl langsam zugeben, bis es emulgiert. Mit Salz und Pfeffer abschmecken.
In einer kleinen Schüssel Kartoffeln und Kirschtomaten mischen; etwa ¼ des Dressings hinzugeben und durchmischen. Salat auf 4 Teller aufteilen. Tomaten, Kartoffeln und grüne Bohnen, Eier, Radieschen und Thunfisch darauf anrichten. Mit Dressing beträufeln und Oliven obenauf geben.

Ofengemüse mit Meersalz und Thymian

Vorbereitung: 15 Minuten
Kochzeit: 45 Minuten
Fertig in: 60 Minuten
Zutaten (4–6 Portionen):
4 mittelgroße Karotten, geschält
2 Pastinaken, geschält und längs halbiert
1 große Kartoffel, längs in dicke Scheiben geschnitten
1 große rote Zwiebel, klein geschnitten
2 EL Kokosöl
3–4 Zweige frischer Thymian
3–4 Zweige Rosmarin
1 TL Kreuzkümmel, gemahlen
Meersalz und Pfeffer zum Abschmecken
Zubereitung:

Ofen bei 180 °C vorheizen. Ein großes Backblech mit Backpapier auslegen.
Vorbereitetes Gemüse in eine große Schüssel geben. Kokosöl darübergeben. Mit Thymian, Rosmarin, Kreuzkümmel bestreuen und mit Meersalz und Pfeffer abschmecken. Vorsichtig und gründlich vermengen.
Gemüse auf das Backblech geben und gut verteilen, damit es gleichmäßig gart. Im Ofen ca. 45 Minuten bzw. so lange backen, bis es gar und goldbraun ist.
Aus dem Ofen nehmen und sofort servieren. Im Kühlschrank bis zu 4 Tage haltbar.

Pasta Primavera

Vorbereitung: 10 Minuten
Kochzeit: 20 Minuten
Fertig in: 30 Minuten
Zutaten (4 Portionen):
ca. 70 g Brokkoliröschen
4 Spargelstangen
ca. 250 g Vollkorn-Penne
4 EL natives Olivenöl extra
2 Knoblauchzehen, gehackt
1 Zucchini, in Würfel geschnitten
Fleisch von 2 Tomaten, in Würfel geschnitten
ca. 65 ml Crème double (bio)
ca. 75 g Erbsen, frisch oder gefroren
ca. 120 g geriebener Parmesan
1 Handvoll Basilikumblätter, klein geschnitten
Meersalz zum Abschmecken
Zubereitung:
In einem großen Topf ca. 2 l Wasser zum Kochen bringen. Broccoli darin 1 Minute kochen, dann Spargel hinzugeben und eine weitere

Minute kochen. Gemüse abgießen, kalt abspülen und beiseite stellen. Im selben Topf die Pasta al dente kochen. Vielleicht möchten Sie frisches Kochwasser verwenden; ich selbst nehme das Wasser, in dem ich das Gemüse gekocht habe, und gebe nur ein wenig Meersalz hinzu.

Während die Pasta kochen (Kochzeit meist 10–12 Minuten), in einer großen Sauteuse Olivenöl bei mittlerer Hitze erhitzen, dann Knoblauch und Zucchini hinzugeben und 1 Minute sautieren. Anschließend gewürfeltes Tomatenfleisch dazugeben und unter häufigem Rühren weitere 2 Minuten sautieren.

Das Wasser, das inzwischen aus dem Gemüse getreten ist, hinzugeben und bei höherer Hitze zum Kochen bringen. Crème double sowie sämtliches Gemüse hinzugeben, auch die Erbsen. Gut verrühren.

Hitze reduzieren, sodass die sahnige Gemüsemischung nur leise köchelt.

Parmesan hinzugeben und gut verrühren.

Sobald die Nudeln gar sind, abgießen, kalt abschrecken und mit der Soße vermengen. Gut verrühren. Basilikum hinzugeben und mit Salz abschmecken, wenn notwendig. Sofort servieren.

Süßkartoffeln mit Feigen und Ziegenkäse

Vorbereitung: 10 Minuten
Kochzeit: 15 Minuten
Fertig in: 25 Minuten

Zutaten (4 Portionen):

ca. 750 ml Wasser
2 große Süßkartoffeln, längs in 1 cm dicke Scheiben geschnitten
1 EL natives Olivenöl extra
ca. 65 ml Ahornsirup
2 EL Balsamessig
4 Frühlingszwiebeln, in dünne Scheiben geschnitten (nur weißer Anteil)

5 getrocknete Feigen, geviertelt
ca. 120 g Babyspinat
ca. 60 g Ziegenkäse, zerkrümelt (am besten cremig)
Zubereitung:
Grill oder Grillpfanne bei großer Hitze vorheizen.
In einem großen Topf 750 ml Wasser aufkochen. Im kochenden Wasser die Süßkartoffelscheiben ca. 2–3 Minuten blanchieren, bis sie weich werden. Abkühlen lassen und trocken tupfen.
Grill oder Grillpfanne mit Olivenöl bestreichen. Sobald es simmert, die Süßkartoffelscheiben nebeneinander hineingeben, bis sie dunkel gebräunt sind (von jeder Seite ca. 5 Minuten).
Ahornsirup und Balsamessig in eine Schale geben. Frühlingszwiebeln und Feigen hinzugeben.
Babyspinat auf vier Teller verteilen. Süßkartoffeln darauf verteilen. Das Dressing über Süßkartoffeln und Spinat geben und den zerkrümelten Ziegenkäse daraufstreuen. Warm servieren.

Veggie-Burger

Vorbereitung: 15 Minuten
Kochzeit: 15 Minuten
Fertig in: 30 Minuten
Zutaten (2 Portionen):
2 EL natives Olivenöl extra
1 mittelgroße Zwiebel, fein geschnitten
1 Karotte, fein geschnitten
ca. 110 g Blumenkohlreis
ca. 80 g Linsen, gekocht
ca. 30 g Sonnenblumenkerne, grob gehackt
ca. 200 g gedünsteter Naturreis
1 Tomate, in Scheiben geschnitten
Zubereitung:
Linsen komplett abtropfen lassen.

1 EL Olivenöl in einer großen Pfanne bei mittlerer Hitze erwärmen. Zwiebel, Karotte und Blumenkohlreis zugeben und 5–6 Minuten bzw. so lange garen, bis das Gemüse weich ist. Vom Herd nehmen und beiseite stellen.

In einer mittelgroßen Schüssel Linsen, Sonnenblumenkerne und Naturreis vermischen. Gekochtes Gemüse zugeben und alles gründlich mischen. Mit der Hand oder Burgerpresse 4 kleine Burger (Frikadellen) formen. Beiseite stellen.

In derselben Pfanne das restliche Öl erwärmen. Burger hineingeben und von jeder Seite ca. 3–4 Minuten goldbraun braten.

Burger auf einem Teller anrichten, nach Geschmack auf einem Vollkorntoast. Mit Tomatenscheiben garnieren.

Vellutata di Broccoli (Cremige Brokkolisuppe)

Vorbereitung: 10 Minuten
Kochzeit: 20 Minuten
Fertig in: 30 Minuten

Zutaten (4 Portionen):

2 EL natives Olivenöl extra
1 mittelgroße weiße Zwiebel, in Scheiben geschnitten
2 Knoblauchzehen, gehackt
ca. 210 g Brokkoliröschen, gehackt (ohne Stängel)
ca. 150 g grüne Erbsen (bio, ruhig auch Tiefkühlware)
1 mittelgroße Kartoffel, gehackt (mit Schale)
ca. 1,5 l Gemüsebrühe
Meersalz und Pfeffer zum Abschmecken

Zubereitung:

Olivenöl in einem mittelgroßen Topf bei mittlerer Hitze erwärmen. Zwiebel hinzugeben und 5–7 Minuten glasieren. Knoblauch hinzugeben und kochen, bis die Mischung duftet.

Broccoli, Erbsen, Kartoffel und Brühe dazugeben. Aufkochen und 10 Minuten kochen lassen.

Vom Herd nehmen. Mit dem Pürierstab glatt pürieren. Im Topf wieder auf den Herd bringen und weitere 5 Minuten kochen.
Mit Meersalz und Pfeffer abschmecken. Sofort mit einem Spritzer Olivenöl servieren.

Zitronenhuhn

Vorbereitung: 10 Minuten
Kochzeit: 3 Stunden
Fertig in: 3 Stunden und 25 Minuten
Zutaten (6 Portionen):
1 Brathähnchen aus ökologischer Haltung
1 große Zwiebel, klein geschnitten
6 Knoblauchzehen, zerdrückt
4 Zweige frischer Rosmarin
1 kleiner Strauß frischer Salbei
3 EL natives Olivenöl extra
Saft von einer Zitrone
3 EL Tamari-Sojasoße
Meersalz zum Abschmecken
Zubereitung:
Ofen auf 150 °C vorheizen.
Hähnchen abspülen und mit der Brust nach unten in einen Bräter legen. Zwiebel und Knoblauchzehen im Bräter und im Huhn verteilen. Rosmarin und Salbei ins Hähnchen stecken. Olivenöl und Zitronensaft über das Hähnchen gießen. Mit Sojasoße beträufeln. Deckel auf den Bräter legen.
Bräter in den Ofen stellen und 3 Stunden backen lassen. Brathähnchen stündlich mit eigenem Saft übergießen.
In den letzten 10 Minuten bzw. wenn das Hähnchen gar ist, Bräterdeckel entfernen und auf Grillmodus schalten, damit die Haut bräunt und knusprig wird. Hähnchen nach Geschmack mit Meersalz bestreuen. Vor dem Servieren 15 Minuten abkühlen lassen.

Zucchini Infornati (Ofenzucchini)

Vorbereitung: 10 Minuten
Kochzeit: 45 Minuten
Fertig in: 55 Minuten

Zutaten (4 Portionen):

2 große gelbe Zucchini, gewürfelt
2 große grüne Zucchini, gewürfelt
2 mittelgroße rote Zwiebeln, in dünne Ringe geschnitten
ca. 125 g geriebener Parmesan
1 TL Thymian
ca. 40 g Vollkorn-Semmelbrösel
2 EL ungesalzene Butter
1 EL natives Olivenöl extra

Zubereitung:

Ofen auf 180 °C vorheizen.

Zucchini, Zwiebeln, Käse, Thymian und Semmelbrösel in einer Schüssel mit der Butter (in Flocken) vermengen.

Mischung in eine Auflaufform geben und mit Olivenöl beträufeln. Ich streue meist noch etwas mehr Parmesan obenauf.

45 Minuten bzw. so lange backen, bis das Gemüse gar und die Oberfläche leicht gebräunt ist.

Danksagung

Vor einigen Jahren war ich bei einer internationalen Tagung zum Thema Alzheimer gerade im Begriff, einen Vortrag zu halten, als eine Frau ans Podium trat, noch bevor ich das Mikrophon ergriffen hatte. Sie stellte sich sehr (sehr!) kurz vor und kam dann gleich zur Sache: «Was sagen Sie zu dem erhöhten Alzheimer-Risiko bei Frauen?»

Diese Frage ließ mich innehalten. Ich legte meine Präsentation beiseite, und wir begannen an Ort und Stelle ein Gespräch, das den weiteren Verlauf meiner Arbeit dramatisch veränderte. Wie es der Zufall wollte, war die Frau niemand anderes als Dr. Roberta Diaz Brinton, eine kühne Meinungsmacherin auf diesem Gebiet. Dr. Brinton hatte sich in ihrer Arbeit schon seit Jahrzehnten darauf konzentriert, inwiefern hormonelle Veränderungen möglicherweise mit der Alzheimer-Krankheit in Zusammenhang standen; sie ist die unangefochtene Autorität auf diesem Gebiet. Binnen Minuten überzeugte sie mich nicht nur davon, ihren Weg mitzugehen, sondern sie nahm mich auch unter ihre starken Fittiche und verschaffte mir jede nur denkbare Möglichkeit, die aufregendste Forschung zu betreiben, an der ich je mitgewirkt habe.

Liebste Robbie, du bist der hellste aller Sterne. Jede Frau kann sich unglaublich glücklich schätzen, dich an ihrer Seite zu haben, und genau das tue ich. Dieses Buch legt Zeugnis ab von deiner Stärke und von deiner Güte.

Meine höchste Anerkennung gilt all meinen jetzigen und früheren Kolleginnen und Kollegen, Studentinnen und Studenten sowie Mitarbeiterinnen und Mitarbeitern sowie all den Wissenschaftlerinnen und Wissenschaftlern, die ihre Zeit und Kraft investieren, um zu erforschen, auf welch vielfältige Weise sich das weibliche Gehirn vom männlichen unterscheidet (oder auch nicht). Der Einstieg in diese Forschung hat meine Arbeit und meine berufliche Laufbahn unermesslich bereichert. Wissenschaft wird im Alltag oft allein betrieben, im Großen und Ganzen aber nie auf sich allein gestellt; im Inhalt dieses Buches steckt auch die harte Arbeit vieler Forschungsteams in aller Welt.

Kein Team jedoch liegt mir mehr am Herzen als mein eigenes bei der Weill Cornell Women's Brain Initiative. Von der Studienkoordination bis zum Patientinnenbesuch, von der Datenverarbeitung bis zur statistischen Analyse sind meine Kolleginnen und Kollegen, meine Mitarbeiterinnen und Mitarbeiter mit ungeheurer Hingabe dabei, sie arbeiten hart und sind einfach nur herausragend. Ein besonderes Dankeschön geht an Dr. Matthew Fink, der mir die Möglichkeit eröffnete, die Women's Brain Initiative ins Leben zu rufen und der uns seitdem unermüdlich unterstützt; an Dr. Richard Isaacson, den Sherlock Holmes der Alzheimer-Prävention, und an unsere Kolleginnen und Kollegen in der Radiologie, die eine unglaubliche Quelle der Inspiration sind.

Über die Zitierung hinaus wage ich es kaum, all den Forscherinnen und Forschern meinen Dank auszudrücken, die geholfen haben, das Fachgebiet aufzubauen, und die mich zu diesem Buch inspiriert haben. Danke Ihnen allen. Dr. Alberto Pupi, Sie sind für mich das beste Vorbild als Wissenschaftler, Mentor und Lehrer. Dr. Dharma und Kirti Khalsa von der Alzheimer's Prevention Research Foundation, danke für das großzügige Teilen des Wissens um die Meditation.

Unsere Forschung wäre nicht vorstellbar ohne die großzügige Unterstützung der National Institutes of Health/des National Institute on Aging, Maria Shrivers Women's Alzheimer Movement, den Cure Alzheimer Fund, Harold W. McGraw III, Nancy G. McGraw und viele andere Wohltäter.

Zugleich könnte es überhaupt keine Forschung geben, wenn wir nicht unsere Studienteilnehmerinnen und -teilnehmer hätten, freiwillige Testpersonen, die ich nicht namentlich nennen darf, die aber wissen, wer gemeint ist. Ich danke Ihnen allen für Informationen, Inspiration und dafür, dass Sie unsere Arbeit ermöglichen.

Was dieses Buch betrifft, so kann ich Maria Shriver gar nicht genug dafür danken, dass sie das Vorwort verfasst hat. Maria ist auf unterschiedlichen Schauplätzen äußerst aktiv: als Journalistin, Autorin und ehemalige First Lady des Bundesstaates Kalifornien, um nur einige zu nennen. Über allem aber steht ihr unermüdliches Engagement für die Prävention der Alzheimer-Krankheit und dafür, Frauen mit dem Wissen auszustatten, das sie brauchen, um klar zu erstrahlen.

Ein anderer Stern in Marias Team ist Sandy Gleysteen – danke dafür, dass du dies und so viel mehr Wirklichkeit werden ließest. Du bist die Beste der Besten.

Von Herzen danken möchte ich meiner genialen Lektorin Caroline Sutton und meiner tatkräftigen Literaturagentin Katinka Matson, die mir überhaupt die Gelegenheit verschafften, dieses Buch zu schreiben. Ich bin euch zutiefst dankbar für eure großartige Unterstützung und das Wissen darum, wie man harte Wissenschaft in Konzepte transformiert, die heute und in Zukunft den Großteil der Menschen erreichen und ihnen helfen können.

Schließlich und endlich ist meine Forschung nur ein Teil meines Lebens; sie wäre unmöglich ohne die Liebe und Unterstützung meiner Freunde und Familie auf der ganzen Welt. Ich liebe euch alle so sehr. Ein großes Grazie, Merci und Thank You geht an Susan Verrilli Dutilh, die mir auch bei diesem Buch bei jedem Schritt, bei jedem Kapitel zur Seite stand. *Sorellina*, du bist ein wahres Beispiel für Würde, Stärke und Beharrlichkeit angesichts so mancher ziemlich heftiger Herausforderungen.

Ich schreibe für meine Familie, aus ihr und in ihr; ihre Unterstützung macht dies nicht nur möglich, sondern auch noch lohnenswerter. Mamma e papa', vi voglio un mare di bene. Momo, danke, dass du immer für uns da bist. Und ganz tief in meinem Herzen liebe ich euch, Kevin und Lily, mehr als je jemand jemanden geliebt hat.

Anmerkungen

Stand aller Internetadressen August 2020.

Einleitung: Frauengesundheit einfordern

1) Alzheimer's disease facts and figures. *Alzheimers Dement* 2016; 12: 459–509.
2) Für mehr Informationen siehe https://www.alz.org/alzheimers-dementia/what-is-alzheimers/women-and-alzheimer-s Quick%20Facts.
3) Kinney L et al. *Ann Intern Med* 1981; 95: 495–499.
4) Yang X et al. *Genome Res* 2006; 16: 995–1004.
5) www.accessdata.fda.gov/drugsatfda_docs/label/2015/022526REMS.pdf.
6) Cheng HT et al. *J Am Geriatr Soc* 2017; 65: 2488–2495.
7) Pope JH et al. *N Engl J Med* 2000; 342: 1163–1170.
8) www.nationalpainreport.com/women-in-pain-report-significant-gender-bias-8824696.html.

Kapitel 1: Wie funktioniert das weibliche Gehirn? Eine Innenansicht

1) McEwen B. *J Appl Physiol* 2001; 91: 2785–2801.
2) Ross MT et al.: «The DNA Sequence of the Human X Chromosome», Nature, 17 March, 2005, Issue 7031, Volume 434. Je nach Untersuchungsmethode variieren die Zahlen der Gene in verschiedenen Studien. Der signifikante Unterschied zwischen X- und Y-Chromosom zeigt sicher allerdings in allen Untersuchungen gleichermaßen.
3) Brinton RD et al. *Nat Rev Endocrinol* 2015; 11: 393–405.
4) Nugent BM et al. *Horm Metab Res* 2012; 44: 577–586.
5) Nishizawa S. et al. *Proc Natl Acad Sci* USA 1997; 94: 5308–5313.
6) Rahman A et al. *Frontiers Res Topics* 2019; im Druck; Ferretti MT et al. *Nat Rev Neurol* 2018; 14: 457–469.
7) Ingalhalikar M et al. *Proc Natl Acad Sci USA* 2014; 111: 823–828.
8) Rogan MT, LeDoux JE. *Cell* 1996; 85: 469–475.
9) Mosconi L et al. *Neurology* 2017; 89: 1382–1390; Mosconi L et al. *PLoS One* 2017; 12: e0185926.
10) Lin J et al. *Brain Res* 2011; 1379: 224–242.
11) Mosconi L et al. *PLoS One* 2018; 13: e0207885.
12) Sperling RA et al. *Nat Rev Neurol* 2013; 9: 54–58.
13) Kivimaki M et al. *Lancet Neurol* 2018; 391: 1574–1575.
14) Folsom DP et al. *Dialogues Clin Neurosci* 2006; 8: 45–52.

15) Rahman A et al. *Frontiers Res Topics* 2019; im Druck.
16) Feldman HA et al. *J Clin Endocrinol Metab* 2002; 87: 589–598.
17) Harlow SD et al. *Menopause* 2012; 19: 387–395.

Kapitel 2: Mythen über die Gehirngesundheit von Frauen

1) Clancy S. *Nat Educ* 2008; 1: 187.
2) Jirtle RL et al. *Nat Rev Genet* 2007; 8: 253–262.
3) Wong M et al. *Nat Rev Neurosci* 2001; 2: 343–351.
4) Jimenez-Sanchez G et al. *Nat Genet* 2001; 409: 853–855.
5) Willett WC. *Science* 2002; 296: 695– 698.
6) Norton S et al. *Lancet Neurol* 2014; 13: 788–794.
7) https://www.cia.gov/library/publications/the-world-factbook.
8) Bennett JE et al. *Lancet* 2015; 386: 163–170.
9) Beltrán-Sánchez H et al. *Proc Natl Acad Sci USA* 2015; 201421942.
10) Siehe exemplarisch diese Studie zur Geschlechterverteilung bei Alkoholismus im 20. Jahrhundert: www.bmjopen.bmj.com/content/6/10/e011827.
11) Kuller LH, Ockene JK, Meilahn E, Wentworth DN, Svendsen KH, Neaton JD. Cigarette smoking and mortality. MRFIT Research Group. Prev Med. 1991; 20(5): 638–654.
12) Im gesamten Buch vermeide ich bewusst zu schreiben, Frauen hätten ein höheres Alzheimer-«Risiko» als Männer. Denn statistisch ist eine erhöhte «Prävalenz» (d. h. die Zahl der betroffenen Menschen) nicht dasselbe wie ein erhöhtes «Risiko». Um von einem erhöhten Risiko zu sprechen, bedarf es neben einer erhöhten Prävalenz auch einer erhöhten «Inzidenz», also der Rate, mit der Menschen im Lauf der Zeit eine Krankheit entwickeln. Und während alle Experten sich einig sind, dass die Alzheimer-Prävalenz bei Frauen höher ist als bei Männern (in der Tat sind zwei Drittel aller Alzheimer-Patienten Frauen), gibt es widersprüchliche Daten, was die Frage angeht, ob auch die Alzheimer-Inzidenz bei Frauen höher ist. Das liegt hauptsächlich daran, dass sich bislang nur sehr wenige Studien mit dieser Frage beschäftigt haben. Daher kann man, statistisch gesprochen, (bislang) nicht sagen, dass Frauen ein höheres Alzheimer-Risiko als Männer haben (eine eingehendere Diskussion zu diesem Thema findet sich bei Ferretti MT et al. *Nat Rev Neurol* 2018; 14: 457–469.) Ganz unabhängig von der Semantik sind mehr Frauen als Männer am Ende ihres Lebens von Alzheimer betroffen. Besonders wichtig ist dabei, dass die Faktoren, die Frauen gefährden, nicht unbedingt dieselben Faktoren sind, die Männer gefährden.
Unser Ziel ist es heute, herauszufinden, auf welche Risikofaktoren Frauen achten müssen und wie sich diese Risiken neutralisieren lassen.
13) Vina J, Lloret A. *J Alzheimers Dis* 2010; 20 Suppl 2: 527–533.
14) Gao S et al. *Arch Gen Psychiatry* 1998; 55: 809–815.
15) Cummings JL et al. *Alzheimers Res Ther* 2014; 6: 37–40.
16) Haywood WM et al. *Am J Geriatr Pharmacother* 2006; 4: 273–286.
17) Andrieu S et al. *Lancet Neurol* 2015; 14: 926–944.
18) Holmes C et al. *Lancet* 2008; 372: 216–223.
19) Kivipelto M et al. *Nat Rev Neurol* 2018; 14: 653–666.

Kapitel 3: Besondere Risiken für die Gehirngesundheit von Frauen

1) Mosconi L et al. *Proc Natl Acad Sci USA* 2010; 107: 5949–5954.
2) Bertram L et al. *Nat Rev Neurosci* 2008; 9: 768–778.
3) Farrer LA et al. *JAMA* 1997; 278: 1349–1356.
4) Mosconi L et al. *Neurology* 2017; 89: 1382–1390.
5) Scheltens P et al. *Lancet* 2016; 388: 505–517.
6) www.alz.org/national/documents/report_africanamericanssilentepidemic.pdf.
7) www.heart.org/en/health-topics/consumer-healthcare/what-is-cardiovascular-disease/african-americans-and-heart-disease-stroke.
8) Morris MS. *Lancet Neurol* 2003; 2: 425–428.
9) Sims-Robinson C et al. *Nat Rev Neurol* 2010; 6: 551–559.
10) Biessels GJ, Reagan LP. *Nat Rev Neurosci* 2015; 16: 660–671.
11) Menke A et al. *JAMA* 2015; 314: 1021–1029.
12) Nordstrom A et al. *PLoS Med* 018; 15: e1 002 496.
13) Harmon KG et al. *Br J Sports Med* 2013; 47: 15–26.
14) Stockl H et al. *Lancet* 2013; 382: 859–865.
15) www.cdc.gov/violenceprevention/pdf/cdc_nisvs_ipv_report_2013_v17_single_a.pdf.
16) Wyss-Coray T. *Nat Med* 2006; 12: 1005–1015.
17) Hall JR et al. *J Alzheimers Dis* 2013; 35: 363–371.
18) Breitner JC et al. *Alzheimers Dement* 2011; 7: 402–411.
19) Perry V et al. *Nat Rev Immunol* 2007; 7: 161–167.
20) Klein SL et al. *Lancet Infect Dis* 2010; 10: 338–349.
21) *National Institute of Mental Health*: www.nimh.nih.gov/health/statistics/index.shtml.
22) Goldstein JM et al. *Front Neurosci* 2014; 8: 247.
23) Goveas JS et al. *J Am Geriatr Soc* 2011; 59: 57–66.
24) www.womenshealth.gov/a-z-topics/thyroid-disease.
25) Shadyab AH et al. *Menopause* 2017; 24: 35–44.
26) Gilsanz P et al. *Neurology* 2019; 92: im Druck.
27) Pankratz VS et al. *Neurology* 2015; 84: 1433–1442.

Kapitel 4: Die Reise des Gehirns von der Schwangerschaft bis in die Wechseljahre

1) Shonkoff JP, Phillips DA (Hrsg.). *From Neurons to Neighborhoods*. Washington, DC: National Academies Press, 2000.
2) Hoekzema E et al. *Nat Neurosci* 2017; 20: 287–296.
3) Henry JD et al. *J Clin Exp Neuropsych* 2007; 29: 793–803.
4) Christensen H et al. *Br J Psychiatry* 2010; 196: 126–132.
5) Fraser Am et al. *Circulation* 2012; 125: 1367–1380.
6) Wisner KL et al. *New Engl J Med* 2002; 347: 194–199.
7) www.cdc.gov/nchs/data/databriefs/db309.pdf.
8) van Keep PA et al. *Maturitas* 1983; 5: 69–75.
9) Han C et al. *BMC Anesthesiology* 2103; 17: 103.
10) Bove R et al. *Neurology* 2014; 82: 222–229.

11) Rocca WA et al. *Menopause* 2018; 25: 1275–1285.
12) Jiao X et al. Trends *Endocrinol Metab* 2018; 29: 795–807.
13) Jacobs EG et al. *J Neurosci* 2016; 36: 10 163–10 173.
14) Thurston RC. *Climacteric* 2018; 21: 96–100.
15) Cant MA et al. *Proc Natl Acad Sci USA* 2008; 105: 5332–5336.

Kapitel 5: Das Zeitalter der Präzisionsmedizin

1) Dorschner MO et al. *Am J Hum Genet* 2013; 93: 631–640.
2) Tandy-Connor S et al. *Genet Med* 2018; 20: 1515–1521.
3) Tanzi RE et al. *Neuron* 2001; 32: 181–184.
4) Ritchie K et al. *Lancet* 2002; 360: 1759–1766.
5) www.bundesaerztekammer.de/fileadmin/user_upload/downloads/pdf-Ordner/WB/SN_Alzheimer_Risikodiagnostik.pdf.
6) Qian J et al. *PLoS Med* 2017; 14: e1 002 254.
7) Green RC et al. *N Engl J Med* 2009; 361: 245–254.

Kapitel 6: Medizinische Vorgeschichte und Labortests

1) Shoberiri F et al. *J Menopausal Med* 2016; 22: 14–19.
2) The SPRINT MIND investigators. *JAMA* 2019; 321: 553–561.
3) Rodrigue KM et al. *JAMA Neurol* 2013; 70: 600–606.
4) www.rki.de/DE/Content/Gesundheitsmonitoring/Gesundheitsberichterstattung/GesundAZ/Content/H/Hypertonie/Inhalt/Blutdruck_DZHK.pdf?__blob=publicationFile.
5) Rettberg JR et al. *Neurobiol Aging* 2016; 40: 155–163.
6) Costello BT et al. *Clin Cardiol* 2016; 39: 96–102.
7) Ward H et al. *Arch Intern Med* 2009; 169: 1424–1429.
8) Seshadri S et al. *N Eng J Med* 2002; 346: 76–83.
9) Morris MS. *Lancet Neurol* 2003; 2: 425–428.
10) Vidal-Alaball J et al. *Cochrane Database Syst Rev* 2005; 3: CD004 655.
11) Yurko-Mauro K et al. *PLoS One* 2015; 10: e0 120 391; Tan ZS et al. *Neurology* 2012; 78: 658–664.
12) Stark KD et al. *Prog Lipid Res* 2016; 63: 132–152.
13) Ferretti MT et al. *Nat Rev Neurol* 2018; 14: 457–469.
14) Rentz D et al. *Menopause* 2017; 24: 400–408.
15) Mielke M et al. *Clin Epidemiol* 2014; 6: 37–48.
16) Wiebers DO et al. *Lancet*. 2003 Jul 12; 362(9378): 103–110.
17) www.seer.cancer.gov/statfacts/html/brain.html.
18) Diaz JF et al. Arch Neurol 1991; 48: 1022–1025.
19) Mosconi L et al. *PLoS One* 2018; 13: e0 207 885.
20) Ossenkoppele R et al. *JAMA* 2015; 313: 1939–1949.
21) De Wilde A et al. *JAMA Neurol* 2018; 75: 1062–1070.
22) Fantoni ER et al. *J Alzheimers Dis* 2018; 63: 783–796.

Kapitel 8: Brauchen Sie wirklich Hormonpräparate, Antidepressiva und andere Medikamente?

1) Lobo RA *J Clin Endocrinol Metab* 2013; 98: 1771–1780.
2) Grodstein F et al. *Ann Intern Med* 2000; 133: 933–941.
3) Rossouw JE et al. *JAMA* 2002; 288: 321–333; Anderson GL et al. *JAMA* 2004; 291: 1701–1712.
4) Shumaker S et al. *JAMA* 2003; 289: 2651–2662.
5) Manson JE et al. *JAMA* 2017; 318: 927–938.
6) Salpeter SR et al. *J Gen Intern Med* 2004; 19: 791–804.
7) Hodis HN et al. *N Engl J Med* 2016; 374: 1221–1231.
8) Salpeter S et al. *Am J Med* 2009; 122: 1016–1022.
9) Doll KM et al. *JAMA Surg* 2016; 151: 876–877.
10) Shuster LT et al. *Maturitas* 2009; 65: 161–166.
11) Sarrel PM et al. *Am J Pub Health* 2013; 103: 1583–1588.
12) Chlebowski RT et al. *N Engl J Med* 2009; 360: 573–587.
13) LaCroix AZ et al. *JAMA* 2011; 305: 1305–1314.
14) North American Menopause Society. *Menopause* 2012; 19: 257–271.
15) Ross RK et al. *J Natl Cancer Inst* 2000; 92: 328–332.
16) Collaborative Group on Hormonal Factors in Breast Cancer. *Lancet* 1997; 350: 1047–1059.
17) Shumaker S et al. *JAMA* 2003; 289: 2651– 2662.
18) Wassertheil-Smoller S et al. *JAMA* 2003; 289: 2673–2684; Resnick SM et al. *Neurology* 2009; 72: 135–142.
19) LeBlanc ES et al. *JAMA* 2001; 285: 1489–1499.
20) Rocca WA et al. *Neurology* 2007; 69: 1074–1083.
21) Bove R et al. *Neurology* 2014; 82: 222– 229.
22) Maki P *Menopause* 2013; 20: 695–709.
23) Henderson VW et al. *Neurology* 2016; 87: 699–708; Gleason CE et al. *PLoS Med* 015; 12: e1001833.
24) Jacobs EG et al. *PLoS One* 2013; 8: e54713.
25) Shilling V et al. *Eur J Oncol Nurs* 2007; 11: 6–15.
26) Benson JR. *J Natl Cancer Inst* 2002; 94: 1336; Espeland MA et al. *J Womens Health* 2010; 19: 371–379.
27) Eberling JL et al. *Neuroimage* 2004; 21: 364–371; Yaffe K et al. *Am J Psychiatry* 2005; 162: 683–690.
28) Mehta L et al. *Circulation* 2018; 137: e30–66.
29) Crandall C et al. *Menopause* 2018; 25: 11–20.
30) Etwa bei der Bundeszentrale für gesundheitliche Aufklärung (www.bzga.de) oder unter www.gesundheitsinformation.de/verhuetung.2327.de.html.
31) North American Menopause Society. *Menopause practice: A clinician's guide*. 5. Aufl.
32) Skovlund CW et al. *JAMA Psych* 2016; 73: 1154–1162.
33) Skovlund CW et al. *JAMA Psych* 2016; 73: 1154–1162.
34) Orleans RJ et al. *N Engl J Med* 2014; 370: 1777–1779.

35) www.cdc.gov/nchs/products/databriefs/db283.htm.
36) Banks WA. *Endocrinology* 2012; 153: 4111–4119.
37) Lu Y et al. *J Neurosci* 2019; 39: 2792–2809.
38) Risikorechner der Deutschen Herzstiftung: www.herzstiftung.de/Herzinfarkt-Risiko-Test.php und der Assmann-Stiftung www.assmann-stiftung.de/procam-tests/.
39) www.gesundheitsinformation.de/risikofaktoren-fuer-brustkrebs.2276.de.html?part=ursachenundrisikofaktoren-gr.
40) Dem Diagramm liegen der North American Menopause Society's Decision-Making Algorithm for Menopause Management, die American Association of Clinical Endocrinologists Guidelines for Management of Menopausal Symptoms as Related to Breast Cancer, der American College of Cardiology/American Heart Association ASCVD Risk Prediction Score sowie das National Cancer Institute's Breast Cancer Risk Assessment Tool zugrunde, ebenso aktuelle Daten zum Demenzrisiko.

Kapitel 9: Nahrung für die kleinen grauen Zellen

1) Gould E. *Nat Rev Neurosci* 2007; 8: 481–488.
2) Colvis CM et al. *J Neurosci* 2005; 25: 10379–10389.
3) Lundsgaard AM et al. *Front Endocrinol* 2014; 5: e195.
4) Heine PA et al. *Proc Natl Acad Sci USA* 2000; 97: 12729–12734.
5) Davis SR et al. *Climacteric* 2012; 15: 419–429.
6) Kroenke CH et al. *Menopause* 2012; 19: 980–988.
7) Prentice RL et al. *JAMA* 2006; 295: 629–642.
8) Howard BV et al. *JAMA* 2006; 295: 655–666.
9) https://theplosblog.plos.org/2016/07/ketones-to-combat-alzheimers-disease/.
10) Oh K et al. *Am J Epidemiol* 2005; 161: 672–679.
11) Hu FB et al. *N Eng J Med* 1997; 337: 1491–1499.
12) Morris MC et al. *Neurobiol Aging* 2014; 35: S59–S64.
13) Okereke OI et al. *Ann Neurol* 2012; 72: 124–134.
14) Morris MC et al. *Arch Neurol* 2003; 60: 194–200.
15) Pottala JV et al. *Neurology* 2015; 82: 435–442; Tan ZS et al. *Neurology* 2012; 78: 658–664.
16) Mosconi L et al. *BMJ* 2014; 4: e004850.
17) Rice MS et al. *Am J Public Health* 2016; 160: 1592– 1598; Carruba G et al. *Nutr Cancer* 2006; 56: 253–259.
18) Jones LW et al. *Lancet Oncol* 2006; 7: 1017–1026.
19) Farvid MS et al. *BMJ* 2014; 348: 3437.
20) Chlebowski RT et al. *JAMA Oncol* 2016; e181212.
21) Wynder EL et al. *JNCI* 2007; 89: 766–775.
22) Hu FB et al. *N Eng J Med* 1997; 337: 1491–1499.
23) Schulze MB et al. *Am J Clin Nutr* 2004; 80: 348–356.
24) Monroe KR et al. *Nutr Cancer* 2007; 8: 127–135.
25) Knopman DS *JAMA* 2009; 302: 686–687; Morris MC et al. *Alzheimers Dement* 2015; 11: 1007–1014.
26) Liu S et al. *Am J Clin Nutr* 2000; 71: 1455–1461.

27) Crane PK et al. *New Eng J Med* 2013; 369: 540–548.
28) Maki KC et al. *J Nutr* 2015; 145: S159–163.
29) www.who.int/mediacentre/news/releases/2014/world-health-statistics-2014/en/.
30) Crous-Bou M et al. *BMJ* 2014; 349: g6674.
31) Oh K et al. *Am J Epidemiol* 2005; 161: 672–679.
32) Estruch T et al. *Ann Intern Med* 2006; 145: 1–11.
33) Vallas-Pedret C et al. *JAMA Intern Med* 2015; 175: 1094–1103.
34) Mosconi L et al. *J Prevent Alz Dis* 2014; 1: 23–32; Walters M et al. *BMJ Open* 2018; 8: e023664.
35) Berti V et al. *Neurology* 2018; 90: e1789–1798.
36) Scarmeas N et al. *JAMA* 2009; 302: 627–637.
37) Monroe KR et al. *Nutr Cancer* 2007; 8: 127–135.
38) Toledo E et al. *JAMA Intern Med* 2015; 175: 1752–1760.
39) Gold EB et al. *Menopause* 2006; 13: 423–433.
40) Herber-Gast GC et al. *Am J Clin Nutr* 2013; 97: 1092–1099.
41) Samieri C et al. *Ann Intern Med* 2013; 159: 584–591.

Kapitel 10: In acht Schritten zum wohlgenährten Gehirn

1) Morris MC et al. *Neurology* 2018; 90: e214–e222.
2) Devore E et al. *Ann Neurol* 2012; 72: 135–143.
3) Muga MA et al. *BMC Geriatr* 2017 Nov 21; 17: 268.
4) https://gco.iarc.fr/today/data/factsheets/cancers/10_8_9-Colorectum-fact-sheet.pdf
5) www.dge.de/wissenschaft/referenzwerte/kohlenhydrate-ballaststoffe/:~:text=Ballaststoffe%20(Nahrungsfasern),Referenzwerte%20f%C3%BCr%20die%20Energiezufuhr.
6) Knopman DS. *JAMA* 2009; 302: 686–687; Morris MC et al. *Alzheimers Dement* 2015; 11: 1007–1014.
7) Liu S et al. *Am J Clin Nutr* 1999; 70: 412–419.
8) Schulze MB et al. *Am J Clin Nutr* 2004; 80: 348–356.
9) Mastroiacovo D et al. *Am J Clin Nutr* 2015; 101: 538–548.
10) Franke AA et al. *Proc Soc Exp Biol Med* 1998; 217: 263–273.
11) Franco O et al. *JAMA* 2016; 315: 2554–2563.
12) https://gco.iarc.fr/today/fact-sheets-cancers.
13) Hsieh CY et al. *Cancer Res* 1998; 58: 3833–3838.
14) Messina M et al. *Oncology* 2013; 27: 430–437.
15) Nechuta SJ et al. *Am J Clin Nutr* 212; 96: 123–132.
16) Chen MN et al. *Climacteric* 2015; 18: 260–269.
17) www.aicr.org/cancer-research-update; Rock CL et al. *Cancer J Clin* 2012; 62: 242–244.
18) Vgl. etwa www.krebsinformationsdienst.de/fachkreise/nachrichten/2019/fk08-soja-brustkrebs-ernaehrung-phytooestrogen.php.
19) www.verbraucherzentrale.de/wissen/lebensmittel/nahrungsergaenzungsmittel/isoflavone-hilfe-in-den-wechseljahren-8255.
20) www.bundesregierung.de/breg-de/aktuelles/lebensmittel-in-deutschland-grundsaetzlich-gentechnikfrei-348862.

21) www.ers.usda.gov/data-products/adoption-of-genetically-engineered-crops-in-the-us/recent-trends-in-ge-adoption/.
22) Anderson JW et al. *N Engl J Med* 1995; 333: 276–282.
23) Mosconi L et al. *BMJ* 2014; 4: e004850.
24) Morris MC et al. *JAMA* 2002; 287: 3230–3237.
25) Engelhart MJ et al. *JAMA* 2002; 287: 3223–3229.
26) Ziaei S et al. *Gynecol Obstet Invest* 2007; 64: 204–207.
27) Carlsen MH et al. *Nutr J* 2010; 9: 3–18.
28) Tajkarimi MM et al. *Food Control* 2010; 21: 1199–1218.
29) https://ec.europa.eu/germany/news/20190424-obergrenze-fuer-transfette-lebensmitteln-beschlossen_de.
30) Fiolet T et al. *BMJ* 2018; 360: k322.
31) Micha R et al. *JAMA* 2017; 317: 912–924.
32) Simopoulos AP *Am J Clin Nutr* 1991; 54: 438–463.
33) www.dge.de/wissenschaft/referenzwerte/fett/.
34) Saldeen P et al. *Obstet Gynecol Surv* 2004; 59: 722–730.
35) Gross G et al. *PLoS One* 2014; 9: e96905.
36) Giles GE et al. *Nutr Rev* 2013; 71: 727–741.
37) Kalmijn S et al. *Neurology* 2004; 62: 275–280.
38) Dunneram Y et al. *J Epidemiol Comm Health* 2018; 72: 733–740.
39) Okereke OI et al. *Ann Neurol* 2012; 72: 124–134.
40) Devore EE et al. *Diabetes Care* 2009; 32: 635–640.
41) Hu FB et al. *BMJ* 1998; 317: 1341.
42) Sacks FM et al. *Circulation* 2017; 136: e1–23.
43) Sacks FM et al. *Circulation* 2017; 136: e1–23.
44) Khaw K et al. *BMJ Open* 2018; 8: e020167.
45) Zong G et al. *BMJ* 2016; 355: i5796.
46) De la Rubia Orti JE et al. *J Alzheimers Dis* 2018; 65: 577–587.
47) Chacarro JE et al. *Hum Reproduct* 2007; 22: 1340–1347.
48) Kivipelto M et al. *Ann Int Med* 2002; 137: 149–155.
49) Solomon A et al. *Dement Geriatr Cog Dis* 2009; 28: 75–80.
50) Hu FB et al. *JAMA* 1999; 281: 1387–1394.
51) Djousse L et al. *Circulation* 2008; 117: 512–516.
52) Bennet AM et al. *JAMA* 2007; 298: 1300–1311.
53) Kivipelto M et al. *J Cell Mol Med* 2008; 12: 2762–2771.
54) Mosconi L et al. *BMJ* 2014; 4: e004850.
55) Shin JY et al. *Am J Clin Nutr* 2013; 98: 146–159.
56) Yassine HN et al. *JAMA Neurol* 2018; 74: 339–347.
57) Van de Rest O et al. *Neurology* 2016; 86: 2063–2070.
58) Chassaing B et al. *Nature* 2015; 519: 92–96.
59) Claesson MJ et al. *Nature* 2012; 488: 178–184.
60) Chassaing B et al. *Nature* 2015; 519: 92–96.
61) Caro H et al. *J Clin Endocrinol Metabolism* 2016; 101: 233–242.

62) Heitkemper MM et al. *Gend Med* 2009; 6: 152–167.
63) Sievert LL et al. *Ann Hum Biol* 2006; 33: 4–16.
64) Colditz GA et al. *Nat Rev Cancer* 2005; 5: 388–396.
65) Livingston G et al. *Lancet* 2017; 390: 2673–2734.
66) Price NL et al. *Cell Metabolism* 2012; 15: 675–690.
67) Eskelinen MH et al. *J Alzh Dis* 2009; 16: 85–91.
68) Streitburger DP et al. *PLoS One* 2012; 7: e44195.
69) Edmonds CJ et al. *Front Hum Neurosci* 2013; 7: 363; Benefer MD et al. *Eur J Nutr* 2013; 52: 617–624.
70) Goodman AB et al. *Prevent Chron Dis* 2013; 10: E51.
71) LaComb RP et al. Food Surveys Research Group Dietary Data Brief No. 6, August 2011.
72) Caan B et al. *Am J Public Health* 1998; 88: 270–274.
73) Diamanti-Kandarakis E et al. *Endocr Rev* 2009; 30: 293–342.
74) Korach KS *Reproductive and Developmental Toxicology*, Marcel Dekker Ltd, 1998.
75) Yan D et al. *Sci Rep* 2016; 6: 32 222.
76) Livingston G et al. *Lancet* 2017; 390: 2673–2674.
77) Eine Liste der in Deutschland zugelassenen Zusatzstoffe und weitere Informationen finden Sie unter: www.bvl.bund.de/DE/Arbeitsbereiche/02_Futtermittel/03_AntragstellerUnternehmen/05_Zusatzstoffe_FM/03_Liste_zugelassene_Zusatzstoffe/fm_liste_zugelassener_zusatzstoffe_node.html.
78) www.niehs.nih.gov/health/topics/agents/pesticides/index.cfm.
79) Mattson M et al. *J Nutr Biochem* 2005; 16: 129–137.
80) Kroenke CH et al. *Menopause* 2012; 19: 980–988.
81) Michels KB et al. *Cancer* 2007; 109: 2712–2749.
82) Witte AV et al. *Proc Natl Acad Sci USA* 2009; 106: 1255–1260.
83) Harvie MN et al. *Int J Obesity* 2011; 35: 714–727.
84) Mattson MP Wan R. *J Nutr Biochem* 2005; 16: 129–137.
85) Chaix A et al. *Cell Metab* 2014; 20: 991–1005.

Kapitel 11: Nahrungsergänzung für das weibliche Gehirn

1) www.aarp.org/health/brain-health/global-council-on-brain-health/supplements/.
2) Hercberg S et al. *Arch Intern Med* 2004; 164: 2335–2342.
3) Franco O et al. *J Am Med Assoc* 2016; 315: 2554–2563.
4) Franco O et al. *J Am Med Assoc* 2016; 315: 2554–2563.
5) Larkin M. *Lancet* 2000; 355: 1619.
6) Scarmeas N et al. *Lancet Neurol* 2018; 17: 1006–1015.
7) www.apotheken-umschau.de/Medikamente/Wechselwirkungscheck.
8) Mosconi L. *Brain Food: The Surprising Science of Eating for Cognitive Power*. Avery / Penguin Random House, 2018.
9) Tangney CC et al. *Neurology* 2009; 72: 361–367.
10) Douaud G et al. *Proc Natl Acad Sci USA* 2013; 110: 9523–9528.
11) Jernerén F et al. *Am J Clin Nutr* 2015; 102: 215–221.
12) Yassine HN et al. *JAMA Neurology* 2018; 74: 339–347.

13) Yurko-Mauro K et al. *PLoS One* 2015; 10: e0120391.
14) Tan MS et al. *J Alzh Dis* 2015; 43: 589–603.
15) Raghavan A et al. *Neural Regen Res* 2014; 9: 1104–1107.
16) Franco O et al. *J Am Med Assoc* 2016; 315: 2554–2563.
17) Cisafulli A et al. *Menopause* 2004; 11: 400–404.
18) Lipovac M et al. *Gynecol Endocrinol* 2012; 28: 203–207.
19) www.aicr.org/cancer-research-update.
20) Ziaei S et al. *Gynecol Obstet Invest* 2007; 64: 204–207.
21) Franco O et al. *JAMA* 2016; 315: 2554–2563.
22) Franco O et al. *JAMA* 2016; 315: 2554–2563.
23) Taku K et al. *Menopause* 2012; 19: 776–790.
24) Ernst E. *Ann Int Med* 2002; 136: 42–53.
25) Larkin M. *Lancet* 2000; 355: 1619.
26) www.awmf.org/uploads/tx_szleitlinien/nvl-005l_S3_Unipolare_Depression_2017-05.pdf.
27) Bae JH et al. *Nutr Res* 2018; 50: 1–9.
28) Yang JR et al. *Neuropsychiatr Dis Treat* 2015; 11: 2055–2061.
29) Franco O et al. *JAMA* 2016; 315: 2554–2563.
30) Brezinski A et al. *Sleep Med Rev* 2005; 9: 41–50.
31) Cropley M et al. *Phytother Res* 2002; 16: 23–27.
32) Henmi H et al. *Fertil Steril* 2003; 80: 459–461.
33) Leonetti HB et al. *Obstet Gynecol* 1999; 94: 225–228.
34) www.netzwerk-frauengesundheit.com/wp-content/uploads/2013/11/Progesteron-ArtikelEndfassungFaustAlbrecht_05.pdf.
35) Abbasi B et al. *J Res Med Sci* 2012; 17: 1161–1169.
36) Stough C et al. *Nutr J* 2014; 13: 122.
37) Spasov AA et al. *Phytomedicine* 2000; 7: 85–89; Darbinyan V et al. *Phytomedicine* 2000; 7: 365–371.
38) Choudhary D et al. *J Evid Based Compl Altern Med* 2017; 22: 96–106.
39) Chandrasekhar K et al. *Indian J Psychol Med* 2012; 34: 255–262
40) Abdou AM et al. *Biofactors* 2006; 26: 201–208
41) Verpeut J et al. *Nutr Res* 2013; 33: doi: 10 1016/j.nutres.2013.04.001
42) Jun Y et al. *Metabolism* 2008; 57: 712–717
43) Desideri G et al. *Hypertension* 2012; 11: 1930–1960

Kapitel 12: Frauen und Sport: Ist weniger mehr?

1) Hillman CH et al. *Nat Rev Neurosci* 2008; 9: 58–65.
2) Tucker LA *Prevent Med* 2017; 100: 145–151.
3) Van Praag H *Trends Neurosci* 2009; 32: 283–290.
4) Okonkwo OC et al. *Neurology* 2014; 83: 1753–1760.
5) Walters M et al. *BMJ* 2018; 8: e023664.
6) Erickson KI et al. *Proc Natl Acad Sci USA* 2011; 108: 3017–3022.
7) Brown BM et al. *Alzheimers Dement* 2017; 13: 1197–1206.

8) Head D et al. *Arch Neurology* 2012; 69: 636–643.
9) Norton S et al. *Lancet Neurol* 2014; 13: 788–794.
10) www.cdc.gov/nchs/data/nhis/earlyrelease/earlyrelease201605.pdf.
11) Armstrong S et al. *JAMA Pediatr* 2018; 172: 732–740.
12) Hull EE et al. *J Phys Act Health* 2010; 7: 577–583.
13) Nomaguchi KM et al. *J Marriage Fam* 2004; 66: 413–430.
14) Middleton LE et al. *J Am Geriatr Soc* 2010; 58: 1322–1326.
15) Hörder H et al. *Neurology* 2018; 90: e1298–e1305.
16) Hogervorst E et al. *J Alzheimers Dis Parkinsonism* 2012; 2: e117.
17) Eggermont L et al. *Neurosci Biobehav Rev* 2006; 30: 562–575.
18) Middleton LE et al. *J Am Geriatr Soc* 2010; 58: 1322–1326.
19) Braun B et al. *Exerc Sports Sci Rev* 2001; 29: 149–154.
20) Ashley CD et al. *Sports Med* 2000; 29: 221–227.
21) www.bundesgesundheitsministerium.de/fileadmin/Dateien/3_Downloads/B/Bewegung/Nationale-Empfehlungen-fuer-Bewegung-und-Bewegungsfoerderung-2016.pdf.
22) Cotman CW et al. *Trends Neurosci* 2007; 30: 464–472.
23) Lance C et al. *J Sports Sci Med* 2006; 5: 662–671.
24) Rich-Edwards JW et al. *Epidemiology* 2002; 13: 184–190.
25) Earnest C et al. *Am J Cardiol* 2013; 111: 1805–1811; Lucke J et al. *Biol Res Nursing* 2010; 12: 162–170.
26) Kyu H et al. *BMJ* 2016; 354: i3857.
27) Blumel JE et al. *Menopause* 2016; 23: 488–493.
28) Bonaiuti D et al. *Cochrane Database Syst Rev* 2002; 2: CD000333.
29) Scarmeas N et al. *JAMA* 2009; 302: 627–637.

Kapitel 13: Bewusst leben: Stressabbau, Schlaf und Ausgeglichenheit

1) www.apa.org/news/press/releases/stress/2010/national-report.pdf.
2) Echouffo-Tcheugui JB et al. *Neurology* 2018; 91: e1961–1970.
3) Taylor SE et al. *Psych Rev* 2000; 107: 411–429.
4) Wang J et al. *Soc Cogn Affect Neurosci* 2007; 2: 227–239.
5) Mather M et al. *Neuroreport* 2010; 21: 933–937.
6) www.caregiving.org/wp-content/uploads/2020/05/Caregiving_in_the_US_2009_full_report.pdf.
7) Nebel RA et al. *Alzheimers Dement* 2018; 14: 1171–1183.
8) Navaie-Waliser M et al. *Am J Pub Health* 2002; 92: 409–413.
9) Schulz R et al. *Ann Behav Med* 1997; 19: 110–116.
10) www.apa.org/news/press/releases/stress/2010/national-report.pdf; Schulz R et al. *JAMA* 1999; 15: 2215–2219.
11) Bottiggi Dassel K et al. *Gerontologist* 2017; 57: 319–328.
12) www.caregiver.org/women-and-caregiving-facts-and-figures.
13) Alzheimer's disease facts and figures. *Alzheimers Dement* 2016; 12: 459–509.
14) Holt-Lunstad J et al. *PLoS Medicine* 2010; 7: e1000316.
15) Fratiglioni L et al. *Lancet* 2000; 355: 1315–1319.

16) Park Y et al. *J Occup Health Psychol* 2011; 16: 457–467.
17) Chang AM et al. *Proc Natl Acad Sci USA* 2015; 112: 1232–1237.
18) Bratman GN et al. *Proc Natl Acad Sci USA* 2015; 112: 8567–8572.
19) Rada G et al. *Cochrane Database Syst Rev* 2010; 9: CD004923.
20) Tang YY et al. *Nat Rev Neurosci* 2015; 16: 213–225.
21) Schneider RH et al. *Circulation* 2012; 5: 750–758.
22) Paller KA et al. *Am J Alzheimers Dis Other Demen* 2015; 30: 257–267.
23) Carmody JF et al. *Menopause* 2011; 18: 611–620.
24) Khalsa DS. *J Alzheimers Dis* 2015; 48: 1–12.
25) Khalsa DS et al. Alzheimer's Association International Conference 2018.
26) Eyre HA et al. *Int Psychogeriatr* 2017; 29: 557–567.
27) Newton KM et al. *Menopause* 2014; 21: 339–346.
28) Cramer H et al. *Cancer* 2015; 121: 2175–2184.
29) Avis NE et al. *Menopause* 2016; 23: 626–637.
30) www.sleepfoundation.org/professionals/sleep-americar-polls/2007-women-and-sleep.
31) Yaffe K et al. *Lancet Neurol 2014*; 13: 1017–1028.
32) Xie L et al. *Science* 2013; 342: 373–377.
33) Spira AP et al. *JAMA Neurology* 2013; 70: 1537–1543.
34) Mander BA et al. *Nat Neurosci* 2013; 16: 357–364.
35) Isaacson RS et al. *Alzheimers Dement* 2018; 14: 1663–1673.
36) Mourtazaev MS et al. *Sleep* 1995; 18: 557–564.
37) Jehan S et al. *J Sleep Med Disord* 2016; 3: 1064–1069.
38) www.sleepfoundation.org/sleep-disorders-problems/sleep-apnea-treatment; www.dgsm.de/patienteninformationen.php?language=germanwww.dgsm.de/patienteninformationen.php?language=german; http://swiss-sleep.ch/; https://schlafmedizin.at/de/; https://esrs.eu/.

Kapitel 14: Noch mehr Wege, um ihr Gehirn zu schützen

1) Fabrigoule C et al. *Lancet Neurol* 2002; 1: 11.
2) Schneider AL et al. *J Am Geriatr Soc* 2012; 60: 1847–1853.
3) Verghese J et al. *Neurology* 2006; 66: 821–827.
4) Landau SM et al. *Arch Neurol* 2012; 69: 623–629.
5) Aguirre-Acevedo D et al. *JAMA Neurol* 2016; 73: 431–438.
6) Vemuri P et al. *Ann Neurol* 2012; 72: 730–738.
7) www.census.gov/prod/2012pubs/p20-566.pdf.
8) Kable JW et al. *J Neurosci* 2017; 37: 7390–7402.
9) Rebok GW et al. *J Am Geriatr Soc* 2014; 62: 16–24; Wolinksy FD et al. *PLoS One* 2013; 8: e61 624.
10) Lampit A et al. *PLoS Medicine* 2014; 11: e10 001 756.
11) www.lung.org/research/trends-in-lung-disease/tobacco-trends-brief/data-tables/ad-cig-smoke-rate-sex-race-age.
12) Smith PH et al. *Prev Med* 2016; 92: 135–140.
13) Cosgrove K et al. *J Neurosci* 2014; 34: 16 851–16 855.

14) http://dx.doi.org/101136/tobaccocontrol-2015-052510.
15) Gold EB et al. *Am J Public Health* 2006; 96: 1226–1235.
16) Ott A et al. *Lancet* 1998; 351: 1840–1843.
17) Hu FB et al. *N Engl J Med* 2000; 343: 530–537.
18) Livingston G et al. *Lancet* 2017; 390: 2673–2734.
19) Landrigan PJ et al. *Lancet Comm* 2018; 391: 462–512.
20) In der EU wurde Bisphenol A als reproduktionstoxischer Stoff im Januar 2017 von den Gremien der Europäischen Chemikalienagentur (ECHA) als besonders besorgniserregend eingestuft und damit auf die Kandidatenliste für eine mögliche Zulassungspflicht gesetzt. Inzwischen wurde der Eintrag für Bisphenol A erweitert: Zusätzlich zu den reproduktionstoxischen Eigenschaften wurden auch die endokrin schädigenden Eigenschaften der Substanz als besonders besorgniserregend benannt; ab 2020 ist die Verwendung von BPA für die Beschichtung von Thermopapieren (Kassenbon-, Faxpapier-Rollen usw.) verboten. Siehe: https://echa.europa.eu/de/hot-topics/bisphenol-a.
21) www.breastcancer.org/risk/factors/cosmetics.
22) Siehe etwa www.verbraucherzentrale.de/wissen/umwelt-haushalt/produkte/kosmetik-inhaltsstoffe-kennzeichnung-und-unerwuenschte-wirkungen-26338 und https://utopia.de/ratgeber/die-schlimmsten-inhaltsstoffe-in-kosmetik/.
23) Gray SL et al. *JAMA Intern Med* 2015; 175: 401–407.
24) Billioti de Gage S et al. *BMJ* 2014; 349: g5205.
25) Teixeira FB et al. *Front Aging Neurosci* 2017; 9: 327.
26) Kamer AR et al. *Neurobiol Aging* 2015; 36: 627–633.

Register

Glossar

Inzidenz Kennzahl in der Medizin/Epidemiologie, die angibt, wie viele Neuerkrankungen innerhalb eines bestimmten Zeitraums (z. B.) bei einer bestimmten Anzahl von Individuen (z. B. pro 100 000 Menschen) auftreten.

Menopause wörtl. «Aufhören der Monatsblutung», der Zeitpunkt, zu dem die Eierstöcke ihre Arbeit einstellen und die Menstruation endgültig ausbleibt.

Perimenopause Zeitraum zwischen Prä- und Postmenopause; sie dauert normalerweise etwa ca. 2 Jahre und endet ca. 1 Jahr nach der Menopause.

Postmenopause Zeitraum von ca. zwölf Monaten nach der letzten spontanen Menstruation.

Prämenopause Beginn der Wechseljahre, Zeitraum vor der letzten Menstruation (Menopause).

Prämenstruelles Syndrom Symptome (z. B. Völle- und Spannungsgefühl, Kreislaufbeschwerden, Stimmungsschwankungen) vor dem Einsetzen der Regelblutung (Menstruation), die mit Einsetzen der Regelblutung aufhören.

Prävalenz Kennzahl in der Medizin/Epidemiologie, die angibt, wie viele der untersuchten Menschen zum Zeitpunkt der Untersuchung an einer bestimmten Krankheit leiden.

Wechseljahre Zeit vor und nach der Menopause, die den Übergang von der fruchtbaren Zeit einer Frau zur postmenopausalen Phase umfasst, in der eine Frau nicht länger fruchtbar ist (auch als Klimakterium bezeichnet).

Sheila de Liz

Woman on Fire

Alles über die fabelhaften Wechseljahre

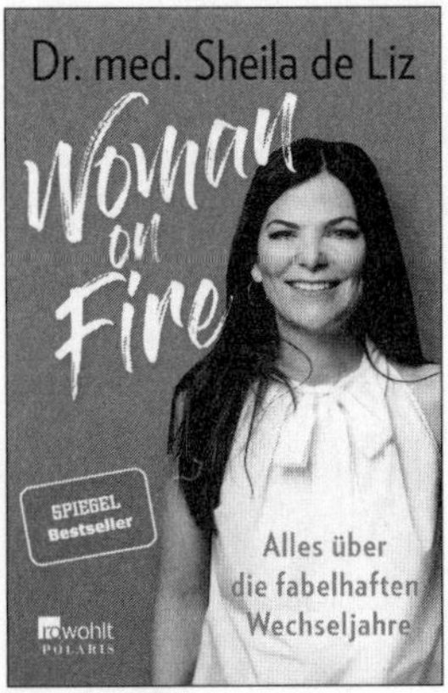

288 Seiten

Kaum eine Frau sieht den Wechseljahren gelassen entgegen. Hitzewallungen, Gewichtszunahme, Stimmungsschwankungen – das klingt wahrlich nicht verlockend. Doch muss das so sein? Sheila de Liz sagt: nein. Unser Bild von der Perimenopause ist hoffnungslos veraltet. Viele Frauen leiden unnötig, und keine muss da heute mehr «durch». Denn sind die Beschwerden erst mal richtig identifiziert, kann jede Frau viel für ihr Wohlbefinden tun. Sheila de Liz beschäftigt sich als Ärztin seit langem intensiv mit dem Thema Wechseljahre und weiß auch aus eigener Erfahrung als Frau «im besten Alter» (ja!), was hilft und was nicht. Und dass es möglich ist, sich auch mit Ende vierzig stark und sexy zu fühlen.